제3판

병원관리학 원론

김 종 인 저

계 축 문 화 사

◎ 저자 약력 ◎

김 종 인 (Jong In Kim)

서울대학교 보건학 박사
서울대학교 보건학 석사

원광대학교 장수과학연구소장 (현)
원광대학교 보건환경대학원장
원광대학교 사회과학대학장
원광대학교 한의과대학 예방의학교실 교수
원광대학교 사회과학대학 복지보건학부 보건행정학 교수 (현)

미국 하버드대학교 Visiting Scientist
호주 국립호주대학교 Visiting Fellow
일본 도쿄대학교 Visiting Researcher
뉴질랜드 오클랜드대학교 Visiting Professor

한국보건대학원장협회장
한국보건복지학회장 (현)
전국대학보건학교육협회장

Jacobs Journal of Gerontology, Editorial Board Member (Present)
International Journal of Advances in Electronics and Telecommunication, Editorial Board Member (Present)
Peertechz Journal of Gerontology and Geriatric Research, Editorial Board Member (Present)
Research in Health Science, Editorial Board Member (Present)

대통령직 인수위원회 국정지표심의위원
대통령자문 정책기획위원
대통령자문 정부혁신지방분권 자문위원

민주화를 위한 전국교수협의회 공동의장
전국NGO연합 공동대표
사단법인 국민화합시민연대 사무총장 (현)

환경부 시민감사관 (현)
보건복지부, 식약청 위원
국민건강보험공단 위원
국가보훈처 서울보훈병원장 추천위원장
전주지방검찰청 검찰시민위원회 위원장

제3판 머리말

이 개정판은 병원행정관리자와 실무자가 이론적인 내용을 쉽게 이해할 수 있도록 약간 내용을 정리하였다. 병원관리학을 강의하면서 사례연구를 수강생들이 토의하여 발표한 사례연구는 모두 삭제하였다.

이 서적의 구성은 종전처럼 총 4편, 17장으로 구성하였다. 특히, 수정된 부문은 다음과 같다.

제1편(제1~3장)은 병원관리학의 기초이론, 병원시스템의 이해, 병원산업의 과제와 전망 등 병원관리의 본질을 수정하지 안했다.

제2편(제4~9장)은 병원계획과 병원조직의 사례연구를 학생들이 다루었던 과제물을 모두 삭제하였다.

제3편(제10~16장)은 병원경영분석관리와 병원정보관리, 병원진료비청구관리, 병원의무기록관리 등 병원관리학의 제반 분야를 수정하지 안했다.

마지막 부록(1-5)은 모두 삭제하여 하였다.

병원관리학 제3판은 병원관리학의 기본적인 이론을 토대로 병원관리학의 이론에 대한 체계를 높일 수 있도록 순수이론을 중심으로 구성하고자 수정하였다. 아직도 미비한 점이 많다고 생각하며, 앞으로 계속 연구하여 수정 보완하고자 한다.

끝으로 이 서적의 개정판 출판을 쾌히 승낙한 계축문화사 주영일 사장님께 감사드린다.

2016년 8월

모악산 연구실에서

김 종 인

개정판 머리말

이 개정판은 병원행정관리자와 실무자가 이해할 수 있도록 약간 내용을 수정 및 보완하였다. 병원관리학을 강의하면서 사례연구를 수강생들이 토의하여 발표한 것 중에서 비교적 정리가 잘된 몇 가지 사례연구를 첨가하였다.

이 서적의 구성은 종전처럼 총 4편, 17장으로 구성하였다. 특히, 수정 보안된 부문은 다음과 같다.

제1편(제1~3장)은 병원관리학의 기초이론, 병원시스템의 이해, 병원산업의 과제와 전망 등 병원관리의 본질을 약간 수정 및 보완하였다.

제2편(제4~9장)에서는 병원관리이론도 보완하였다. 특히, 병원계획의 사례연구를 학생들이 다루었던 과제물을 정리하였다. 병원조직도도 사례연구를 보완하였고, 병원인력지휘는 사례연구를 첨가하였다. 병원행정관리자들에게 필요한 내용들을 사례연구를 통하여 숙지할 수 있도록 배려한 부문이다.

제3편(제10~16장)에서는 병원경영분석관리에서 현장에서 필요한 병원경영분석 및 병원경영지표를 가급적 모두 포함하였고, 병원정보관리와 병원진료비청구관리, 병원의무기록관리 등 병원관리학의 제반 분야를 많은 부문을 수정 및 보완 정리하였다. 병원행정실무자들에게 필요한 업무에 도움이 될 것이다.

병원관리학의 이론을 기초로 사고력을 높일 수 있도록 각 장마다 사례를 보완하였다. 아직도 미비한 점이 많다고 생각하며, 앞으로 계속 연구하여 보완하고자 한다.

끝으로, 이 서적의 집필에 자료를 보완하고 정리한 보건행정학과 박사과정 고민석 학생에게 고마움 표한다. 그간 병원관리학 강의를 수강하면서 사례연구를 열심히 토론 및 정리하여 발표한 원광대 대학원 석박사과정 학생들, 원광대 복지보건학부 보건행정전공 학생들과 보건환경대학원 대학원생들에게도 고마움을 표하고 싶다. 또한 이 서적의 개정판 출판을 쾌히 승낙한 계축문화사 주상룡 회장님과 주영일 사장님께도 감사드린다.

2008년 3월

신용벌 연구실에서
김 종 인

머 리 말

병원관리학은 병원과 의원 등 공사의 의료기관에 종사하는 보건의료인과 병원행정가, 그리고 정부의 보건의료 부문의 공무원들에게 필요한 학문 분야이다. 왜냐하면, 병원관리학이 병원경영의 합리화를 기하는 데 필요한 지침을 제공하기 때문이다.

필자는 지금까지 병원관리학을 강의하면서 병원관리의 이론과 실제를 체계적으로 정리한 교과서가 필요하다는 것을 절감해 왔다. 국내외에서 출간된 병원관리학 교과서가 없는 것은 아니지만 병원관리의 이론과 실제를 학생들에게 알기 쉽게 또 포괄적으로 전달할 수 있는 교재는 아쉽게도 찾기 어려웠다.

이런 점을 고려하여 지난 10년 동안 병원관리학을 강의하면서 구상하고 정리한 것들을 하나의 책으로 엮기로 했다. 그간의 강의노트를 정리한 것이기 때문에 대학생을 대상으로 한 강의교재로 사용하기에 적합할 것으로 사료된다. 또한, 가급적 서술을 쉽게 함으로써 학생들이 이해하는 데 무리가 없도록 유념했다. 그러나 강의노트를 정리한 까닭에 서술이 너무 간략하여 혹시 이해하는 데 불편을 주지나 않을지 우려된다.

본서는 대학의 한 학기 강의 수를 감안하여 총 4편, 17장으로 구성하였다.

제1편(제1~3장)은 병원관리학의 기초이론, 병원시스템의 이해, 병원산업의 과제와 전망 등 병원관리의 본질을 소개하고 있다. 병원관리학을 처음 공부하는 학생들에게 많은 도움이 될 것이다.

제2편(제4~9장)에서는 병원관리이론을 체계적으로 정리하였다. 병원관리과정의 제 기능을 병원관리의 순환, 병원계획, 병원조직, 병원인력충원, 병원인력지휘, 병원통제 등으로 나누어 자세히 다루었다. 현장의 병원관리자들에게 필요한 내용들이다.

제3편(제10~16장)에서는 병원인사관리, 병원재무회계관리, 병원경영분석관리, 병원정보관리, 병원건축과 물자관리, 병원진료비청구관리, 병원의무기록관리 등 병원관리학의 제반 분야를 정리했다. 병원 및 보건의료기관의 실무자들에게 요긴한 지식이다.

제4편(제17장)은 병원사업에 관심이 있는 보건의료연구자들이 공공병원의 사업을 평가하는 데 필요한 병원사업관리의 사례연구를 소개하였다.

필자는 병원관리학의 이론을 기초로 하여 사고력을 높일 수 있도록 각 장마다 사례를 제시하였다. 아직 미비한 점이 많다고 생각하며, 앞으로 계속 연구하여 보완하고자 한다.

끝으로, 본서의 집필에 조언과 격려를 아끼지 않은 원석조 교수님과 많은 분들께 감사드리고, 그간 필자가 담당한 병원관리학 강의를 수강하면서 좋은 의견을 준 원광대 복지보건학부 보건행정전공 학생들과 보건환경대학원 대학원생들에게도 고마움을 표하고 싶다. 또한, 본서의 출판을 쾌히 승낙한 계축문화사 주상룡 사장님과 주영일 전무님, 그리고 원고내용을 다듬어 준 편집부 여러분께도 감사 드린다.

2001년 8월

신용벌 연구실에서

김 종 인

차 례

제1편 병원관리의 본질

제2편 병원관리

제3편 병원관리 각론

제4편 병원사업관리 사례연구

제1편 병원관리의 본질

제1장

병원관리의 기초

제1절 병원의 개념

1. 병원의 정의

세계보건기구(WHO)는 병원을 "사회 및 의료조직에서 불가결한 역할을 수행하는 기관으로서 질병의 치료, 예방과 진료, 의료교육 및 의학연구를 수행하는 기관"이라고 정의하고 있다. 말하자면, 지역사회주민에게 치료와 예방을 포함한 완전한 보건의료를 제공하고, 가족건강증진은 물론 가정환경개선을 위해 노력하며, 보건의료인력의 훈련과 생물학적·사회학적 연구를 행하는 중심기관이 병원이라는 것이다.

이와 같이 병원은 가장 중요한 의료서비스를 제공하는 것은 물론 의료인력의 교육 훈련, 포괄적인 보건의료사업, 의료기술의 개발, 의학의 연구 등 다양한 역할을 담당하고 있다는 점에서 보건의료제도에서 중추적인 위치를 점하고 있다. 이런 이유 때문에 보건의료부문에서 병원산업의 비중은 점점 더 커지고 있으며, 앞으로도 더 커질 것으로 전망된다.

한편, 정보기술(information technology, IT)과 인터넷산업의 눈부신 발전으로 앞으로는 원격진료시스템이 등장·확산될 것으로 예상된다. 이렇게 되면, 병원의 입원환자뿐만 아니라 외래환자까지도 가정에서 진료가 가능하게 된다. 이때 병원은 원격진료시스템의 거점으로서 단순히 환자를 치료하는 곳에 그치는 것이 아니라 지역사회 주민의 치료와 예방, 재활을 포함한 포괄적인 보건의료센터(comprehensive health care center)로 기능할 가능성이 높다.

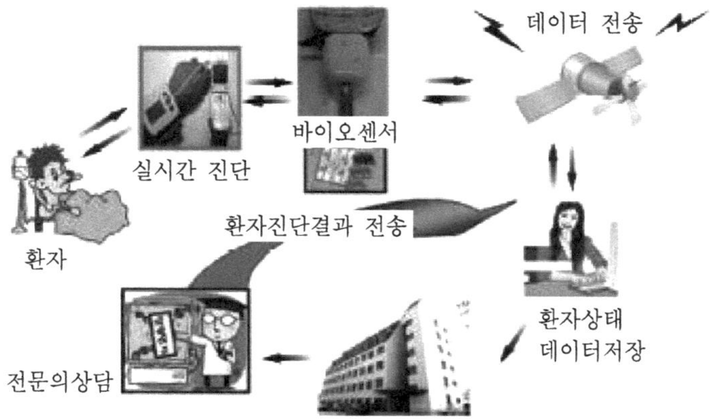

<그림 1-1> 원격의료 시스템 개념도

2. 병원의 유형

병원의 기능이나 형태는 시대나 국가에 따라 다르다. 따라서 병원을 법률적으로 정의하기란 쉽지 않다. 각 나라는 자신의 보건의료 실정에 맞추어 병원을 법률로 규정하고 있다. 우리나라는 의료법(제3조)에서 병원을 다음과 같이 정의하고 있다.

의료기관은 의료인이 공중 또는 특정다수인을 위하여 의료·조산의 업을 행하는 곳이다. 의료기관의 종별은 종합병원·병원·치과병원·한방병원·요양병원·의원·치과의원·한의원 및 조산원으로 나눈다.

(1) 종합병원

종합병원은 '의사 및 치과의사가 의료를 행하는 곳으로서 입원환자 100 이상을 수용할 수 있는 시설을 갖추고 진료과목으로 적어도 내과, 외과, 소아청소년과, 산부인과, 영상의학과, 마취통증의학과, 진단검사의학과 또는 병리과, 정신과 및 치과를 포함한 9개 이상의 진료과목이 설치되어 있어야 한다. 다만, 300병상 이하인 경우에는 내과, 외과, 소아청소년과, 산부인과 중 3개 진료과목과 영상의학과, 마취통증의학과와 진단검사의학과 또는 병리과를 포함한 7개 이상의 진료과목이 설치되어 있어야 한다. 또한 진료과목마다 전속하는 전문의를 갖추어야 한다. 따라서 300병상을 초과하는 경우에는 9개 진료과목의 전문의, 300병상 이하인 경우에는 7개 진료과목의 전문의가 있어야 한다.

(2) 병원 · 치과병원 · 한방병원

병원(병원 · 치과병원 · 한방병원)이란 의사 · 치과의사 또는 한의사가 각각 의료를 행하는 곳으로서, 입원환자 30명 이상을 수용할 수 있는 시설을 갖추고 주로 입원환자에게 의료를 행할 목적으로 개설하는 의료기관을 말한다. 다만, 치과병원은 입원시설의 제한을 받지 아니한다.

(3) 요양병원

요양병원이란 의사나 한의사가 의료를 행하는 곳으로서, 요양환자 30명 이상을 수용할 수 있는 시설을 갖추고 주로 장기요양이 필요한 입원환자에게 의료를 행할 목적으로 개설하는 의료기관을 말한다.

(4) 의원 · 치과의원 · 한의원

의원 · 치과 · 의원한의원이란 의사 · 치과의사 또는 한의사가 각각 의료를 행하는 곳으로서, 진료에 지장이 없는 시설을 갖추고 주로 외래환자에게 의료를 행할 목적으로 개설하는 의료기관을 말한다.

(5) 조산원

조산원이란 조산사가 조산과 임부 · 해산부 · 산욕부 및 신생아를 대상으로 보건과 양호지도를 하는 곳으로서, 조산에 지장이 없는 시설을 갖춘 의료기관을 말한다.

그러나 보건복지부장관은 보건의료시책상 필요하다고 인정할 경우에는 의료기관의 종별에 따른 표준업무를 정하여 고시할 수 있다.

제2절 병원관리의 대상

병원관리의 대상은 매우 광범위하다. 그러나 병원관리를 하나의 시스템으로 파악한다면 이해하기가 훨씬 쉬워진다. 그것은 다음과 같다.

(1) 병원기획관리 : 병원경영의 목표 설정과 이의 구현을 위한 병원 최고관리의 기능이다.

즉, 병원관리 계획을 수립하고, 병원관리에 대한 의사결정 및 병원업무의 조정과 통제 등을 말한다.

(2) 병원조직관리 : 병원관리의 목표 달성에 필요한 병원조직의 편성과 관리를 위한 기능이다. 병원조직의 편성, 병원조직의 개편, 병원조직관리의 제도 수립과 운영 등이 여기에 포함된다.

(3) 병원충원관리 : 병원 목표를 달성하기 위해 편성된 병원조직을 운영할 의료인력과 다양한 전문직종의 적정 인력을 충원하기 위한 병원인력 수급관리 기능이다.

(4) 병원지휘관리 : 병원관리를 위해 충원된 병원인력에 대한 지도관리이다. 즉, 인간관리, 동기부여, 지도력, 의사소통, 인간관계 및 갈등조정 등이다.

(5) 병원통제 : 병원의 제반 기능의 수행 성과가 병원의 목표와 일치하는지의 여부를 분석·조정하여 최종적인 병원의 목표를 달성하기 위한 조치이다. 병원예산통제기법, 손익분기점분석, 재고모형관리, 병원비용관리 등이 여기에 속한다.

(6) 병원인사관리 : 병원인력의 능력을 최대한 발휘시켜 병원에 공헌하도록 하고, 개별 인력도 최대의 만족을 얻도록 지도하는 기능 및 방침이다. 병원인력의 채용, 교육과 훈련, 승진 및 인사제반관리, 임금관리, 후생복지, 노사관계, 인간관계 등을 포함한다.

(7) 병원재무관리 : 모든 기능적 활동을 병원목적에 맞도록 조정하려는 관리기능이다. 병원관리에 필요한 자금계획의 수립, 자금조달의 관리, 자금운영의 관리, 이익비용의 관리 등을 말한다.

(8) 병원시설관리 : 병원의 진료관리기능을 원활하게 수행하도록 병원시설물과 의료장비를 관리하는 기능이다. 즉, 고정자산관리, 의료기기의 관리, 병원물자의 구매 및 재고관리, 의약품 및 약품의 수급관리 등이다.

(9) 병원정보시스템관리 : 병원경영 및 진료활동을 위한 정보의 수집과 제공에 관한 기능이다. 즉, 병원정보체계의 수립, 운영제반 통계자료의 생산과 활용, 의료정보 관리와 경영정보관리의 컴퓨터 운영 등이다.

(10) 병원회계관리 : 병원의 자산과 자본, 부채를 파악하고, 비용 및 수익을 분석하는 기능이다. 병원경영진의 의사결정을 위해 회계 정보를 제공하고, 원가와 예산집행을 파악하기 위해 감사 정보를 제공한다.

(11) 진료관리 : 환자의 진료에 직접적으로 관계되는 관리기능이다. 즉, 외래진료관리, 병동간호관리, 약제관리, 중앙진료시설관리, 수술관리, 진단방사선관리, 임상병리관리, 의료 질관리 등이다. 그림 1-2는 환자가 의사를 방문하면 입원환자에 대한 의사의 처방이 발행되며, 그 처방전은 간호사실로 전달된다. 이곳에서는 필요시 검사실, 중앙공급실, 수술실, 급식부로 전달되며, 원무과와 병원약국에도 해당사항을 송부한다. 이와 같이 입원환자 관리의 흐름도의 과정은 환류(Feedback)를 통해 이루어진다.

(12) 원무행정관리 : 환자진료에 수반되는 행정절차를 관리하는 기능으로서 환자의 편의, 의료진의 생산성 제고와 의료의 질을 극대화시키고자 하는 기능이다. 외래입원환자 안내 및 제반 수속관리, 진료비의 산정과 청구, 진료수납업무, 의료수가 산정, 의료전표 및 의무기록관리 등이 이에 속한다.

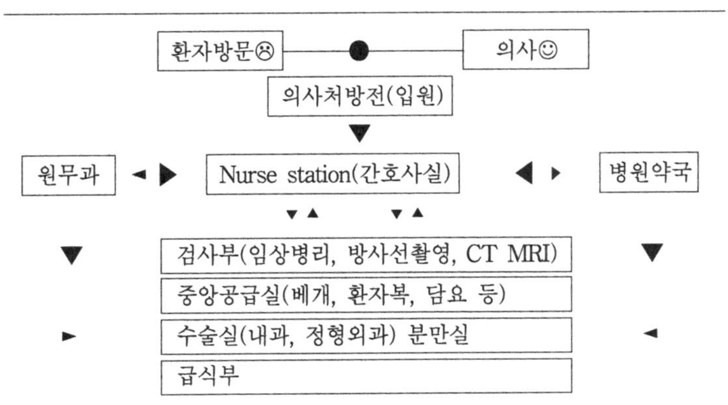

<그림 1-2> 간호사실에서 본 입원환자 흐름도

(13) 병원보조업무관리 : 병원의 각 조직의 활동을 보조하는 제반기능이다. 즉, 급식 및 배선, 중앙공급실, 청소, 세탁, 기계실, 전기실, 경비 및 안내, 차량, 영안실 등이다.

(14) 병원교육연구관리 : 대학교 종합병원에서 실시하고 있는 인턴과 레지던트를 위한 전문의 교육과정과 병원관리자를 위한 병원최고관리자과정, 병원중간관리자과정 또는 병원실무자를 위한 교육 등을 들 수 있다.

제3절 병원의 발전과정

1. 의료의 변천과정

의료는 고대, 중세, 근세, 현대라는 단계를 거쳐 변화되어 왔는데, 이런 변천과정을 통해 나타난 의료형태는 다음과 같다.

(1) 고대의 본능적 의료

고대에는 불편함과 불쾌한 것을 피하고 쾌적한 상태를 추구하려는 본능적인 욕구에 입각한 의료행위가 나타났다. 이를 본능적 의료라 한다. 한편으로는 육친적 의료가, 다른 한편에서는 자가 의료가 시행되었다. 생리를 중심으로 한 자연치료의 시기라 할 수 있다.

(2) 중세의 전통적 의료

중세에는 자신이나 타인의 경험을 바탕으로 한 치료행위가 시작되었다. 그리고 마술적 의료나 종교적 의료가 성행했고, 다른 한편에서는 경험적 의료와 기술적 의료가 실시되었다. 전통적 의료의 중심은 종교기관이 주체가 된 병원간호와 격리였다.

(3) 근세의 과학적 의료

근세 들어 자연과학의 발전에 힘입어 의학이 학문적으로 발달하였다. 과거 단순히 환자를 수용했던 시설들은 환자를 치료하는 병원으로서의 역할과 기능을 수행하게 되었다. 이

시기에는 전문적 의료와 각과의 전문의, 간호, 영양, 가정 등의 전문화가 이루어졌으며, 다른 한편으로는 병원이 중심이 된 간호사업(시설 의료)이 확대되었다.

(4) 현대의 포괄적 의료

현대에는 인간 중심의 보건의료가 등장·발전했다. 질병의 치료뿐만 아니라 예방, 가정의료 등 의료의 새로운 사회적 역할이 강조되고, 물질문명의 발달에 병행하여 인간생명의 존엄성이 중시되고 있다. 또한 예방, 치료, 재활의 발전·전개과정에서 병원의 기능과 역할의 중요성이 커지고 있다. 현대에 와서는 의사와 환자간의 관계가 종속적인 데서 자유로운 관계로 발전했으며, 포괄적인 의료로 종합화되었다.

2. 병원의 성장과정

병원의 기원은 멀리 중세로까지 올라간다. 그러나 병원이 수용소에서 탈피하여 의료기관으로서 성격을 가지게 된 것은 18세기 이후이다. 서구에서의 병원의 발달과정을 고대, 중세, 근대, 현대로 나누어 살펴보면 다음과 같다.

1) 서구 병원의 발전과정

(1) 고 대

기원전 1200년경 고대 그리스의 사원이 세계 최초의 환자 진료 장소였다. 기원전 600년경에는 고대 이집트와 인도에서도 사원을 병원의 성격을 가진 진료 시설로 활용하였다. 기원전 250년경에는 Cikista라고 불리는 병원이 고대 인도에서 건설되었다.

(2) 중 세

중세기는 교회가 주체가 되어 병원을 설립하였다. 이들 병원은 종교개혁과 그후 종교분쟁으로 인한 혼란으로 많은 수가 폐쇄되었다.

(3) 근 대

중세의 병원은 집 없는 병자, 불구자, 고아, 거리를 배회하는 걸인의 수용소에 불과했다. 그런 병원마저 대부분 폐쇄되어 전염성 질병의 대량 확산으로 인한 사회적 혼란을 막지 못했다. 이때 당시 상당한 경제력을 가지게 된 부유한 상인, 공장경영자들이 자신의 재력을 바탕으로 병원을 설립하였다. 이것이 근대 병원의 시초이다. 그렇지만, 여전히 교회가 주도하던 중세 자선병원의 성격도 내재되어 있었다.

(4) 현 대

의학의 급속한 발전과 도시화 및 조직화, 그리고 의학의 교육기관의 발전과 포괄적인 보건의료 관념의 확산으로 병원에서의 새로운 전문 진료분야가 등장했다. 1920년대 이후에는 현대적인 형태의 병원이 건립되었고, 치료 및 진료단위, 진단의료장비의 혁신적인 개발이 이루어졌다. 또한 병원이 의료의 중심기관으로 또 보건의료시스템의 중추적인 기능을 수행하게 되었다.

2) 우리 나라 병원의 성격과 발전과정

우리 나라의 병원은 멀리 삼국시대까지 소급된다. 삼국시대의 병원은 주로 구제사업 중심이었던 것으로 알려져 있다. 이후 조선시대 초기에는 혜민국, 재생원, 활인서 등에서 구제사업의 성격을 지닌 의료사업을 폈다.

우리 나라 최초의 서양식 의료기관은 1885년에 설립된 광혜원이다. 광혜원의 신설과 함께 기존의 전통적인 병원인 혜민국과 활인서 등이 폐쇄되었다. 광혜원은 제중원으로 이름이 바뀐 뒤 미국 북장로교회로 이관되었다. 이후 내무부 직할병원이 되었다가 1904년에 이르러 현재의 세브란스 병원으로 계승되었다.

1899년에는 내무 병원이 신설되었는데, 1900년에 광혜원으로 개칭되었다. 1905년에는 대한적십자병원이 설립되었다. 1907년에는 광혜원이 대한의료원으로 계승되어 현재의 서울대학교 병원으로 계승되었다. 이런 점에서 광혜원은 세브란스 병원과 서울대학교 병원 양쪽 모두의 기원이 된 셈이다.

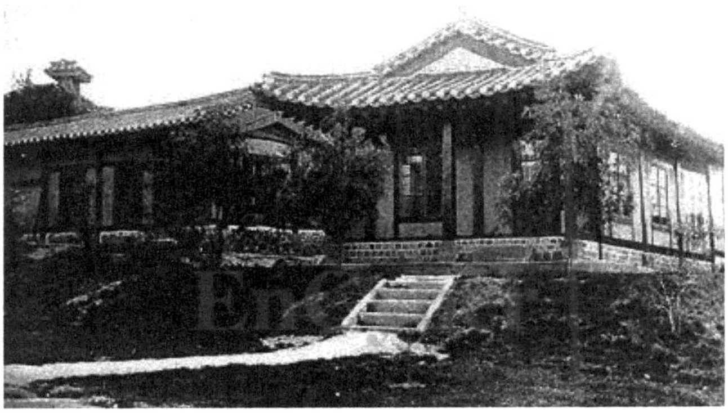

광혜원 : 1885년 2월 25일 개설된 한국 최초의 현대식 병원
(출처 ; http://kr.encycl.yahoo.com/image.html?id=1446)

1909년에는 전국 13개 지방에 자혜의원이 설립되어 빈민들에게 의료혜택을 주었으며, 전염병환자를 격리하기 위하여 순환의원도 새로 생겼다.

한편, 19세기 말엽에 도입된 우리나라의 근대적인 병원은 초기에 왕가에서 독점하였다. 그러나 그 후 일반민중에까지 이용이 확대되면서 호칭을 자혜병원이라고 하였다. 이는 자선의 성격이 강한 서구병원의 발전 과정과 흡사하다.

그런데, 병원이 자선적·비영리적인 의료기관으로 발달한 서구와 달리 우리나라에서는 국가의 공공투자 능력의 부족으로 주로 개인 투자가의 병원건립에 크게 의존함으로써 자선보다는 영리성이 강한 성격의 개인 의료기관으로 발전했다. 다시 말해서, 금융지원에 힘입어 성장한 산업과 달리 병원은 환자의 의료비 부담으로 성장했던 것이다.

제4절 병원의 기능과 특성

1. 병원의 기능

오늘날 병원은 의료뿐만 아니라 광범위한 보건문제까지 다루는 중요한 기관으로 발전하였다. 경제성장과 문화적인 발전과 함께 병원산업(hospital industry)이란 용어까지 등장할 정도로 병원의 성장은 괄목할 만하다. 현대병원의 경영 목표는 사회적 측면에서 보면, 많은 환자에게 양질의 의료서비스를 저렴한 가격으로 제공하는 데 있다. 여기서는 병원의 기능을 입원 및 의료서비스의 제공, 의학교육 및 연구, 지역사회 기능, 기업적 기능 등을 중심으로 살펴보기로 한다.

(1) 입원 및 의료서비스의 제공

의사, 의료기사, 간호사 및 병원관리직, 기타 직종의 협력에 바탕을 둔 의료조직체인 병원의 핵심적이고도 고유한 기능은 입원 및 의료서비스를 제공하는 데 있다.

병원은 hospitality(손님접대)로서 단순히 환자를 수용하는 기능만 수행하는 것이 아니라 환자에게 안락한 입원과 그에 수반되는 각종 의료서비스를 보장하는 것이다. 동시에 현대의 병원은 보건예방기능도 수행해야 한다.

(2) 의학교육 및 연구

병원은 입원 이외에도 의학의 발전과 환자들에게 보다 나은 치료, 예방, 재활서비스를 제공하기 위해 교육과 연구활동을 수행한다. 특히, 대학병원에서의 의학교육 및 연구활동이 두드러진다. 대학병원은 인턴, 레지던트, 의사, 간호사, 의료기사, 병원행정직, 보조인력들을 위한 보수교육을 실시하고 있다. 대학병원을 포함한 종합병원은 임상진료 활동을 통해 의학 연구 수준을 높이고 있으며, 이는 병원의 주요 기능으로서 앞으로도 많은 발전이 기대된다.

(3) 지역사회 기능

병원은 지역사회 보건의료 중심기관으로서 포괄적인 기능을 수행해야 한다. 지역사회내의 타 의료기관과의 유기적인 연결망을 구축하여 지역사회주민의 의료문제 해결은 물론 국민건강증진에 기여할 수 있도록 해야 한다는 것이다.

병원이 지역사회 기능을 원활하게 수행하기 위한 조건은 다음과 같다. ① 지역사회주민의 건강증진을 위한 보건계획을 수립하는 보건소와 기능적으로 통합을 기하여 포괄적인 보건계획을 수립하는 데 조력한다. ② 지역사회내의 의료기관과 업무조정 및 협력한다. ③ 진료기능을 통하여 얻어진 정보를 주민보건교육과 주민건강증진사업에 피드백시킨다. ④ 지역사회주민의 건강증진에 기여할 수 있는 각종 병원의 신설에 협력한다. ⑤ 지역사회에서 봉사할 의료인을 재교육시키고, 다양한 보건의료인력을 양성한다.

(4) 기업적 기능

비록 서구의 병원이 종교적 자선병원에 기원을 두고 있으나 오늘날에는 기업적 성격을 지닌 조직으로 발전했음을 부인할 수 없다. 전술한 대로 우리나라의 근대적인 병원은 민간병원 중심으로 성장했다. 이 말은 시민들의 의술을 책임진 병원이라 하더라도 기업체로서의 성격을 지니지 않을 수 없다는 것을 의미한다. 병원은 의료 공급자의 입장에서 대규모 조직이 가질 수 있는 문제점(관료화)을 해결하고, 동시에 의료 수요자에게 양질의 의료서비스를 저렴한 가격(수가)에 공급해야 하는 과제를 안고 있다. 말하자면, 병원도 기업체와 같이 조직을 효율적으로 운영할 수 있는 여건을 갖추어야 한다는 것이다.

2. 현대 병원의 특성

여러 사업목적을 가진 조직체로서의 병원, 복잡한 전환과정을 가진 사업체로서의 병원, 다양한 전문직종의 집합체로서의 병원, 거대한 자본이 소요되는 기업체로서의 병원 등 현대의 병원은 다양한 성격을 지니고 있다. 여기서는 현대병원의 일반적인 특성에 대해 검토하기로 한다.

(1) 의료의 고급화

국민소득 수준의 향상과 건강보험의 실시와 함께 의료서비스의 수요가 점차 고급화되었다. 여기에 부응하기 위해 병원은 질적으로 우수하고 전문화된 의료는 물론 수준 높은 의료서비스를 제공하지 않으면 안 되게 되었다. 대부분의 병원들이 호텔 룸과 같은 수준의 특급병실을 운영하고 있는 게 현실이다.

(2) 막대한 시설 투자

의료시설의 확대와 고급화로 갈수록 병원의 고정시설 투자가 증가되고 있다. 병원자본의 고급화는 고정비용의 지출을 증가시키고 나아가 의료원가를 상승시키는 요인이 되고 있다. 이런 점에서 병원은 대규모 자본이 소요되는 기업과 같은 성격을 지닌다.

(3) 다양한 전문직종의 집합체

의료는 의사 및 간호사를 주축으로 담당하여 왔다. 그러나 병원은 의학지식의 발전과 전자과학 및 의료자원 과학기술의 급격한 발전으로 의료산업 전반에 걸쳐 다양한 의료관계 종사자들을 필요로 하고 있다. 예를 들어 분야별 전문의 의사, 간호사, 약사, 조제사, 방사선기사, 임상병리기사, 마취의사, 의료기기사, 의무기록사, 치과기공사, 의공학기사, 사회복지사, 위생사, 물리치료사, 치과위생사, 한방의사, 치과의사, 영양사, 환경기사, 정보관리사, 회계사, 의료보험사, 병원행정사, 작업치료사, 조산사 등의 협동으로 질병을 치료하는 종합과학으로 발전하고 있다. 따라서 이러한 다양한 전문직종은 각 직종간에 종속관계에 있다고 보는 것보다는 자율적이고 능동적인 관계로 집합된 복잡한 조직이라고 할 수 있다.

(4) 지역사회 보건의료의 중심적인 역할

현대병원은 지역사회 주민의 보건의료 향상을 위해 노력하는 지역사회 보건의료의 중추적인 기관이다.

(5) 병원업무의 복잡화

영리를 목적으로 하는 기업과 달리 질병의 치료와 건강의 회복이라는 사회적 기능을 수행하고 있는 병원으로서는 진료업무에 있어 기업 수준의 효율성을 기한다는 것은 사실상 불가능하다. 이는 호텔기업과 병원을 비교해 보면 알 수 있다. 500병상 규모의 종합병원과 무궁화 5개인 고급호텔의 전표를 비교해 보자. 병원은 150가지의 진료와 회계전표가 필요한데 비하여, 호텔은 20개미만의 전표만 있으면 된다. 그것도 병원의 경우 여러 창구에서 동시에 발생하며, 대부분 즉시 처리해야 한다. 이와 같이 병원업무는 복잡한 전환과정을 가진 조직체이다. 병원업무를 효율적으로 파악하고 집행하기 위해서는 특수관리 회계조직의 운영이 필요하다.

3. 현대 병원의 경영목표

과거의 병원은 집 잃은 병자나 불구자, 고아, 거리를 배회하는 걸인을 위한 비영리적인 격리구호소로 인식되었다. 그러나 오늘날의 병원은 의료서비스의 제공뿐만 아니라 종합적인 보건의료를 다루는 중추적인 역할을 수행하는 기관이다. 경제사회적 발전과 함께 현대 병원은 병원산업이라는 용어가 나올 정도로 양적·질적으로 성장하였다.

현대병원의 운영목표는 사회적 견지에서 볼 때, 질적으로 우수한 의료서비스를 많은 인구에게 경제적으로 저렴하게 제공하는 데 있다. Stone은 병원경영의 사회적 목적이 첫째, 많은 환자를 수용하는 양적 봉사, 둘째, 많은 환자에게 양질의 의료서비스를 제공하는 질적 봉사, 셋째, 최소의 비용으로 최대의 양적·질적 봉사를 제공하는 경제적 봉사에 있다고 말했다.

그리고 기업이 최소의 비용을 투입하여 최대의 이익을 추구하는 경제 원칙을 중시하는 영리 조직이라면, 병원은 비영리 조직체로서 한정된 비용으로 양질의 의료를 제공하는 조직이라고 할 수 있다.

현대병원의 운영목표는, <그림 1-3>에서 보는 바와 같이, 양적인 측면에서 많은 인구에게, 질적인 측면에서 우수한 양질의 의료서비스를, 경제적인 측면에서 저렴한 의료수가로 포괄적인 보건의료를 지역사회에 제공하는 데 있다.

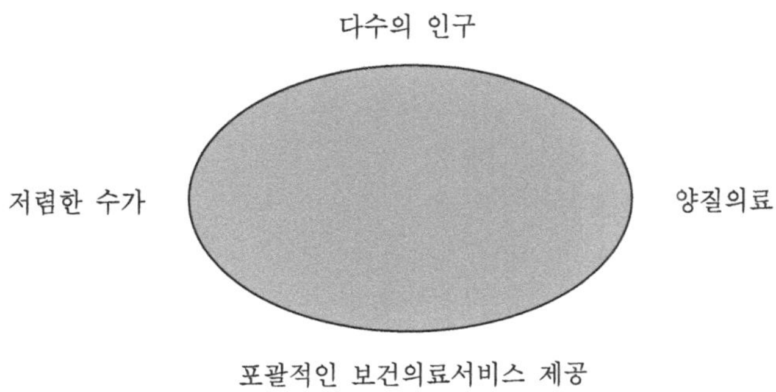

<그림 1-3> 병원의 경영목표

제5절 사례연구

고혈압과 당뇨병이 있는 한 환자가 의약분업의 실시 이후 A의원에서 의사의 진찰을 받은 다음 의사가 발행한 처방전으로 약국에서 의약품을 수령하여 귀가했다. 환자는 의료기관의 진료행위 절차가 복잡하고, 종전처럼 의사의 처방전 없이 약국에서 의약품을 자유롭게 구매할 수 없는 현실이 불만스러웠다. 그 후 환자는 합병증으로 인하여 A의원 의사의 권유에 따라 B병원으로 후송되었다. 그러나 B병원의 응급담당 의사도 더 큰 다른 C종합병원으로 후송을 의뢰하여, 결국에는 C종합병원에 입원하게 되었다. C종합병원은 비영리적인 의료법인으로 500병상 규모이며, 600명의 병원전문의료인력이 종사하고 있다. 또한 지역사회주민을 위한 무료의료봉사활동과 정기적으로 생활보호자의 건강검진도 시행하고 있다.

1) 현재 환자의 병원진료과정은 과거와 어떠한 차이가 있는가?
2) A의원, B병원, C종합병원은 각기 어떤 기능을 하는가?
3) C병원에서 근무하는 전문직종은 모두 몇 종류인가?
4) 비영리적인 공공병원의 운영목표를 설정해 보자.

제2장

병원시스템의 이해

제1절 병원시스템

시스템이란 기능적 단위로 이루어진 여러 개의 독립된 구성인자 또는 개체가 전체의 목적을 달성하기 위하여 유기적으로 연결되어 상호 작용하는 통합체를 말한다. 우리가 복잡하고 유동적인 병원을 하나의 시스템으로 파악하는 이유는 다음과 같다.

첫째, 병원이 내적·외적 환경에 대하여 탄력적으로 대응하고 나아가 능동적으로 발전하기 위해서다. 둘째, 점점 특수화되고 있는 여러 이해관계 집단과 전문직과의 상호관계를 종합적이고도 과학적으로 관리하여 이들과의 관계를 원활하게 만들기 위해서이다. 셋째, 기술혁신의 급속한 진전에 대응하고 또 상기의 두 가지 필요성을 충족시키기 위해 경영관리를 위한 도구로서 정보체계시스템을 개발하지 않으면 안 되기 때문이다.

정리하면, 병원을 하나의 시스템을 간주하여 접근하는 것은 주어진 문제를 총체적인 입장에서 조망함으로써 병원을 둘러싼 환경의 변화에 쉽게 대응하고, 병원 전체의 성과를 높이는 데 그 목적이 있다고 말할 수 있다. 여기서는 기본적인 병원시스템, 병원시스템의 접근 방법, 그리고 병원의 구조 및 병원의 환경 등에 대해 살펴보기로 한다.

1. 기본적인 병원시스템

병원시스템은 아래 <그림 2-1>과 같이 나타낼 수 있다. 우선 병원은 국가의 보건의료행정체계, 의료전달체계, 병원운영체계 등의 보건의료제도 및 보건환경이 실제 병원을 운영하는 병원관리에 영향을 미칠 수 있는 내외적 병원환경에 둘러싸여 있다. 그리고 병원관리는 인력 · 시설 · 재원 등을 투입하여 변형과정을 거쳐 의료서비스(건강)가 산출이 된다. 다시 말해서, 의료인력 · 병원시설 · 병원정보 및 의료기술 등이 투입된 다음 병원의료계획 · 병원 조직편성 및 관리 · 병원인력충원 · 병원인의 지휘 · 병원관리 평가 및 통제 등으로 이루어진 과학적 병원관리의 변형과정을 거쳐 의료서비스(건강)가 산출되는 것이다.

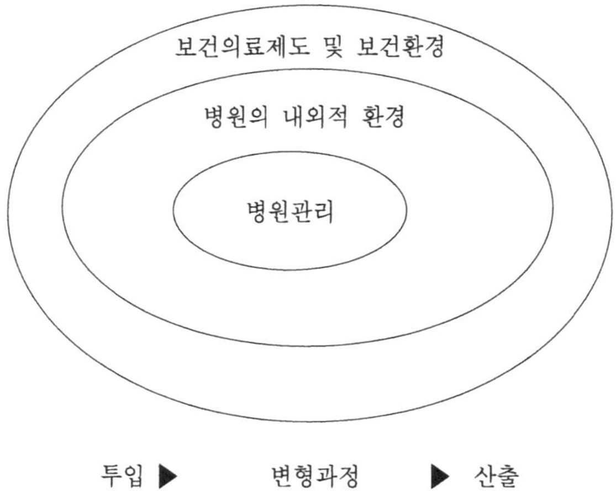

<그림 2-1> 병원시스템의 체계

2. 병원시스템의 관리과정

병원시스템에서 본 바와 같이, 병원관리의 투입을 통하여 변형과정을 거쳐 대상 인구에 대한 건강증진이 그 산출로 나타난다고 할 때, 병원시스템의 관리과정은 <그림 2-2>와 같이 나타낼 수 있다.

먼저, 병원관리를 위해 의료수요, 의료인력, 의료시설, 의료재료, 병원자본, 의료과학 및 기술 등을 투입한다. 이와 같은 요소들이 투입된 다음 병원계획, 병원조직, 병원인력충원, 병원인의 지휘, 병원관리평가 및 통제 등으로 관리의 변형과정이 이루어진다. 이런 과정의 결과로서 의료진의 진료활동과 병원관리운영울 통하여 지역사회 대상인구에 대한 건강증진이 산출된다.

그리고 경제적 수준 · 지역사회의 기대 · 보건의료제도 · 사회문화수준 · 과학기술의 발달 · 정부의 정책 · 교육수준 · 지리적 환경 · 종교적 제약 등이 병원관리에 영향을 미친다. 이를 병원시스템의 환경요인이라고 한다.

따라서 관리의 체계를 통하여 병원시스템에 접근하는 것은 병원을, 크게는 투입 대 산출로 볼 수 있고, 세부적으로는 투입된 요소를 계획·조직·충원·지휘·통제를 통하여 보건의료서비스를 제공하는 시스템으로 파악함으로써 병원구조를 보다 쉽게 이해하도록 하는데 목적이 있음을 알 수 있다.

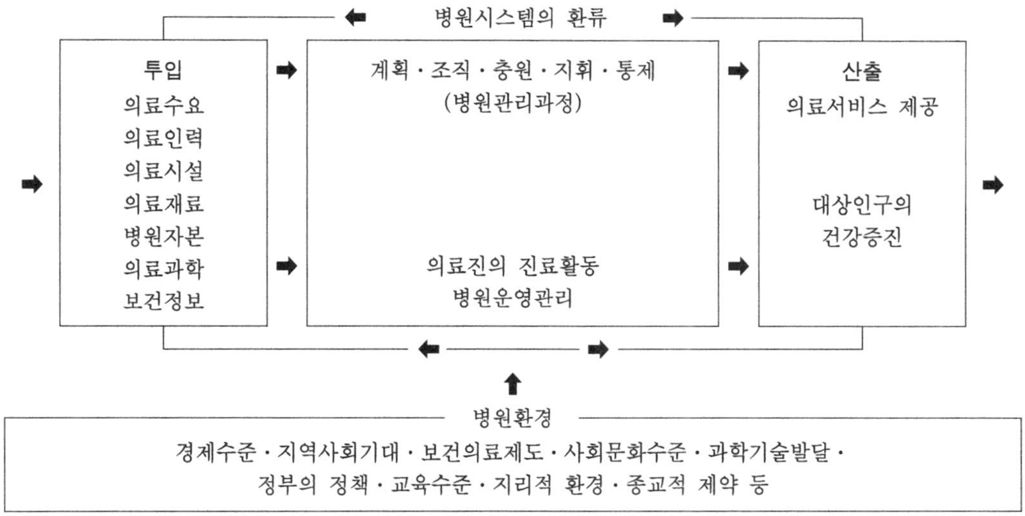

<그림 2-2> 병원시스템의 관리과정

제2절 병원의 구조

앞서 우리는 병원시스템을 이해함으로써 병원관리의 기본골격에 쉽게 접근할 수 있었다. 이제는 병원의 구조를 병원운영관리의 시각에서 접근할 필요가 있다. 병원의 구조를 기본구조와 업무구조로 구분하여 살펴보기로 한다.

1. 병원의 기본구조

병원의 개념에서 본 바와 같이 병원은 포괄적인 보건의료서비스를 제공하는 곳이다. 예방 · 치료 · 재활 등의 의료서비스를 제공하는 병원은 필수적으로 지역사회와 연계되어야 한다. 또한 포괄적인 보건의료서비스를 제공하기 위해서는 관련된 의료서비스를 지원받아야 한다. 지역사회를 떠난 의료수요를 생각할 수 없고, 다양한 인력의 집합체가 제공하는 의료지원서비스 없이 병원관리를 생각할 수 없기 때문이다. 이런 점에서 포괄적인 보건의료서비스, 지원의료서비스, 지역사회의 연계 등이 상호 필수 불가결한 병원의 기본구조가 된다(그림 2-3).

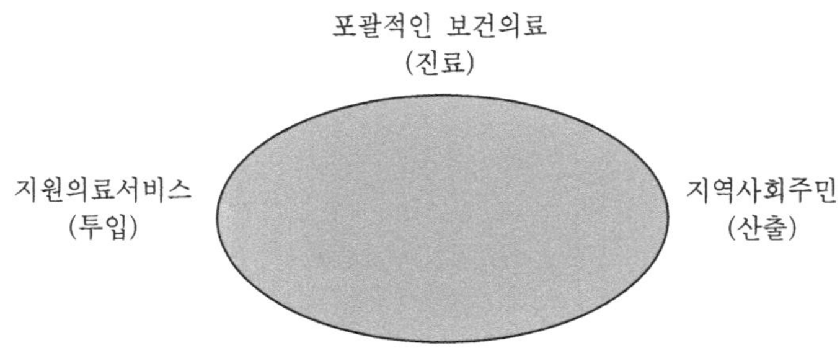

<그림 2-3> 병원의 기본구조

2. 병원의 업무구조

병원의 업무구조는 병원최고관리 업무를 중심으로 병원사무업무, 진료업무, 보조업무, 관리업무로 나눌 수 있다.

최고관리업무는 병원운영목표의 설립, 병원운영 계획, 의사결정, 업무조정 및 통제 등이 포함된다. 병원행정업무는 외래, 입원환자 안내 및 제반수속관리, 진료비산정, 청구, 수입업무, 그리고 의료수가 및 의료전표와 의무기록관리 등을 들 수 있다. 병원진료업무는 외래진료관리, 병동관리, 간호 관리, 약제관리, 중앙 진료실 관리 등이 포함된다. 그리고 병원관리업무는 조직관리, 인사관리, 재무관리, 시설관리, 물자관리, 회계 관리, 정보관리 등을, 병원보조업무는 급식 및 배설, 중앙공급 실, 청소, 세탁, 기계실, 경비 및 안내, 차량, 영안실 등을 들 수 있다. 이것을 모형으로 표시하면 <그림 2-4>와 같다.

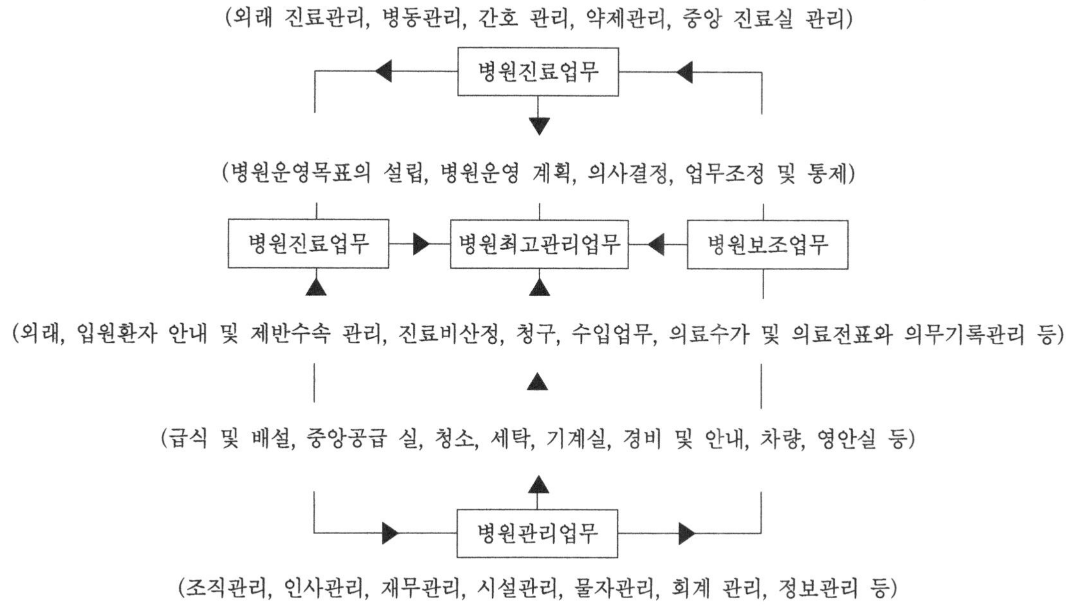

<그림 2-4> 병원의 업무구조

제3절 병원의 환경

병원구조는 병원환경에 의해 영향을 받는다. 병원환경은 외적 환경과 내적 환경으로 구분된다.

1. 병원의 외적 환경

병원의 외적환경은 <그림 2-5>와 같은데, 병원을 중심으로 다양한 외적 요소가 작용한다는 것을 알 수 있다. 병원은 비영리조직으로 의술을 제공한다는 측면에서 외적 환경의 제약요소가 많을 수밖에 없다. 또한 환자에 대한 진료의 과오는 환자의 생명과 직결되기 때문에 외적 제약 요건인 환경기준이 매우 엄격하다.

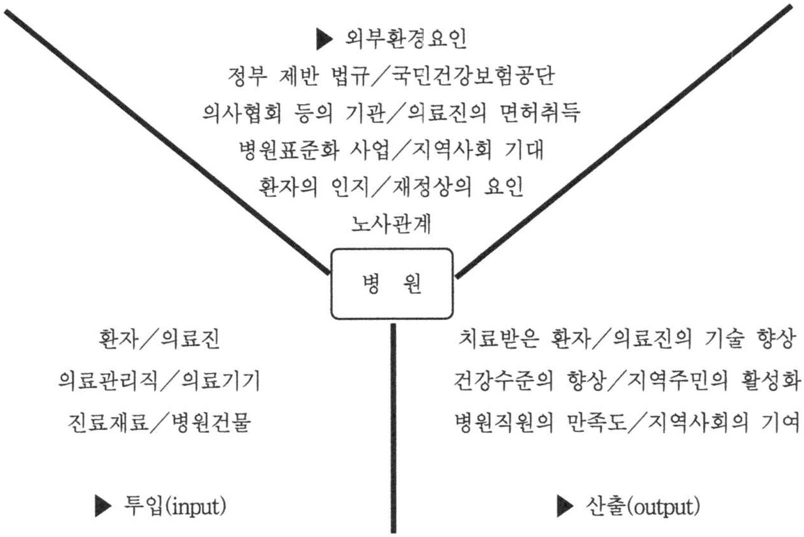

<그림 2-5> 병원의 외적 환경

병원의 외적 환경요인을 투입 대 산출로 보면, 환자, 의료진, 의료관리직, 의료기기, 진료재료, 병원건물 등이 투입의 외적 환경요인이 된다. 산출의 외적 환경요인은 치료받는 환자, 의료진의 기술향상, 건강수준향상, 지역주민의 활성화, 병원조직원의 만족감, 지역사회의 공헌 등이다. 이때 외부환경요인으로 정부 제반 법규, 국민건강보험공단, 의사협회 등의 기관, 의료진의 면허취득, 병원표준화 사업, 지역사회 기대, 환자의 인지, 재정상의 요인, 노사관계 등이 영향을 미친다.

2. 병원의 내적 환경

병원의 내적 환경은 환자를 중심으로 의료진, 환자의 진료계획, 업무조정 및 지원 등이다. 특히 병원관리직의 경우, 업무조정 및 지원분야가 매우 중요한 것으로 인식될 수 있다.

<그림 2-6>에서 보듯이, 환자의 진료 계획의 내적 환경 요소는 간호, 방사선, 임상검사, 병리, 투약, 물리치료, 각과 진료, 재활치료, 영양, 기타 등이다. 의료진의 내적 환경요소는 환자의 입원내방, 처방, 진찰, 진료, 병상점유율의 검토, 진료평가, 의사의 교육, 환자의 관리 등이다. 업무조정 및 지원의 내적 환경요인으로는 병원의 운영방침, 병원 경영관리, 업무관리, 급식관리, 인사관리, 세탁 및 수선, 청소 및 경비, 영선 및 보수 등을 들 수 있다.

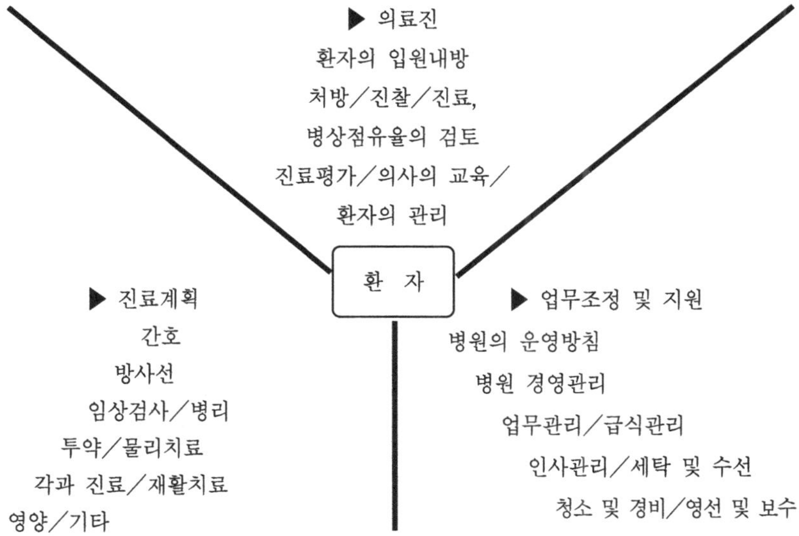

<그림 2-6> 병원의 내적 환경

이와 같이 병원의 외적 환경은 병원을 중심으로, 병원의 내적 환경은 환자를 중심으로 파악하면, 병원구조에 대한 환경요인의 영향을 보다 쉽게 이해할 수 있다.

제4절 사례연구

C종합병원에 입원한 한 환자의 보호자는 환자가 입원해서 퇴원할 때까지의 과정을 알고 싶었다. 현재까지의 입원비 정산과정은 물론 앞으로의 환자진료계획까지 알고 싶어했다. 그러나 병원의 노조 파업으로 진료업무가 단축되어 보호자가 원하는 병원행정업무는 지연되었다. 보호자 입장에서 병원의 업무는 매우 복잡했다.

1) 병원에 직접 방문하여 환자가 입원해서 퇴원할 때까지의 절차를 알아보자.
2) 병원 관리업무와 진료업무를 구분해 보자.
3) 병원시스템의 관리과정에서 산출과 투입을 설명해 보자.
4) 병원관리과정에서 환자진료와 진료비 산출이 이루어지는 과정을 알아보자.
5) 노조파업은 환자에게 영향을 주는 병원의 내적 환경인가.

제3장

병원산업의 과제와 전망

제1절 병원산업의 과제

1. 공공보건의료기관의 확대 개편

세계보건기구는 헌장에서 “최고 수준의 건강 향유는 인종, 종교, 정치적 이념, 사회경제적 조건 등에 관계없이 인류의 기본권의 하나이다”라고 선언한 바 있고, 우리나라 헌법은 “모든 국민은 보건에 관하여 국가의 보호를 받는다”라고 규정하고 있다.

이를 통해 우리는 우리가 적어도 선언적으로는 국민 건강권을 보장받는 시대에 살고 있다는 사실을 확인할 수 있다. 그러나 현실은 그렇지 않다. 우리나라 보건의료서비스는 의료의 상품화와 지역·계층간의 위화감의 심화라는 근본적인 문제점을 안고 있다. 다시 말해서, 보건의료의 80% 이상을 민간부문에 의존하고 있고, 의료인력·시설 등의 보건의료자원이 약 7 : 3의 분포로 도시에 편중되어 있다는 것이다.

교육과 더불어 보건의료는 공공성이 강하다. 따라서 대부분의 국가가 이 부문의 운영 주체가 되어 있다. 예컨대, 유럽의 경우 거의 모든 병원이 중앙정부나 지방정부 소유이며, 보건의료 인력의 대부분이 국가 공무원이다. 영국의 국민보건서비스(the National Health Service, NHS)가 대표적이다. 사회보험 방식으로 의료보장을 하고 있는 독일, 오스트리아, 스칸디나비아 국가의 경우도 병원은 거의 대부분 공공병원이다. 민간부문은 과거서부터 존재해 있던 종교단체가 운영하는 소수의 병원과 최근 들어 유럽에 진출한 미국계 병원 체인이 있을 뿐이다.

그러나 우리나라는 기형적이라 할 정도로 민간 의존도가 높다. 2006년 12월말 현재 우리나라의 병원급 이상 의료기관수는 1,895개소이며, 병상 수는 314,082개이다. 이중 민간병원은 1,741개소(전체의 91.9%)이고 병상 수는 266,785병상(전체의 84.9%)으로서 대부분의 의료시설을 민간부문이 차지하고 있다. 이와 같이 의료를 민간부문에 의존함에 따라 의료자원이 도시에 편중되어(의료기관의 88.3%, 병상수의 90.4%) 도시지역은 의료자원이 남는 반면 농촌지역은 아직 병상부족 지역이 일부 남아있다. <표 3-1>에서 보는 바와 같이, 2006년의 공공부문 비율은 1999년에 비해 증가하였지만 아직도 민간부문에 대한 의존도가 높다는 것을 알 수 있다.

<표 3-1> 부문별 의료기관 현황(1999~2006) (단위 : 개, %)

연 도	구 분	공 공	민 간	계
1999	의료기관수	66(7.4)	820(92.6)	886(100.0)
	병 상 수	21,429(12.6)	148,539(87.4)	169,968(100.0)
2006	의료기관수	154(8.1)	1,741(91.9)	1,895(100.0)
	병 상 수	47,297(15.1)	266,785(84.9)	314,082(100.0)

* 주 : 병원급 이상 의료기관 대상(특수병원 포함)
[출처 보건복지부, 『보건복지백서』, 1999, 2006.

그리고 우리나라의 보건의료정책은 의사들의 자유개업을 완전히 보장한 자유방임주의 정책이다. 의사들간의, 병원들간의 자유 경쟁이 완전히 보장되어 있다는 말이다. 고수익을 올린 병원들은 세제 혜택과 수련의 확보(값싼 의료 인력)를 위해 의과대학(또는 종합 대학) 증설에 앞장 섰으며, 의사 부족(특히 농촌에서의)은 이를 정당화했다. 그러나 그 결과 병·의원이 난립하고, 의사가 많이 배출되었다. 이런 공급의 확대는 당연히 의사 1인당 수익의 감소를 가져왔다. 또한 상대적으로 의료수요가 적은 농어촌 지역 민간병원의 도산을 야기했다. 의료보험 수가정책 때문에 의사들에게는 그런 수익 감소를 보전할 수 있는 방법이 없었다. 설상가상, 의약분업은 그 동안 의료보험 하에서의 주요 수입원이었던 약품마저 약사들에게 양보할 것을 강요하고 있다.

한편, 민간 의사들은 공공 부문의 확대를 원하지 않고 있다. 이는 1998년 서울시 의사회에서 지역 보건소들을 공정거래위원회에 불공정거래 혐의로 제소한 데서 잘 드러났다. 즉, IMF 구제금융 사태 이후 보건소 이용자가 급증하자 서울시의사회는 1998년 2월 “지역 보건소들이 본연의 임무 범위를 벗어나 본인 부담금을 할인해 주면서 일반환자를 유치하는 등 의료질서를 문란케 하고 있다"며 서울시내 25개 보건소를 공정거래법 제23조 위반(불공정거래) 혐의로 공정거래위원회에 제소했던 것이다. 서울시의사회는 "보건소는 저소득층에 대한 무료진료 및 전염병 관리사업, 보건교육 등이 본연의 업무인데, 최근 일반 환자를 유치하는 등 민간진료영역을 침범하고 있다."고 주장했다. 이에 대해 복지부는 "보건소의 일반진료는 지역보건법에 의거한 정당한 업무 수행"이라며 "경제위기 상황하에서 보건소의 일반진료 확대는 지극히 당연한 일"이라고 반박했다. 보건소는 가벼운 질환에 대해 대개 병-의원의 진료를 제공하고 있어 IMF 구제금융 사태 이후 2배 가량 이용자가 증가한 것으로 알려졌다.

진료를 놓고 보면 민간 의료기관과 보건의료기관은 경쟁관계에 있는 게 사실이다. 일반진료를 목적으로 하는 공공 병원이 증가하면 그만큼 민간 병원의 시장은 줄어들게 마련인 것이다. 그러나 그렇다고 해서 서울시의사회와 같이 보건의료기관의 진료행위 자체를 불공정행위라 하는 것은 억지라 하지 않을 수 없다. 그런 식으로 보면, 국공립 대학, 정부나 지방정부 소유의 임대주택, 민간보험과 경쟁관계에 있는 사회보험 등 민간부문과 공공부문이 공존해 있는 모든 영역이 불공정행위에 해당될 것이다. 왜냐하면, 이런 영역에서 공공부문은 민간부문에 비해 비용이 저렴하기 때문이다.

과거 정부가 보건의료 부문에 직접 투자할 여력이 없었을 때 민간이 보건의료를 담당했던 것은 불가피한 면이 있었다. 그러나 이제는 상황이 다르다. 우리나라 정부 예산이 100조를 넘고, 국민 1인당 GDP가 1만 달러에 육박하고 있을 정도로 국력이 강화되었다. 정부가 보건의료 부문에 직접 투자할 경제적 능력을 갖추고 있다는 말이다.

당위적인 말이지만, 국가는 시민들의 사회복지에 대한 책임이 있다. 보건의료는 시민들의 사회복지에 중요한 부분을 차지한다. 국가가 보건의료 자원은 상당 부분을 보유하고 있어야 국민을 위한 보건의료보장이 용이한 것은 불문가지이다.

그리고 다른 부문과 달리, 보건의료부문은 교육부문과 함께 공공부문이 민간부문에 비해 경쟁력을 갖고 있다. 이는 우리나라의 국립대학과 사립대학의 등록금 차이, 보건소와 개인 의원간의 수가의 차이에서 잘 나타나고 있다. 이것이 가능한 가장 큰 이유는 공공부문과 민간부문의 인건비의 차이, 즉 공공부문의 인건비에 대한 통제에 있을 것이다. 여기에는 좋은 근거가 있다. 국민보건서비스 체계의 영국 의료비의 규모는 GDP의 6%로 OECD 국가의 평균 7.5%보다는 낮다. 미국, 독일, 프랑스, 스웨덴은 8%를 넘고 있다. 우리나라와 같이 의사들과 병원들간의 완전 자유경쟁을 보장하고 있는 미국에 비해 국가통제 방식의 영국이 더 적은 보건의료비를 지출하고 있다는 사실은 우리에게 시사하는 바가 크다.

새로 배출되는 의사 인력을 위해서도 공공부문의 확충은 필요하다. 민간부문의 경우 날로 악화되는 수익률 감소로 가급적 더 적은 의사 인력으로 더 많은 진료를 의사들에게 요구하고 있다. 민간부문의 의사 인력 흡수는 사실상 어렵다는 말이다. 공공부문의 확충은 이들 과잉 의사 인력을 소화할 수 있다.

물론, 현재도 병원이 적지 않은데, 공공병원을 신설하면 공급 과잉을 더욱 부채질할 것이란 반론이 있을 수 있다. 물론 지금 당장 정부가 병원을 전국적으로 신설하면 그렇게 된다. 그러나 그것은 낭비적이다. 그것보다는 노인 병원, 아동 병원, 암 병원, 당뇨 병원 등 사회복지 욕구를 가진 사람이나 고액의 진료비를 요하는 질병에 걸린 환자를 대상으로 한 특수병원부터 시작하는 게 합리적일 것이다.

공공부문의 확대는 도농간의 격차문제도 근본적으로 해결할 수 있다. 공공보건기관을 농촌에 확대함으로써 농촌의 의료접근도를 크게 개선할 수 있다는 것이다. 보건소, 보건지소, 보건진료소 등 지역 보건의료기관에 대한 정부 지원을 확대하여 기존의 공공부문이 보건의료서비스의 더 많은 부분을 담당토록 함으로써 농촌의 의료접근도를 크게 개선할 수 있다. 이미 농특자금 지원이 상당히 이루어졌지만, 앞으로 시설자금 이외에 운영자금도 지원할 필요가 있다. 기존의 지역 보건의료기관의 활용도를 높이는 것은 적은 비용으로 기존의 공공자원의 효과성을 높인다는 점에서 바람직하다.

새 천년을 맞아 중산층과 서민을 위한 생산적 복지의 차원에서 공공보건의료부문을 확대하여 지역·계층간의 위화감을 없애는 보건의료정책을 펴는 것이 곧 국민 건강권 확보의 지름길임은 두말할 필요가 없을 것이다.

2. 보건행정체계 재정비

새 천년 보건복지정책의 방향이 '생산적 복지정책'에 있다는 점을 감안한다면, 현재 부처별로 다원화된 정부조직체계를 재정비하여 보건의료조직의 효율성을 제고하는 것이 시급하다.

대표적인 예가 식품행정이다. 현재 국민들이 항상 섭취하고 있는 식품에 대한 철저한 관리가 이루어지지 못해 식품 안전성에 대한 국민의 불신이 커지고 있는데, 그 이유를 우리는 이원화된 식품행정체계에서 찾을 수 있다. 즉, 최근 들어 「축산물가공처리법」이 시행되면서 식품 중 축산물과 축산물 가공식품의 위생관리가 식품의약품안전청에서 농림부로 이관됨으로써 식품행정체계가 이원화되었다는 것이다.

이 법에 따르면, 정육점까지는 농림부에서, 그 뒤 유통단계는 식약청이 위생관리를 맡도록 되어 있다. 그리고 같은 식품제조업체에서 만든 소시지라도 돼지고기로 만든 제품은 농림부에서, 수산물로 만든 제품은 식약청이 위생관리를 하게 되어 있다. 이렇게 식품행정체계가 이원화됨에 따라 행정적인 낭비와 식중독 발생시 책임 소재의 문제가 불가피하다.

각종 농산품에서 맹독성 농약이 검출되고 다이옥신파동으로 국민건강이 크게 위협받고 있는 현실을 볼 때 축산물과 축산물 가공식품의 위생관리를 식약청에서 농림부로 이관토록 하는 법은 재고되어야 한다.

또한 정부의 보건복지행정체계도 부처별로 이원화되어 있어 비효율적인 관리가 이루어지고 있다. 예를 들어, 보건소장의 경우 시장·군수가 인사권과 재정권을 가지고 있고, 보건복지부는 보건의료에 대한 기술지원과 책임을 지고 있다. 이런 현실 속에서 보건소장으로서는 국민건강의 주무부처인 보건복지부보다는 인사권을 쥐고 있는 시장·군수의 눈치를 보게 된다. 다시 말해서, 보건소장은 국민 건강권 보장보다는 인사권자의 지시사항에 더 역점을 둘 수밖에 없다는 말이다.

한편, 시장·군수가 보건소(의료원)를 관장하는 것은 자치단체장이 책임행정을 구현한다는 점에서는 장점이 될 수도 있다. 그러나 보건의료는 그 자체가 가지고 있는 고유한 특성이 있다. 즉, 소비자의 의료에 대한 무지(consumer ignorance), 질병 발생의 불예측성(unexpectancy), 의료의 독점성(monopoly) 외부효과(external effect) 등이다. 특히, 전염병은 외부효과가 매우 크기 때문에 어느 시군 지역에서만 국한되지 않고 전국적으로 통제해야 한다. 전염병의 예에서 보듯이, 국민건강은 지방정부에 맡길 과제가 아니다. 생산적 복지 차원에서 중앙정부가 국민 건강을 책임진다는 차원에서 적극적인 보건복지행정을 펴야 할 것이다.

그리고 중앙부처 산하 의료기관도 병원경영학적 측면에서 과연 효율적으로 운영되고 있는지 그 여부를 면밀히 검토해야 한다. 공공병원의 사회적 역할이 매우 큰데도 불구하고 공공병원에 대한 사회적 인식은 좋지 않다. 공적으로 운영되고 있기 때문에 당연히 비효율적일 것이란 편견과 회의가 적지 않은 것이 현실이다. 또한 운영이 각 부처별로 분산되어 있어 효율성이 떨어질 것이란 인식도 적지 않다.

현재 공공병원의 운영 또는 감독 주체는 매우 다양하다. 대학병원은 교육부가, 산재의료관리원은 노동부가, 지방공사의료원은 행정자치부가, 보훈병원은 보훈처가, 철도병원은 철도청이, 국립의료원은 보건복지부가, 경찰병원은 경찰청이, 육군병원은 국방부가 주무부처이다.

공공병원의 특성상 운영주체의 분산화는 불가피한 면이 있다. 그러나 공공부문의 효율성 증대라는 시대적 요청에 부응하기 위해서는 관리체계를 일원화할 필요가 있는 것이다. 그리고 개별 병원의 효율적 운영을 위해서는 성과급제와 독립채산제의 도입이 시급하다.

그리고 보건복지 수요의 급증이 예상되는 21세기를 맞아 이에 적극 대응하기 위해서는 기존의 보건복지행정 체계의 개혁도 반드시 필요하다.

3. 진료비 지불방식의 개혁

지난 2000년 9월, 병·의원들의 의료보험 급여 부당 청구 사실이 신문에 연이어 보도되었다. 하나는 참여연대가 2000년 3월 의료보험연합회(현 건강보험심사평가원)에 제출한 병·의원들의 의약품 청구 자료를 정밀 분석한 결과, 상당수 병원들이 한 번도 생산된 적이 없거나 생산이 중단된 약품들을 처방 조제한 것처럼 꾸민 뒤 의료보험 급여를 청구한 것으로 나타났다는 것이었으며, 다른 하나는 1999년에 5,696개 요양기관(약국 포함) 중 501개 요양기관을 대상으로 한 복지부의 현지실사 결과, 조사대상 기관의 74.8%인 375개 기관에서 의료보험 급여를 허위·부당 청구한 사실(금액으로는 35억 원, 이를 전체 요양기관의 과잉청구 금액으로 환산하면 1,633억 원)이 드러났다는 것이었다. 이런 진료비 과잉·부당 청구는 과거에도 있었다. 의료보험연합회의 실사에 의하면, 표본 조사한 의료기관 중 1993년 86%, 1994년 81%, 1995년 90%, 1996년 87%가 부당 청구를 한 것으로 드러났다.

이런 사실은 과잉·부당 청구가 구조적인 문제로 자리잡고 있음을 뜻한다. 다시 말해서, 우리나라 의료보험이 채택하고 있는 행위별 수가제(fee-for-services)하에서 이는 피할 수 없는 문제란 것이다. 행위별 수가제란 의료기관이 환자에게 제공한 모든 의료서비스를 항목별로 계산한 다음 그 총액으로 진료비를 책정하는 방법을 말하는데(그래서 점수제 또는 성과불제라 하기도 한다), 이 방식하에서는 의사들의 진료행위 하나하나가 모두 의사들의 수익에 직결되기 때문에 의사들의 과잉 진료를 유도한다. 또한 진료비를 환자가 아닌 제삼자인 보험자가 지불하고, 제삼자가 개별 의사들의 진료행위를 모조리 검사할 수 없는 현실 때문에 부당 청구의 가능성도 항상 존재한다.

고려대 의대 안형식 교수가 잘 지적한 바와 같이, "현재와 같은 행위별 수가제하에서는 과잉진료에 대한 시비는 끊임없이 제기될 것이며, 진료비 지불제도는 의료기관의 진료 행태를 바꿀 수 있는 중요한 기전이며, 포괄수가제 등 진료비 지불에 대한 대안이 마련되어야 한다."

행위별 수가제에 대한 가장 확실한 대안은 미국과 서유럽 각국에서 시행하고 있는 총액계약제(global budgeting)이다. 총액계약제란 통상 보험자와 의료기관이 일정 기준에 따라 진료비 총액을 협상하여 이를 의료기관에 일괄 지급하는 방식을 말한다. 대부분의 병원이 공공병원(중앙정부 또는 지방정부 소유)이거나 민간병원이라도 거의가 비영리인 유럽의 경우, 병원 진료비는 이런 총액계약제로 정산되고 있다. 이 경우 진료비 총액은 인건비, 약품비, 재료비, 음식·청소 등의 유지비 등등을 포함하여 계산되는데(실제 지출되는 각 예산항목을 합산하기 때문에 원가계산방식이라고도 한다), 통상 전년도 진료 실적과 인건비 상승분 등을 감안하여 결정한다.

독일의 경우, 입원요양비는 1일당 정액으로 정해지고, 병원의 진료보수에는 의료장비 등 설비투자비용은 제외되고 인건비 등 경상비용만 고려된다. 병원의 설비투자비는 정부가 부담한다. 그리고 보험의가 처방하는 약제비는 정부가 정하는 게 아니라 매년 연방약품공업협회에서 발표하는 약가책(약품 가격 리스트)에 준한다. 이 약제처방 역시 보험의협회에서 심사한다.

그리고 독일, 미국, 영국 등은 의원급에 총액계약제를 적용하고 있다. 총액계약제의 대표적인 나라로 잘 알려진 독일의 경우, 질병금고가 보험의사협회에 피보험자 1인당 일정액을 계산하여 피보험자 수에 따라 진료비를 일괄 지불하면(노사, 정부, 보험의, 보험치과의, 병원, 질병금고, 민간보험회사, 제약업자 등 의료보험 관련 당사자 대표로 구성된 보건의료조정위원회에서 평균 임금 상승률을 감안하여 보수총액 인상률을 권고하면 각 질병금고와 보험의들은 법적 구속력은 없지만 이를 존중하여 수용한다), 보험의협회는 개별 보험의들에게 일정기준에 따라 보수를 배분한다. 배분 기준은 인두불(등록 환자 1인당 소요비용. 진료행위별 보수단가 기준. 보수단가는 질병금고연합회와 보험의협회간의 교섭에 의해 결정), 건수불(진료 건수), 정액불(보험의 기본 보수) 등 다양하며, 전년도 10~12월 3개월간의 진료실적에 의거하여 보수총액을 결정한다. 마지막 단계로 보험의협회는 매분기 배당된 보수총액을 개별 보험의가 청구한 진료비 총액과 대조하여 각 보험의들에게 배분한다(의사들의 평균 수입은 독일 평균 임금의 4배 수준). 보험의가 보험의협회에 청구한 진료비는 보험의협회가 임명한 3~5인의 의사로 구성된 심사위원회에서 심사한다.

미국은 1990년대 들어 보험회사인 HMO가 총액계약제를 도입하였다. HMO는 가입자들로부터 보험료를 받고 계약에 따라 다양한 진료서비스를 제공하는데, 대부분의 경우 경영주가 의사를 고용하여 운영하거나 의사들과 이익 분배 방식으로 운영하고 있고, 의사가 직접 운영하는 경우도 있다. 그리고 가입자는 HMO가 제시한 의사 리스트에서 주치의(primary care physician)를 선택하며, HMO는 진료 내용에 관계없이 주치의에 등록된 환자수에 따라 일정 액수를 지급한다. 의사는 이 금액 한도 내에서 자신의 환자들 진료 문제를 해결해야 하므로 불필요한 입원이나 고액의 진료를 피하고자 하는 경제적 유인이 생긴다. 말하자면, 의사가 아무것도 하지 않을수록 의사의 수입이 늘어나는 구조란 것이다. 이렇게 되면, 과잉 진료를 원천적으로 방지할 수 있다. 이를 관리의료(managed care)라고도 한다.

영국은 대처 정부 시절인 1989년 NHS 개혁의 일환으로 GP 진료예산제(fundholding, practice budget)를 도입하였다. 진료예산제란 정부가 GP에게 연간 진료비를 일괄 지급하고, GP는 예산 범위 내에서 독립채산제로 자신의 진료소를 운영하는 제도를 말한다. 이 제도에서 정부가 의도하는 바는 의사결정의 분권화와 경제적 효율성의 제고뿐만 아니라 보건의료 예산의 절감(특히 1차 보건의료 분야에서)에 있었다. 그리고 GP에게 예산을 선불하여 독립채산제로 운영케 하는 것은 GP에게 인센티브를 부여하는 의미도 있었다. 예산은 병원진료비(GP가 자신의 환자를 병원에 의뢰했을 시 그 진료비로서 수술비를 포함한다), 인건비, 약품비, 검사비, 등록 환자의 연령, 건강 상태, 해당 지역의 보건의료비 등을 종합적으로 고려하여 결정한다.

그러나 총액계약제라고 해서 약점이 없는 게 아니다. 즉, 이 제도가 보건의료의 효과성은 높일지 모르나 환자에 대한 보건의료 서비스의 질을 낮출 가능성을 배제할 수 없다는 것이다(비용 절감을 위한 과소 진료의 가능성 상존). 그리고 '크림 떠내기'(cream skim) 현상이 발생할 가능성도 있다. 크림 떠내기란 미국에서 보험회사들이 위험이 적은 환자들만 선택하고, 위험이 높거나 위험을 예측하기 힘든 환자들은 다른 기관으로 떠넘긴 현상을 말하는데, 진료예산을 선불받는 의사들에게는 이런 인센티브가 분명 존재한다.

그리고 총액계약제를 정착시키기 위해서는 의료전달체계의 확립이 반드시 선행되어야 한다. 전술한 선진국의 예에서 보듯이 의원급에 총액계약제를 적용하기 위해서는 주치의 제도가 필수적이고, 입원(응급 환자를 제외한)은 이들 주치의의 판단에 의해 결정되어야만, 즉 1, 2차 의료전달체계가 확립되어야만 하는 것이다.

또한, 병원의 9할 이상이 민간병원인 우리 나라의 경우, 병원이 총액계약제를 수용할 가능성이 매우 낮다. 총액계약제가 진료비 억제를 목적으로 하고 있다는 사실을 잘 알고 있고, 또 이익 극대화를 추구하는 민간 영리병원이 이를 순순히 받아들일 것 같지가 않기 때문이다. 그리고 이런 점에서 총액계약제가 강제로라도 도입되면 의료의 질이나 접근도를 희생할 가능성이 공공병원이 대부분인 유럽에 비해 크다.

의료전달체계가 확립되어 있지 않고, 민간 영리병원의 비중이 압도적으로 높다는 사실은 당분간 우리나라에 총액계약제가 도입되기 힘들다는 것을 의미한다. 정부가 기존의 자유개업의제를 청산하고 국가개입주의적 보건의료정책으로 전환하고자 하는 의지는 물론 공공부문을 확대코자 하는 의지도 거의 없는 지금(2000년 9월 한 일간지와의 인터뷰에서 최선정 보건복지부장관은 의약분업 파동으로 의료계 내부에서조차 공공부문의 확대 주장이 나오고 있는 데도 공공부문의 확대가 민간부문과의 경쟁을 야기한다 하여 그럴 생각이 없다고 말했다) 총액계약제 도입은 멀어 보이기만 한다.

그런 점에서 현실성 있는 대안은 DRG(diagnosis related groups) 지불제이다. DRG 지불제란 행위별 수가제 하의 지불단위를 포괄화하는 것을 말한다. 예컨대, 제왕절개술, 충수절개술, 항문과 항문주위수술 등 수술행위별로 진료비를 정액화하는 것이다. 이는 미국 정부가 진료비 억제를 위해 1983년부터 노인의료보험에 도입한 것인데, 우리나라도 이의 필요성을 인정하여 1997년 2월부터 시범사업을 실시했으며, 2001년 1월부터 외과계 8개 DRG(안과 수정체 수술, 이비인후과 편도·아데노이드 수술, 일반외과 충수 절제술, 항문과 항문주위 수술, 서혜 및 대퇴부 탈장 수술, 산부인과 질식분만, 제왕절개술, 자궁과 자궁부속기 수술)(전체 입원 환자의 약 25% 차지)를 본격적으로 시행에 옮길 계획이다. 시범사업에 대한 평가 결과, 참여 의료기관(3차 16개, 종합병원 110개, 병원 102개, 의원 918개 등 1,146개)의 진료 수입은 증가했고 보험자의 재정 지출도 증가했으며, 환자 본인부담금은 감소했고 진료비 청구·심사 소요 기간이 단축되었으며, 행정업무량의 감소에 대한 의료기관의 만족도도 높았고 진료비 심사에 따른 보험자와 의료계간의 마찰도 감소한 것으로 나타났다. 의외인 점은 의료기관 진료 수입의 증가이다. 그 이유는 DRG 진료비 수준은 증가한 반면 환자의 평균 재원 일수, 검사 및 항생제 사용량 등 의료서비스 제공량이 감소함으로써 의료기관의 실질 수익이 높아졌기 때문이라고 한다. 이는 DRG 지불제가 과잉 진료를 감소시킨다는 사실을 증명하고 있다. 그리고 환자 본인부담금이 감소한 것(1차 연도 33.3%, 2차 연도 22.7%, 3차 연도 25.1% 감소)도 주목된다. 이는 기존의 행위별 수가제에서의 '임의비급여' 서비스(특진료, 특실료 등)가 DRG 지불제에서는 불필요해졌기 때문인 것으로 나타났다. 임의비 급여 진료비가 DRG에 포함되었다는 것은 본인 부담금이 보험자에게 전가되었다는 것을 뜻한다. 바로 이 때문에 보험자 재정 지출이 증대한 것이다.

DRG 지불제의 가장 큰 약점은 진료의 질 저하이다. 진료량에 관계없이 동일한 진료비를 받는 의료기관의 입장에서는 가급적 최소한의 진료서비스로 진료효과를 거두려는 유인이 존재하기 때문이다. 그러나 DRG를 도입한 미국에서도 결정적인 의료의 질 저하는 없었던 것으로 나타났는데, 그 이유는 다른 의료기관과 경쟁해야 하는 처지에서 의료의 질을 무한정 낮출 수는 없었고, 또 동료심사기구(peer review organization)를 통해 엄격한 모니터링을 실시했기 때문이었다. 우리나라도 의료기관간의 경쟁이 심하고, 심사평가원이라는 강력한 진료비 심사기구가 존재하는 점을 고려할 때, 우리나라에 DRG 지불제를 도입한다 하더라도 진료의 질 저하 문제는 크게 우려하지 않아도 될 것 같다.

여하튼, 현행과 같은 행위별 수가제를 유지하면 과잉·부당 진료에서 결코 자유로울 수가 없으며, 의사들을 잠재적인 범법자로 만들고, 국민들의 건강은 항상 위협받게 된다. 작금의 의약분업 사태도 행위별 수가제 문제와 관련이 깊다. 따라서 총액계약제나 DRG 지불제 등 그 어떤 대안이라도 시급히 마련해야 한다. 보건의료에 있어서 민간부문의 비중이 대단히 큰 현실을 감안할 때 장기적으로는 총액계약제로의 이행을 추진하되 단기적으로 DRG 지불제를 실시하는 것이 합리적일 것이다.

4. 보건예방사업의 강화와 국민건강증진 헌장의 제정

인간수명은 과거에는 선천적인 요인에 좌우되었지만, 지금은 후천적인 요인이 50%나 되고 있다. 다시 말해서, 인간수명이 식생활과 생활양식 및 환경여건에 의해서 결정되고 있다는 것이다. 따라서 식생활의 개선, 생활양식의 건전화, 환경여건의 개선 등 국민들의 평균

수명을 연장하는 일이 국가의 중요한 과제가 되고 있다. 사정이 이럼에도 불구하고 국가나 지방자치단체는 여전히 국민보건예방사업을 소홀히 취급하고 있으며, 구태의연하게 사후적인 조치로 일관하고 있다.

그리고 보건경제학 측면에서도 예방이 중요하다. 치료비보다는 예방비용이 훨씬 저렴하다는 점에서 그렇다. 또한 보건예방사업의 강화를 통해 의료기관을 방문할 때 발생하는 대기 및 시간비용, 진료 및 치료비, 교통비, 정신적 비용까지 절감할 수 있다.

이렇게 보건예방사업은 장기적으로 국가보건의료재정의 부담을 경감시켜 준다. 예방적인 국민건강 증진사업의 강화는 최소의 비용으로 큰 기대효과를 가져올 수 있기 때문에 생산적 복지 차원에서도 유효하다.

우리나라는 최근 들어 국민소득 증대와 더불어 국민들의 건강 및 삶의 질 향상에 대한 욕구가 한층 증대되고 있다. 그러나 인구의 고령화 추세와 함께 환경 및 생활양식이 변화되어 각종 성인병 및 사고가 급증하고 있다. 그리하여 여전히 삶의 질 수준이 전세계의 32위 수준에 머물고 있다.

따라서 이의 개선이 시급하다. 이를 위해 국가는 질병 발생의 요인이 되는 유전신체요인(과체중, 저항력), 정신요인(스트레스, 정신적 갈등해소), 생활양식(흡연, 음주, 식생활 : 불균형적인 영양과 오염식품 섭취, 운동부족, 수면부족, 과로 등), 환경요인(환경오염 : 대기, 수질, 폐기물, 소음 진동 등) 등을 개선하여 국민들이 건강한 생활을 실천할 수 있도록 '21세기 국민건강증진 헌장'을 제정할 필요가 있다.

그리고 국민건강증진을 위한 보건예방사업과 병행하여 질병을 조기발견할 수 있도록 국민건강검진의 검사항목을 확대하고, 각 시도별로 장수시범마을을 육성하거나 하는 등 총체적인 국민건강증진정책의 개발이 요구된다.

5. 국민건강관리 정보체계 구축

정보화 사회에 대비하여 정부는 국민의 건강관리의 정보체계를 구축해야 한다. 경제수준의 향상과 정보화의 급속한 보급에 따라 보건복지분야에 대한 국민의 서비스요구가 증대되고 있고, 지역과 계층간의 균형 있고 신속한 서비스의 요구가 확대되고 있다. 특히 가정에서 병원간의 원격진료시스템을 실행할 수 있도록 보다 과학적이고 체계적인 종합적인 건강관리정보체계 구축이 필요하다. 이를 위해 가정과 병원·의원간의 보건의료정보 관련 데이터 베이스를 구축하고, 농어촌 보건소·보건지소·보건진료소 업무를 전산화해야 한다.

또한 정부는 초고속 통신기반 구축사업의 일환으로 전국적인 전염병 발생, 유행예측조사 등 감시를 위한 전염병 감시 전산프로그램을 개발하여 운영하고, 전염병 발생 예상시기를 예측하여 주의보를 발령하는 전염병 예보제를 강화해야 한다. 국민건강증진 정책으로서 전염병관리사업은 외부효과성이 크기 때문이다. 한 사람의 전염병환자는 짧은 기간에 타인에게 전파하는 파급효과가 크므로 사전에 적극적으로 대처해야 한다. 전염병관리체계 운영 및 전염병 예보제 강화는 적은 비용을 투자하여 큰 효과를 기대할 수 있는 사업이다.

6. 의약분업과 한방의료보험의 확대실시

국민건강의 질적 향상과 보건의료제도의 발전을 위해 의약분업의 정착과 한방의료보험의 확대 실시가 반드시 필요하다. 의약분업은 국민과 의료기관의 약 오·남용을 근본적으로 제어하는 데 반드시 필요한 제도이고, 한방의료보험의 확대는 한방의료에 소요되는 국민들의 부담을 경감하고 나아가 민족전통의학인 한방의 육성·발전과 양·한방 협진체계의 구축에 디딤돌이 될 것이다.

우리나라 국민들의 의약품의 오·남용 수준은 전세계적이다. 우리나라의 약제비는 의료보험 총 진료비의 30%로서 선진국의 약품비 비중 10% 내외에 비해 상당히 높은 실정이다. 의약품 오·남용은 국민건강을 해치고 국민의료비 부담을 가중시킨다.

이와 같이 의약분업은 국민건강의 증진과 국민의료비 경감을 위해 반드시 필요한 제도임에도 불구하고 의사, 약사 등 관련 이익집단과 시민 나아가 정부간의 갈등으로 시민들만 고통을 받았다. 2000년에 있었던 의약분업 사태로 인한 의사들의 장기 총파업과 그로 인한 보험료와 수가의 인상이 그것이다.

우여곡절 끝에 일단 의약분업이 시행에 옮겨졌다. 이제 남은 과제는 의약분업을 확실히 정착시키는 것이다. 이를 위해 의사와 약사 등 관련 이익단체는 한 발짝씩 양보하는 자세를 견지해야 하며, 시민들은 처음에는 다소 불편하더라도 인내해야 한다. 정부는 다른 나라의 상황을 면밀히 연구하여 최대한 시행착오를 줄이는 방안을 강구해야 한다. 정부는 의약분업에 따른 국민불편을 최소화할 수 있는 방안을 찾는 데 총력을 다해야 한다.

그리고 한방의료보험의 확대도 필요하다. 아직까지 한방의료보험에서 제외된 한방진료의 비중이 크다. 대표적인 것이 첩약이다. 첩약은 노인 환자들이 매우 선호하는 한방급여인데, 의료보험에서 제외하고 있어 본인부담을 가중시키는 주요인이 되고 있다. 동시에 양·한방 협진체제의 구축과 확대도 시급하다. 양·한방 협진체제는 우리나라의 이원화된 의료체계, 즉 양·한방 의료체계의 장점을 살릴 수 있는 중요한 방안이 될 수 있다. 다시 말해서, 국가경쟁력 강화의 일환이 될 수도 있다는 것이다.

제2절 선진국의 병원산업과 의약분업

1. 일 본

일본의 의료보험은 직장과 지역의료보험으로 분리·운영되고 있다. 직장의료보험은 건강보험, 선원보험, 사학교직원보험 등으로 구분되며, 지역의료보험은 지역주민을 대상으로 하고, 운영자는 우리나라와 달리 의료보험조합이 아니라 지방자치단체이다. 지역의료보험은 재정 적자로 정부가 매년 막대한 예산을 지원하고 있다.

일본은 1974년 의약분업을 실시하여 임의분업을 채택하고 있다. 처방전 교부에 대한 포괄적 예외규정을 두어 의사에게 조제권을 폭넓게 허용하고, 환자가 원할 경우만 원외처방전을 발행토록 하고 있다. 현재 의약분업은 30% 정도이다. 그러나 국립병원인 도쿄대 병원의 경우 90% 이상이 원외처방전이다. 국립기관과 공공의료기관이 전체 병원의 18.5%, 병상수의 30.7%를 차지하는 병원의료체계를 갖고 있다.

2. 미 국

보건의료체계가 시장원리에 맡겨져 운영되고 있다. 부유층은 비싼 민간보험으로 양질의 의료서비스를 받는 반면, 우리나라와 같이 시민들을 위한 사회보험으로서의 의료보험제도는 없다. 그러나 국가가 담보하는 의료최저기준은 있다. 전체 의료비의 45%를 차지하는 고령자를 위한 의료보장인 메디케어(Medicare)와 빈민을 위한 의료보호제도인 메디케이드

(Medicaid)가 그것이다. 민간보험에도 들지 못하고 사회보장의 혜택도 받지 못하는 경우와 응급진료를 받은 환자가 치료비가 없을 경우, 국가에서 부담하거나 병원 예산으로 충당한다.

3. 영 국

영국은 국민의료체계인 국가보건서비스(NHS)로 운영한다. 병원 대부분은 국영 또는 공영이고 재원을 조세로 충당한다. 의사의 처방전을 받아 약국에서 약을 사는 과정에서 일부 비용을 부담하는 것을 제외하고는 모든 의료서비스가 무료다. 의료 수요의 90% 가량이 주치의 지역간호예방사업 등 1차 의료에 의해 이뤄진다.

최근 NHS는 만성적인 인력난과 재원부족에 시달리고 있는 실정이다. 많은 의사들이 낮은 처우 때문에 미국 등으로 진출하고 있다. 이를 두뇌유출(brain drain)이라 한다. 부족한 의료진은 인도나 파키스탄 등 과거 영국식민지 출신 의료인력으로 보충하고 있다. 그리고 국영병원 체제이다 보니 응급 환자가 아닌 경우 입원 진료를 받기 힘든 문제점이 발생하고 있다. 마거릿 대처 전 총리가 이같은 문제를 해결하기 위해 NHS에 시장기능을 도입하려 했지만 대다수의 영국인은 모든 사람이 공평하게 의료혜택을 받는 이 제도를 절대적으로 선호하고 있다.

4. 독 일

독일은 의약분업의 원조국이다. 의약분업을 규정한 의약법이 이미 1231년에 제정된 바 있다. 의약품에 대한 조제 투약 권한은 약사들에게만 부여된다. 주변에 의사의 진료장소나 약국이 없는 경우에만 예외가 인정된다. 이 경우도 의약품 판매는 반드시 자신의 환자를 치료하기 위한 목적으로만 제한되어 있고 제3자에 대한 판매는 금지되어 있다.

독일의 건강보험인 '질병금고'는 대부분 완벽하게 보험으로 운영된다. 독일 통일 이후 지역별로 수백 개에 이르던 질병금고를 운영의 효율화를 위해 10여 개로 통폐합했다. 환자는 가정의의 처방전에 의해 지역약국에서 의약품을 공급받고 청구서를 질병금고에 보내면 여기서 전액을 환불해 준다. 최근 고급진료를 원하는 사람들이 민간보험에 가입하여 민간병원에서 진료를 받는 사례도 있다.

제3절 병원산업의 현실과 대응전략

병원은 관리의 합리화와 의료서비스 수준의 향상을 위해 항상 노력해야 한다. 그리고 단독개업보다는 집단개업을 통하여 병원관리의 효율화를 제고하는 것도 필요하다. 개인의원을 운영하는 것보다는 각 분야별 전문의가 모여 집단개원을 하는 것이 바람직하다는 것이다. 의사 혼자 광범위한 질환을 모두 진료할 수 없고, 병원의 경상비용도 감당하기 힘들기 때문이다.

의사 한 사람이 개인의원을 관리하는 것에는 한계가 있다. 전문의 4~5명이 모여 병원투자비용과 의료기술을 공유하는 집단개원이 필요하고, 병원들간에도 의료정보와 시설물을 공유하는 제도적 장치가 요구되는 시대이다.

또한, 병원도 특성화를 시도해야 한다. 가령 종합병원을 일반 진료과목을 나열하여 운영하는 것보다는 일반적인 진료과목을 없애고 하나의 경쟁력 있는 전문진료를 중심으로 세부적인 진료과목을 더 신설하는 방법을 택할 필요가 있다는 것이다. 경쟁력이 없는 진료과목은 개인병원의 의사가 자기병원의 환자를 데리고 와서 처치 및 수술과 입원을 돌볼 수 있는 개방형시스템을 도입하여 병원비용을 절감하는 경영 마인드가 필요하다. 이는 병원의 적정한 진료기능을 유지함으로서 의료서비스의 질을 높이는 효과를 낼 수 있고, 다른 한편으로는 시설과 인력의 낭비를 줄여 방만한 병원경상운영비를 절감할 수 있는 전략이 될 수 있다.

그리고 스스로 찾아오는 환자만을 기다리는 소극적인 의사 또는 병원관리자에서 탈피하여 환자가 있는 곳에 찾아간다는 적극적인 경영마인드를 가지고 병원을 관리해야 한다. 환자 중심의 병원관리가 이루어져야 한다는 것이다. 환자를 의사에 종속된 존재로 인식해서는 곤란하다. 환자 중심으로 병원의 의료서비스를 재편성해야 경쟁력 있는 병원을 운영할 수 있다.

병원을 방문했던 환자의 건강상태를 계속해서 점검하는 사후 의료서비스도 이루어져야 한다. 양질의 의료를 제고해야 환자들이 찾아온다는 현실적인 인식에서, 다수의 인구에게 저렴한 의료수가로 양질의 의료를 제공하는 병원경영 목표를 고려한다면 계속성은 접근성・의료의 질・효율성 등과 함께 질 높은 의료의 필수조건이기 때문이다. 더욱 진보된 병원경영마인드를 고려한다면, 신속 정확한 진찰과 치료를 통하여 의료사고를 줄여 의료분쟁의 요소를 제거하고, 빠른 시간에 환자의 건강을 회복시킬 수 있도록 질환별 표준화된 치료시스템을 개발하는 것도 시급한 전략이다.

제4절 병원산업의 전망

병원이 환자의 증상을 의료정보로 인지하고, 방문하는 환자를 맞이하는 시대가 되었다. 환자가 병원을 방문할 때 병원서비스 및 의학전문분야를 객관적인 평가자료를 가지고 선택하기 때문이다.

또한 가상병원을 얼마나 잘 구축하는가가 병원서비스 경쟁의 핵심이 될 전망이다. 환자가 사전에 가상공간에서 가상병원의 사전 병원서비스를 받기 때문이다. 가상병원의 활성화는 병원서비스의 차별화로 새로운 의료서비스를 제공할 것이다.

한편, 인터넷의 눈부신 발전에 따라 병원환경이 급속히 변하게 될 것으로 예상된다. 초고속망에 연결된 PC와 간단한 가정용 의료 기기가 연결되어 지금까지 병원에서나 가능했던 수많은 기초검사들이 가정에서 가능해질 것이다. 환자와 의사가 연계된 원격의료서비스는 일상생활 중에 건강검진서비스를 받을 수 있게 만들 것이다. 온라인을 통해 검사결과를 가정이나 직장에서 직접 볼 수 있게 되고, 퇴원환자를 위한 A/S 역할도 확대될 것이다.

제5절 사례연구

의약분업과 관련된 노조파업으로 인해 C종합병원에서 임시 퇴원한 환자는 통원치료를 위해 보건지소를 이용하기로 했다. 그러나 보건지소는 구조조정으로 폐쇄되어 보건소를 이용하기로 하였다. 그런데, C종합병원에 비해 보건소의 의료수가가 매우 낮다는 사실을 알았다. 그리고 집에서 병원이나 보건소와 연결된 화상진료에 의해 진찰과 처방을 받는 원격진료시스템이 있다면 더욱 편리할 것이란 생각도 들었다.

1) 보건소 또는 공공병원의 활성화 방안은 있는가?.
2) A의원과 B병원, C종합병원의 초진환자의 차등의료수가는 얼마인가?
3) 향후 의료수가의 개선방안 있다면 어떤 방식이 바람직한가?
4) 국민건강증진사업으로 원격진료시스템의 활용도는?
5) 의약분업 시행에 대한 선진국의 사례를 알아보자.
6) 의약분업과 관련된 병원의료계의 현실과 대응전략은?
8) 향후 병원환경의 변화와 전망은?

제2편 병원관리

제1편에서는 병원관리의 기초과제로서, 제1장에서 병원관리의 기초 내용으로 병원의 개념, 병원의 과정 및 특성을 다루었고, 제2장에서는 병원시스템을 이해시키기 위해서 병원시스템의 체계와 접근방법, 그리고 병원 구조 및 병원의 환경을 다루었다. 그리고 더 나아가 우리 나라 병원산업의 현황과 전망 및 과제를 다루어 그 해결방안을 제시한 바 있다.

따라서 제1편은 병원관리를 연구하는 데 가장 기본적인 과제를 다루었다면 제2편의 병원관리는 병원을 운영하는 데 기본이 되는 과정과 이에 따라 병원의 계획, 병원의 조직, 병원인력의 충원, 병원인력의 지도, 병원통계 등을 다루어 병원관리방법으로 계획·조직·충원·지휘·통제 등을 서술하고자 한다.

제4장

병원관리의 순환

제1절 병원관리 대상과 관리기능

병원관리의 대상은 최고관리기능 · 진료기능 · 업무관리 · 조직관리 · 인사관리 · 재무관리 · 시설 및 물자관리 · 회계관리 · 정보관리 · 기타보존관리 등으로 분류한다. 이와 같은 병원관리대상 활동의 목적을 능률적으로 달성하기 위해서는 각 병원 경영활동의 경영관리 측면에서 계획수립 · 조직화 · 충원 · 지휘, 통제 등으로 경영관리의 제반 관리직능이 합리적으로 수행되어야 한다.

현대의 병원은 여러 부분으로 구성되어 있는 복잡한 조직체이며, 이들의 각 부분이 독립적으로 활동을 영위하는 것이 아니라, 서로 필수불가결한 요소로서 협동되어야 병원경영 전체의 합리적인 운영이 이루어질 수 있다. 따라서 병원최고경영자는 병원을 체계적이고 합리적이면서 총체적으로 관리한다면 전반적인 관리직능이 필요하게 될 것이다. 이러한 관계를 병원관리 대상과 관리직능을 구분하여 보면 <그림 4-1>과 같다.

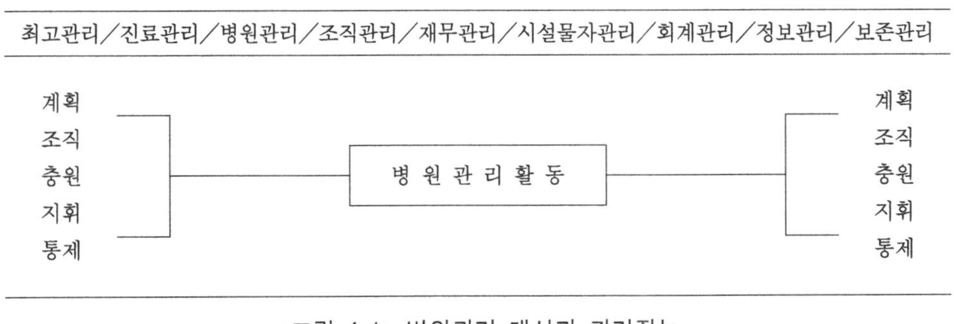

<그림 4-1> 병원관리 대상과 관리직능

제2절 병원관리의 순환

병원관리를 경영관리 측면에서 볼 때, 이들 각 관리직능은 상호 독립적인 것이 아니고, <그림 4-2>와 같이 한 번 시작되면 이것이 계속적으로 순환되어 밀접한 관계를 가지게 된다. 이를 병원관리의 순환이라고 할 수 있다. 이를 도시하면 <그림 4-2>와 같다. 병원경영관리 측면으로 보면 병원관리의 목표는 사회과학적 측면에서 다수의 인구에게 양질의 의료를 저렴한 가격으로 제공하는 데 있다. 병원은 그 목표를 달성하기 위해 계획, 조직, 충원, 지휘, 통제 등으로 병원관리가 순환한다고 본다. 따라서 제2편에서는 이의 다섯 가지의 본질적인 관리직능을 병원계획수립, 병원조직의 편성, 병원인력의 충원, 병원인의 지휘, 병원평가 및 통제 등으로 고찰하고자 한다.

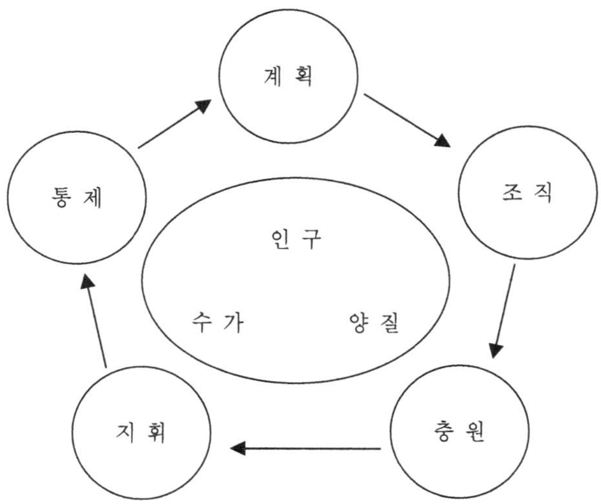

<그림 4-2> 병원관리의 순환

제3절 사례연구

B병원과 C종합병원의 기본적인 병원관리과정을 알기 쉽게 이해하고자 한다.

1) 병원관리과정은 어떻게 진행되는가를 알아보자.

2) 병원관리 대상과 관리기능을 알아보자.

제5장

병원계획

계획의 유형은 다양하다. 즉, 목적계획, 목표계획, 절약계획, 정책계획, 방침계획, 절차계획, 규칙계획, 실시계획, 예산계획 등이 그것이다.

그리고 계획을 수립하는 과정은 계획의 인식, 목표설정, 계획의 전제설정, 대안적 과정의 결정, 대안적 과정의 허가, 과정의 선택, 예측하지 못한 계획의 수립, 예산편성에 대한 계획과 환산 등으로 이루어진다. 병원계획도 이러한 계획수립의 원칙을 따른다. 단, 병원의 특수한 환경을 고려해야 한다.

제1절 병원계획의 개념

1. 계획의 개념과 특성

계획이란, 무엇을 할 것인가, 어떻게 할 것인가, 누가 할 것인가를 사전에 결정하는 것으로서 현 시점과 희망하는 장래 위치와 차이를 접촉하게 하는 것이다. 그러므로 계획은 신중히 수립되어야 한다.

계획의 성격은 다음과 같다. (1) 계획은 목적·지식 및 예측이 절실히 필요한 경영목표에 기여한다. (2) 계획수립은 관리직능을 수행하는 데 우선한다. (3) 최고관리자에서 최하위감독팀장까지 계획은 모든 업무에서 수립된다. 이를 계획의 일반성이라 한다. (4) 계획은 목표달성 정도와 손익비용을 평가함으로서 효율성을 제고하게 만든다. 따라서 계획의 성격은 목표에 대한 기여도, 계획수립의 우선권, 계획수립의 일반성, 계획의 효율성으로 요약될 수 있다.

그리고 계획은 객관성, 미래지향성, 안전성, 명료성, 탄력성, 포괄성, 이론적 건전성 등으로 구성되어 있다. 즉, 계획은 주관적인 사고보다는 객관성을 가지고 수립해야 하며, 미래세계를 예측하고 발전적으로 설계되어야 한다. 그리고 계획은 불안전한 계획이 되어서도 안 되고, 명확하고 확실해야 하며, 경직된 계획을 수립하는 것보다는 신축적이고 융통성을 가지고 수립해야 한다. 계획은 단편적인 수립보다는 장기적이며 포괄적으로 수립하고, 이론적으로도 타당성을 갖추는 것이 바람직하다.

계획은 미래의 목표에 대한 지향성을 가지고 있으며, 미래 예측에 대한 과학성, 장래 목표달성에 대한 합리성·계속성·동태적인 특성을 가지고 있다. 계획은 불확실성과 변화에 대처하고, 도달하고자 하는 목표를 집중시키며, 경제적인 운영에 대한 변화와 통제를 용이하게 할 수 있기 때문에 병원경영에 반드시 필요하다.

2. 병원계획의 개념

병원계획은 중장기 운영계획·환자진료계획·인력계획·고정자산 투자계획·교육연구계획 등 병원의 운영관리계획에 관한 합리적인 의사결정을 통해 병원의 경영목표를 달성할 수 있도록 최적 방법을 얻어내는 과정이다.

이렇게 볼 때, 병원건립계획은 병원의 신설이나 증설시에 병원의 운영목표를 구현할 수 있는 최적방법을 얻어내고자 하는 과정이라고 할 수 있다. 다시 말해서, 병원의 운영목표를 구현한다는 의미는, 가령 병원건립계획에 대한 수용 가능한 예측·적정 병상수의 결정·각 부분별 기능설정·건축계획 수립·재무계획 수립·재무 타당성 검토 등에 대한 병원의 신·증설시 병원의 운영목표를 구현할 수 있는 세부적인 계획을 달성한다는 것이다. 따라서 이 장에서는 병원건립계획과정에 따라 각 단계별로 중요한 사항을 서술하고, 병원운영계획인 중장기 운영계획·병원건립계획의 수립내용과 방법·환자 진료계획·고정자산 투자계획·교육연구계획 등을 병원건립계획과 병원운영계획 측면에서 서술하고자 한다.

제2절 병원건립계획

1. 병원건립계획 과정

병원은 보건의료서비스를 제공하는 중추적인 역할을 수행하고 있고, 의학교육 및 연구와 의료기술의 개발 등 다양한 기능을 병행하고 있다. 최근에는 병원이 단순히 환자를 수용하여 치료하는 곳을 넘어 지역사회의 질병에 대한 예방·치료·재활을 통합한 포괄적인 보건의료서비스를 제공하는 의료기관으로 기능하고 있다. 병원이 이와 같이 보건의료제도에서 차지하는 비중이 큰만큼 병원의 합리적인 건립과 병원관리운영은 보건의료 분야의 발전을 위해 불가결한 요소라 하지 않을 수 없다.

병원건립계획은 양질의 의료서비스를 가능한 한 많은 인구에게 저렴한 가격으로 제공해야 한다는 이념에 의거하여 수립되고, 수립된 계획에 따라 병원의 조직화가 이루어지며, 그 조직에 충원될 우수인력을 채용 배치하고, 지휘와 통제를 통하여 환류(feed-back)되는 과정을 거친다.

병원건립계획에 대한 총괄적인 건립과정은 서울대 병원 부설 병원연구소의 최고경영자 연수과정의 교재를 중심으로 보면 <그림 5-1>과 같다. 세부적인 기술은 다음 각 항목의 분야에서 서술하기로 하고, 기본적인 골격을 먼저 설명하고자 한다.

보건정책과 관련된 병원목표를 설정하고, 그 방침을 달성하기 위해 병원경영관리 시스템을 고려하여 건립체계를 세우는 것이 최우선순위이다. 그 다음은 의료계획을 수립하되, 병원건립계획 팀은 병원계획을 주로 담당하게 될 기획전문가, 병원건축가, 병원기획담당자 및 의료진 지역사회주민, 자본가 등으로 병원계획 팀을 구성한다. 이들은 어떠한 역할을 수행할 병원을 건립할 것인가라는 병원의 기본방침에 관한 논의와 합의 과정을 거친 다음, 한정된 투자 계획 내에서 양질 의료와 최소의 의료비를 유지시키기 위한 의료시설 계획의 범위를 결정한다. 이와 같은 병원투자계획이 선행된 후, 의료수요의 조사 및 예측에 따라 적정한 병상의 규모를 결정한다. 이에 따라 병원의 장기계획과 병원 각 부분의 세부적인 병원기능을 설정하고, 병원건축 계획·의료기기 계획·재무계획·병원건립 타당성 평가 등이 뒤따른다.

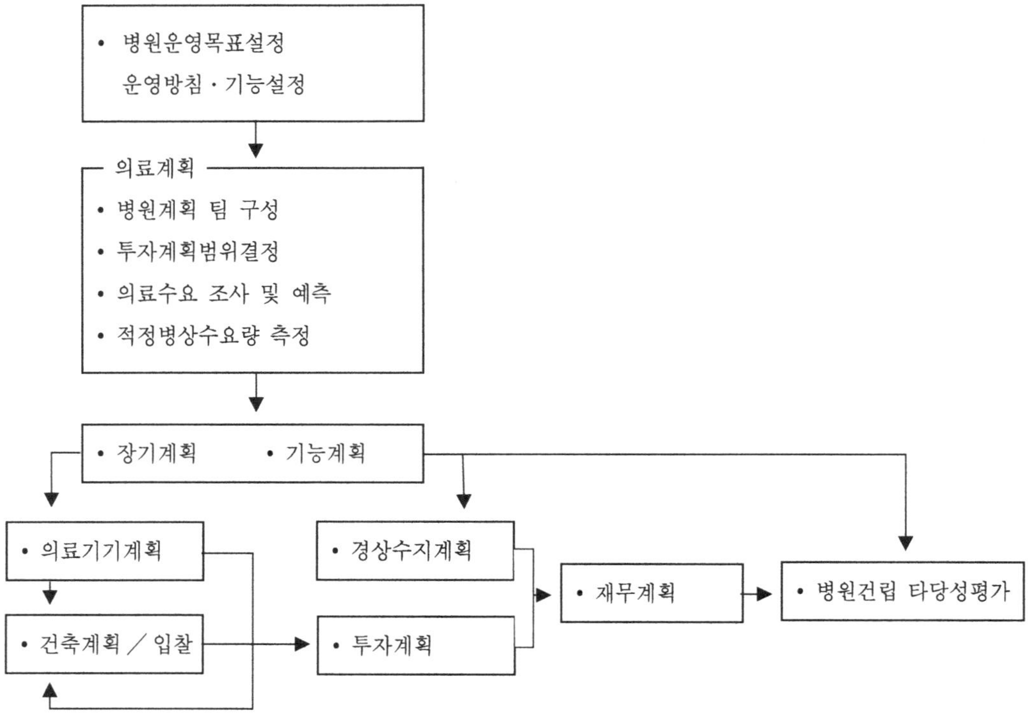

<그림 5-1> 병원건립계획과정

그런데, 여기서 유념해야 할 점은 최종적으로 병원건립에 대한 재무계획이 타당성이 있는 것으로 평가된 후에 세부적인 시행계획 단계에 들어가야 한다는 것이다. 만약 타당성이 없는 것으로 판단된다면 끊임없는 환류(feed-back)를 통하여 병원건립계획을 수정해야 한다. 그렇게 했음에도 타당성이 없으면 계획을 포기하는 것이 현명하다. 이런 합리적인 병원건립계획을 무시하고 주먹구구식 의사결정 방법에 의해 병원건립에 착수한다면 많은 시행착오와 문제점을 피할 수 없을 것이다.

2. 병원운영목표 설정

병원건립계획과정 중에서 가장 먼저 착수해야 할 일은, 당연한 말이지만 병원운영 목표를 설정하는 것이다. 이때 지역사회에서의 역할설정 · 진료의 수준결정 · 교육연구내용 등을 설정해야 한다. 병원운영목표 설정은 병원의 모든 계획의 수립에 있어서 기본 지침이 되므로 병원기능 계획 수립과정에 정확하게 전달 반영되어야 한다. 그 목표는 병원경영진의 의지・지역사회나 정부의 정책 등 여러 가지 동기에 의해서 설정될 수 있다. 그러나 지역별 환자수의 조사 및 예측에 따른 의료수요의 수준과 병원건립에 대한 자금조달 능력 등 현실적인 여건을 고려하여 운영목표를 조정할 필요가 있을 수도 있다.

3. 의료계획

병원운영목표를 설정된 다음에 이루어지는 단계는 의료계획이다. 의료계획은 병원계획팀 구성과 투자계획범위를 결정하고, 의료수요를 조사하여 예측한 결과를 가지고 적정병상 소요량을 추정하는 과정이다.

1) 병원계획 팀 구성

병원계획 팀은 전문적인 병원계획의 경영담당자문단, 건축 및 기술담당, 병원건축가, 병원 최고경영자, 실무진 및 의료진 등으로 구성되며, 조직적인 team-work에 의한 계획을 담당하도록 해야 한다.

계획과정에 따른 이들 계획 팀의 기능분담은 다음과 같다. (1) 최고경영자는 병원계획 착수결정・계획 팀 선정・목표 설정・경영분석 및 자금조달 능력 분석・장기계획 확장에 따른 대지선정 및 구입 등에 관한 최고 결정의 책임을 진다. (2) 병원실무진은 의료수요 및 공급분석・경영분석 및 자금조달능력・기능계획 등의 업무를 맡는다. (3) 의료진은 병원계획의 목표설정・장기계획 확정・기능계획 수립・계획 및 기본설계도 등에 대한 보조 및 자문역할을 한다. (4) 경영 담당은 의료수요 및 공급분석・목표의 설정 및 기능계획 수립・투자비 산출・경상수지 계획 등의 업무를 맡는다. (5) 건축 및 기술 담당은 기존 시설분석・계획 및 기본설계 등을 맡는다. (6) 병원건축가는 계획 및 기본설계, 대지이용 계획, 병원건립승인 및 건축허가, 설계도 등의 책임을 진다. 그리고 업무분담을 한 팀원들은 각자 맡은 역할을 수행하는 한편, 서로 지원하고 자문하는 역할도 마다하면 안 된다.

2) 투자계획범위 결정

병원의 신설과 증설은 주로 지역사회의 인구구조 변동, 질병양상의 변화, 가족구성 및 사회구조의 변화, 의료수요의 증대, 경제상태의 변화, 의료정책 변화 등의 요인에 따라 이루어진다. 이런 요인에 의해 병원의 신설 또는 증설이 필요하다고 판단될 때, 가장 큰 문제가 되는 것이 자금이다.

자금의 제약을 최소화하기 위해 필요한 것이 경제적인 투자이다. 다시 말해서, 양질의 의료와 최소한의 의료비를 유지시키기 위해 적정한 투자계획 범위를 결정하는 것이 필요하다는 것이다. 특히 병원증설계획시에는 기존 시설에 대한 분석과 기존 병원의 경영분석을 통해 경영수지를 파악하고, 자금조달 능력의 판정 등을 통해 투자계획 범위를 결정해야 한다.

3) 의료수요조사 및 예측

병원계획에서 빼놓을 수 없는 중요한 부분은 의료수요를 조사하는 일이다. 의료수요 조사를 통해 환자 수와 지역적 분포를 파악함으로써 사전에 잠재적인 의료수요를 파악할 수 있고, 지역사회에서 병원이 차지하는 중요성을 확인할 수 있으며, 지역의료계획에 필요한 기초자료를 확보할 수 있다. 뿐만 아니라 병원계획의 수립에 필요한 합리적인 의사결정과 병상소요량을 예측할 수 있는 자료를 제공해 주기도 한다.

의료수요 조사 및 예측은 진료권을 분석함으로서 이루어진다. 진료권은 특정진료단위에 있어서 그것을 이용하는 사람들의 공간적인 분포 범위이다. 진료권 분석은 시, 군 또는 동, 읍 면 등 지역별 인구수와 지역별 퇴원 환자 수를 파악하는 것이 중요하다. 전체조사보다는 1년을 단위로 사계절변동을 고려한 표본을 추출하여 환자의 수를 조사한다. 조사된 환자 수의 자료를 가지고 각 병원에 대한 환자들의 친화도(relevance index)를 산출하는데, 공식은 (식 1-1)과 같다.

$$RI = prh / \Sigma prh \times 100 \quad \text{(식 1-1)}$$

단) prh : h 병원에서 퇴원한 r 지역의 연간 퇴원 환자 수
　 Σprh : r 지역의 연간 퇴원 환자 수

이렇게 친화도를 산출한 후, 각 지역에 대한 진료권(services area)을 설정한다. 지도에 각 지역의 병원(h)에 대한 친화 지표를 표시한 다음 최종적인 진료권의 인구를 산출하여 의료수요를 측정한다.

진료권의 인구=$\sum$ [(r 지역단위 인구)×(r 지역의 h병원에 대한 친화도)] ……………………………………………………… (식 1-2)

예를 들어, 국립대학병원의 친화도 결과를 지도에 표시하면 <그림 5-2>와 같다. 현재 500병상 규모로 서울시에 소재하고 있는 국립대학병원의 경우 서울시와 경기도의 친화도는 84.4%와 69%로 가장 높고, 전반적으로 친화도가 10% 이상 되는 시・도는 인천, 대전, 부산,

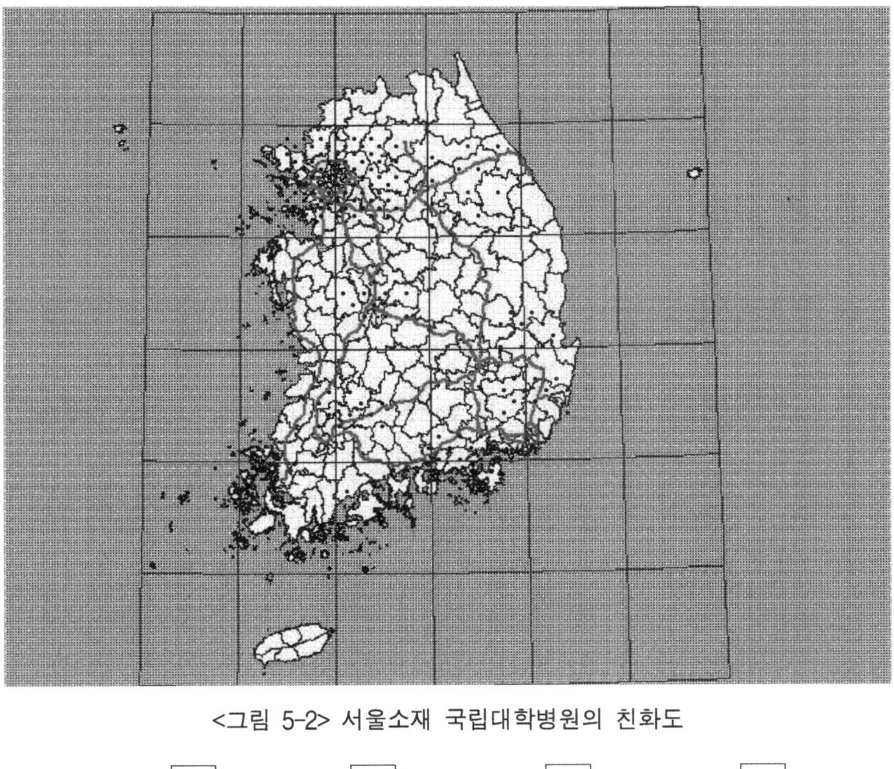

<그림 5-2> 서울소재 국립대학병원의 친화도

(친화도 범위) ··· 60≤RI ·· 30≤RI≤60 · 10≤RI≤30 10≤RI

대구, 광주, 충청도 등이다. 이런 친화도 범위를 전국적인 분포도로 나타낸다. 그리고 이에 대한 해석을 붙인다. 가령 이 병원은 서울소재지역에서 환자의 흡인력이 강함을 보여주고 있고, 개업한 지가 2년 정도이고 현재 대학캠퍼스 내로 이전 계획에 있어 그 지역사회 병원으로서 기능은 아직 미약한 것으로 추론된다. 그러나 향후 이 병원에 대한 진료권은 전국적으로 더욱 확대될 것으로 본다는 의미를 부여한다. 그런데, 이 친화도 범위를 기초로 이 국립대학병원에 대한 진료권의 대상인구수를 산출하여 적정병상 소요량을 측정하여 병원건립을 할 수 있다.

4) 적정병상 소요량 추정

병상 소요량을 추정하기 위해서는 먼저 진료권의 인구에 대한 변동을 측정해야 한다. 즉, 진료권내의 각 지역의 인구변동을 추정하는데, 가급적이면 과거 10년간 자료 및 정부 자료를 이용하여 추정한다. 그리고 진료권내 각 지역의 h병원에 친화도 분포를 추정하는데, 과거 기초자료를 근거로 추세분석과 상황변동에 따른 조정이 필요하나, 보수적인 원칙에 따라 변동이 없다고 보는 것이 합리적이다. 이런 방법으로 진료권내의 각 지역의 총인구 변동을 추정한다.

적정병상수의 소요량에 대한 추정 방법은 다음과 같다.

(1) 먼저 각 지역사회의 의 h병원에 대한 친화도(RI)를 추정한다(식 1-1).

(2) 산출된 친화도(RI)에 지역의 인구수를 곱하여 h병원의 진료권 인구(rp)를 추정한다(식 1-2).

(3) 산출된 진료권 인구에 년간 입원율(%)을 곱하여 년간 입원환자 수를 추정한다. 입원률은 과거추세 또는 기타 근거에 의해 향후 입원율을 추정한다. 산출공식은 다음과 같다.

연간 입원 환자 수= [(진료권 인구)×(연간 입원율 %)/1000] ·············· (식 1-3)

(4) 그 다음 산출된 연간 입원환자 수에 평균 재원일수를 곱하여 년간 총 재원일수를 추정한다. 산출공식은 다음과 같다.

연간 총 재원일수= [(연간 입원 환자 수)×(평균재원일수)] ··················· (식 1-4)

(5) 산출된 연총 재원일수를 365로 나누어 1일 평균 환자 수를 추정한다. 산출공식은 다음과 같다.

1일 평균 입원환자 수= [(연간 총 재원일수)/365] ······························ (식 1-5)

(6) 이와 같이 추정된 1일 평균 입원환자 수가 적정병상 수이다.

4. 장기계획

병원건립 계획을 수립하다 보면, 내외적인 환경요인의 변화에 따라 사전에 고려하지 못했던 사항들이 발생한다. 그럴 경우 단계적으로 당면계획을 세우면서 검토·보안·수정이 필요하다. 특히, 우리나라의 병원에서 가장 크게 결여하고 있는 것이 장기계획이라 할 수 있으므로 장기계획에 대한 필요성을 인식해야 한다. 장기계획은 병원성장을 예측할 수 있고 의료환경이 변화할 때 지침이 되며, 당면 계획을 수립할 때 평가기준이 된다.

병원관리자가 간과할 수 없는 장기계획은 단계적인 병원증설계획의 기본이 된다. 즉, 의료수요의 예측에 따라 병상소요량을 예측해야 한다는 것이다. 가령 300병상 규모로 병원을 신설했지만, 의료수요의 증가로 인하여 3년 후에 500병상, 5년 후에 800병상으로 병상을 확대 증설해야 하는 경우도 있을 수 있다. 이와 같이 병상소요량 예측은 단계적인 장기증설계획의 기본이 되는 것이다. 따라서 장기계획 수립에서 결정해야 할 사항은 병원건축의 확장에 대한 방향을 제시하고, 기능 계획수립에서는 경상수지 및 투자계획을 세우고, 병원인력에 대한 장기적인 충원계획까지도 수립해야 한다.

5. 기능계획

기능계획은 병원의 시설과 증설에 필요한 설계를 하기 전에 이루어진다. 기능계획은 여러 가지 병원운영 및 의료계획 등을 전반적으로 검토하여 수립한다. 병원건축계획과 병행하여 효율적인 투자조정을 실시하여 효과적인 설계가 이루어질 수 있도록 해야 한다.

기능계획 단계에서 주로 다루어야 할 사항은 병원증설에 따른 병원조직 개편의 필요성이 판단되면 조직을 개편하는 일이다. 이는 장기계획의 인력추정량과 비교 검토함으로서 적정 병원인력 수를 산출하여 이루어져야 한다.

즉, 병원인력은 현재의 병원업무량을 조사하되 증설 후 업무량을 추정한다. 이에 따라 업무분장 부서를 관리부문·진료부문·진료지원부문 등으로 병원조직을 개편한다. 병원업무량의 증감에 따른 병원인력충원의 가능성에 대한 것은 외적 및 법적 요인·기타 병원운영 목표 등과 비교 검토한다.

기능단위는 기능단위간의 상호연결관계로 구성하되, 기능 단위의 구성과 각종 서비스의 방침도 결정하고, 병원에서 사용되는 각종 물품공급량도 추정해야 할 것이다.

6. 의료기기 계획

병원건립이나 증설시 투자액의 비중이 매우 큰 것이 의료장비계획이다. 또한 병원 운영비용을 결정하는 중요한 요소가 되는 의료장비계획은 병원건립 계획 중 필수적이라 할 수 있다.

의료장비계획은 병원건축 계획이 완성되기 전에 이루어진다. 기능계획이 완성되고 각 기능단위의 역할이 결정된 후에 필요한 의료장비가 결정되며, 그 외에 의료기기의 선정, 관리 및 정비계획 등이 이루어진다.

소요되는 의료장비에 대한 종류를 결정하기 전에 의료장비로 해야 할 업무를 규정하고, 그 의료장비를 구입한 뒤에 무슨 일을 할 것인가를 고려하되, 적정한 의료장비의 표준화를 수립하여 의료장비 수준을 균일화시켜야 한다. 이유는 적은 비용으로 많은 것을 구입할 수 있는 장점이 있기 때문이다.

또한 의료기기의 선정은 특이한 사항을 고려하여 의료장비를 결정해야 한다. 즉, 의료장비를 선정할 때 충분한 시간을 확보하여 의료기기에 대한 지식을 습득해야 한다는 것이다. 일상적인 경험 및 습관 등에 의해 의료장비를 선정하면 많은 문제점이 발생한다.

의료장비를 선정할 때 고려해야 할 사항은 다음과 같다. (1) 의료기기의 정밀도 (2) 의료장비를 운용할 사람의 수준 (3) 인체에 직접 접촉되는 전자기의 신뢰도 (4) 원활한 운용을 위하여 자동 의료장비의 고장이 발생할 때 수동으로 동작되는 의료기기로 보완하여 운용될 수 있는 대체시스템계획(back-up system) (5) 적정한 품질 관리를 위하여 측정절차

(calibration)와 관련된(reference) 장비 표준설정 (6) 공간 · 열 · 광선 · 소음 등을 고려한 설치위치 (7) 의료장비를 설치한 후 의료장비의 성능 향상(up-grade)이 필요한 때 그 가능성 (8) 의료장비의 구입비용과 설치 후에 가동비용 등의 제반 사항 등을 고려할 수 있도록 의료장비위원회 조직 (9) 의료기기의 관리 · 예방정비 · 의료장비 계획 등을 실시할 수 있는 의료장비를 다루는 의공 인력의 충원 계획 수립 등을 통하여 체계적이고 장단기적으로 선정해야 한다.

7. 병원건축계획

병원건립계획은 의료기기 계획까지 완성된 후에 병원건축계획에 착수하게 된다. 병원기능계획 및 의료기기 계획에 따라 장기계획을 고려하여 병원건축계획을 수립한다.

일반적으로 병원건축계획을 수립할 때 고려해야할 사항은 다음과 같다. (1) 보행가능 환자 · 응급수송환자 · 물품공급 등을 고려하여 접근 이용도 제고 (2) 배수 및 상수도 · 전기 · 전화 · 가스공급 등의 제반시설의 이용도 (3) 철도 · 공항 · 간선도로변 · 공사장의 소음과 폐수처리시설 · 공장의 악취 등의 주변환경 (4) 햇빛을 많이 받는 남향 및 자연환기 (5) 병원 신축지역을 포함한 대지의 가격수준 (6) 건물배치 및 확장에 충분한 면적 (7) 지형학적으로는 자연배수와 경사를 이용한 급수시설을 고려해서 비교적 높은 지형으로 하되 도보로 걸을 수 있는 높이 (8) 공용주차장과 직원전용 주차장으로 분리 가능한 주차장 (9) 심리적으로 쾌적함을 주는 주변환경 및 앞이 탁 트인 시야와 조경 등의 자연경관 (10) 건축법상 건축제한지역 검토 및 건축 가능면적 등을 고려한 병원건축 대지 선정 등이다.

또한, 병원건축가를 선정할 때 고려해야 할 사항은 (1) 건축설계자를 선정할 때 병원건립 초기에 선정하여 현황분석 및 기능계획에 참여케 한 후에 설계계약을 체결하는 방법 (2) 가능한 한 맡기고자 하는 병원의 규모와 비슷한 규모의 설계실적이 있고, 병원의 각 기능을 이해하고 공사진행 중 발생 가능한 제반 문제점 등을 미리 예방할 수 있는 능력소유의 병원건축가 선정 (3) 병원의 확장 가능성을 충분히 설계에 반영할 수 있고 가능한 병원을 충분히 이해하고 있는 병원설계자를 선정해야 한다.

한편, 병원건축은 일반건축과는 차이가 있으므로 병원의 특수성에 따라 건축해야 한다. 즉, 병원건물 이용자의 다양성에 따라 각기 이들이 주로 이용하는 공간에 대한 동선계획이 필요하다는 것이다. 그리고 건물이용 시간은 24시간과 8시간으로 구분할 수 있다. 그러므로 이에 맞춰 설계한다면 에너지를 절감하는 효과를 기대할 수 있다.

병원은 모든 종류의 건물 중에서 가장 기능이 다양해 수많은 독립된 기능의 집합체라 할 수 있다. 그렇지만 설계를 잘한다면 비용을 절감하는 효과를 기대할 수 있다. 모든 기능이 서로 독립을 요하면서도 상호의존 및 연결되어야 하므로 설계할 때 건축담당자의 병원기능에 관한 깊은 이해가 요구된다. 그러므로 병원건물 계획은 동선계획이라 할 수 있다. 즉, 각 기능단위간의 인적·물적 이동소요량과 이동성격에 대한 분석을 가진 후에 계획을 실시해야 한다.

또한 병원처럼 비정상적인 심리상태의 사람들이 많이 이용하는 곳은 없다. 그러므로 병원건축이 환자에게 최대한 안정되고 쾌적한 환경을 제공할 수 있도록 설계해야 하며, 지체부자유의 활동을 고려한 시설물의 설치가 요구되고, 마감재료의 선택 및 세부적인 설계를 할 때 청결 및 위생상태 등을 유지할 수 있도록 해야 한다.

현재 병원건축은 분동식(pavilion type)에서 집중식(block type)으로 전환됨에 따라 병원건물의 형태가 집약적 대규모로 계획되고 있어 다수의 암실이 발생하므로 중정(patio)이나 천창(sky light) 등을 고려하여 설계해야 한다. 또한 진료에 따르는 제반특수설비 및 시설은 병원건축의 큰 특징의 하나이므로 다른 건물에서 볼 수 없는 X-ray실, 기능 검사실, 무균수술실, 보호시설 등 특수시설의 설계가 요구된다.

마지막으로 병원건축에서 고려해야 할 사항은 병원의 확장에 대비하는 일이다. 지역사회의 의료수요증가·병원의 역할변경·의료기구의 발전·진료시술의 발전 등으로 확장계획이 필요하므로 모든 부분의 병원설계에서 사전에 고려하여 배치 및 세부설계를 해야 한다. 특히, 병원건물을 확장할 때 기존건물의 기능과 함께 이루어지도록 재배치를 해야 할 것이다.

최근 병원건축은 전반적인 기계화와 자동화, 그리고 인간성 회복과 성장 및 변화에 대한 예측이 그 추세이다.

8. 투자계획

병원건립계획의 마지막 단계인 투자계획은 재정력을 최종적으로 평가한다는 점에서 현실적으로 가장 중요한 부문이다. 모든 단계의 병원건립계획과정이 잘 되어 있다 하더라도 투자계획을 세밀히 검토하여 보았을 때, 타당성이 결여되었거나 자금조달 능력 및 경상수지에서 커다란 문제점이 존재한다면 병원계획은 다시 축소조정되어야 하기 때문이다.

투자계획은 의료계획, 의료장비계획, 병원건축계획 등이 모두 완성된 후에 이루어진다. 특히, 투자계획은 의료계획·병원건축계획·의료장비계획 등의 자금계획과 손익계획을 작성하여, 재무 타당성이 결여되어 있다고 판단되면 처음부터 다시 환류시키는 과정을 거쳐야 한다.

투자계획을 수립할 때 자금계획과 손익계획에서 고려해야 할 사항은 다음과 같다. (1) 화폐가치 변동과 여건변동 등을 불변가격 기준으로 하고, (2) 제반 여건도 확실한 것만을 감안하여 작성하되 경상가격을 기준으로 하고, (3) 제반 여건의 변화를 감안한 투자계획도 참고할 목적으로 작성해야 한다.

투자계획은 자금운영계획과 손익계획으로 구분되는데, 그것은 다음과 같다.

1) 자금운영계획

자금운영계획은 직접적으로 건축계획·의료장비계획·손익계획 등과 연계하여 작성한다. 간접적으로는 의료계획의 영향을 받으므로 이들의 계획을 충분히 고려하여 작성한다.

병원을 신·증설할 때 소요되는 자금운영계획의 항목은 건축시설비(대지구입비·설계비·건물건축비·기계시설비·전기시설비), 의료장비 구입 및 통관 제 비용, 기타시설비, 개원 전 운영비(인건비·관리비), 소요운전자본(재고자산 선구매·미수채권·초기 운영적자) 등이다.

특히, 건물건축비는 시설기준에 따라 큰 차이를 보이므로 일률적으로 얼마나 소요되는가를 정하기는 어렵지만, 현재 건설된 병원을 보면 300병상 이상인 교육병원은 병상당 건평이 20평 정도의 수준이며, 건평 1평당 250만원 내외로 알려져 있다. 그리고 기타시설비는 차량·침대·사무용품·책걸상·캐비닛 등으로 항목을 정할 수 있는데, 병원 인력 수·예상 환자 수·건축설계도 등을 기초로 작성하여 기타시설비의 항목별 개수에 적정가격을 곱하여 산출한다. 일반적으로 기타 시설비는 병상당 150만원에서 200만원으로 예상한다.

자금운영계획을 위와 같은 항목으로 작성한 후에 '자금조달계획'을 수립한다. 일반적으로 병원자금조달 원천은 설립자의 출자금·외부차입금·운영이익·감가상각비 등이다.

이렇게 편성된 자금운영계획과 자금조달계획을 바탕으로 '자금수지계획서'를 작성한다.

이 계획서는 자금운영합계와 자금조달합계의 차액으로 자금의 과부족을 파악한다. 만약 기말 현금 잔액이 부족으로 나타나면, 설립자의 추가 출자나 외부차입이 불가피하므로 이에 따른 지급이자 부담은 손익계획에 반영해야 한다.

2) 손익계획

손익계획은 수익계획과 비용계획으로 분류한다. 이들의 계획은 상호 연계하여 작성한다. 손익계획은 직접적으로 의료계획과 연결되어 작성되며, 간접적으로 건축계획과 의료기기 계획의 영향을 받는다.

수익계획은 의료수익(입원수입 · 외래수입 · 기타 의료수입), 의료부대수익(급식수입 · 제증명료 수입 · 기타 의료부대수익), 의료 외 수익(수입이자 · 기타 의료 외 수입) 등을 기준으로 작성한다.

의료수익 산출은 (1) 환자를 입원 · 외래환자로 구분하고, 이들을 일반수가와 의료보험 및 기타 수가를 적용 받는 환자로 나누어 환자 1인당 평균진료비를 가지고 추정하는 거시적 방법과, (2) 의료수익이 발생하는 각 부서의 이용률을 추계하고 이를 근거로 산출된 예상진료 건수에 건당 의료수입을 곱하여 산출하는 미시적인 방법 등 두 가지가 있다.

의료부대수입의 제 증명료 수입은 기존병원의 경우 전체 환자 수(총 재원일수+연간 외래환자 수)를 고려하여 환자 한 사람당 몇 건인가 또는 한 건당 증명료가 얼마인가를 기준으로 산출한다. 의료 외 수익의 수입이자는 치밀한 자금계획이 수립되면 자동적으로 산출되며, 이외에 폐품 매각수입 · 전입금 등이 예상된다면 적절한 방법으로 계산하여야 한다.

비용계획은 인건비(직종별급여 · 제수당 퇴직급여), 재료비, 관리비(동력비 · 감가상각비 · 수선유지비 · 기타 관리비), 의료교육 연구비, 의료 외 비용, 법인세 등을 기준으로 작성한다.

인건비는 직종별 직원 수와 급여수준에 의하여 결정된다. 특히, 급여수준은 다른 산업에 비해 상대적으로 높다 할 수 있다. 병원에 근무하는 인력은 고급전문인력이 많기 때문이다. 직종별 급여수준의 산출은 본봉 · 수당 · 퇴직급여 등의 금전적인 모든 급여를 더하여 연간 급여 또는 월 급여를 직종별 인력 수에 곱하여 산출한다.

재료비는 의료수익의 산출과 같이 거시적 방법과 미시적 방법으로 추정한다. 즉, (1) 입원 · 외래 환자 수를 구별하지 아니하고 환자 1인당 부담 재료비를 구하는 거시적 방법과

(2) 외래·입원 및 환자 종류별로 구분하지 아니하고 단지 환자 1인당 재료비를 약품비·진료재료비 등으로 구분하여 구하는 미시적 방법 등이 있다.

관리비의 경우도 재료비와 동일한 방법으로 환자 1인당 부담 관리비로 추정하는 거시적 추정 방법과 비용항목별로 추정하는 미시적 방법 등으로 구분하여 산출한다. 그러나 과거 기초자료가 없을 경우에는 추정이 곤란하다.

9. 재무 타당성 평가

재무계획은 경상수지계획과 투자계획을 근거로 작성된다. 즉, 경상수익과 투자비용의 차액이 재무계획이다. 그러므로 지금까지 설정한 의료계획, 병원건축계획, 의료기기 계획 등과 관련하여 작성된 경상수지계획과 투자계획을 기초로 작성한 재무계획은 타당한 것인가를 검증해야 한다.

만약 자금수지계획에서 자금조달 능력이 충분하여 문제가 없거나, 손익계획 결과 경상수익성이 높을 것으로 예상될 경우에는 문제가 적다. 그러나 일반적으로 자금조달 능력에는 한계가 있으므로 투자계획 결과, 운영자금 규모가 자금조달 능력을 초과하거나, 손익상황이 적자로 예상되는 경우 근본적으로 의료계획으로 환류하여 모든 계획을 전반적으로 검토해야 한다.

아무리 훌륭한 병원건립계획을 수립했다 할지라도 자금의 조달능력과 경상운영수지 면에서 타당성이 없다면, 병원건립 및 운영계획은 무용지물(無用之物)이다. 따라서 병원건립 및 운영계획은 최종적으로 재무 타당성 평가를 거쳐 타당성이 있는 것으로 평가될 때 세부 시행계획에 착수해야 한다.

제3절 병원관리운영계획

병원운영과정은 먼저 병원목표와 방침을 설정하고, 그것을 달성하기 위해 병원계획을 수립한다. 그에 따라 병원조직을 설계하고, 병원조직을 편성하여 병원인력을 충원한다. 충원된 병원인력은 동기부여에 의해 행동이 발생하고, 지도력과 의사소통을 통하여 지휘가 이루어진다. 이와 같은 과정을 통하여 산출된 병원의료사업은 통제와 평가에 따라 다시 환류된다.

이때 병원목표는 병원이 나아가야 할 방향을 설정하고 경영목적에 도달하고자 하는 지향점이며, 병원방침은 목표를 향하여 나아가기 위한 경영자의 의사결정이다. 이와 같이 병원목표나 병원방침을 구체화한 것이 병원계획이다.

1. 장 · 단기 병원관리운영계획

병원의 장 · 단기계획은 병원의 장래에 대한 청사진으로 최고 경영자의 신조 및 이념을 내포하고 있다.

보건의료환경변화와 환자 수의 증가로 인한 병상규모의 확장이 장기계획 수립에 해당한다면, 단기계획에는 건물 매입을 위한 자금조달과 당해년도에 어떠한 진료과목을 신설 및 증설할 것인가 등이 포함된다. 장기계획을 위해서는 설비투자계획, 인력계획, 자본조달계획, 의료시스템계획, 조직계획, 손익계획, 자금계획 등의 수립이 필요하다.

따라서 장 · 단기 병원관리운영계획 체계를 보면, 장기계획은 경영기능이라는 측면에서 장기 환자수 예측 · 장기 고정자산 투자계획 · 장기인력계획 등의 수립이 포함되고, 단기계획에는 관리기능으로서 환자진료계획 · 고정자산투자계획 · 단기인력계획, 교육연구계획 · 손익계획 · 자금계획 등의 수립이 포함된다.

2. 병원관리운영계획의 내용과 수립방법

병원관리운영계획은 (1) 미래지향적인 발전을 도출하고 (2) 최저의 병원관리운영계획을 어떻게 적용 및 발전시켜 나아갈 것인가 제시해야 하며 (3) 문제 해결의 의지를 나타내는 목표설정이 있어야 한다.

병원관리운영계획의 주요 내용은 병원계획 · 투자계획 · 인력계획 등이다. 그 내용을 살펴보면 다음과 같다.

병원계획은 병원관리운영계획의 기본이 된다. 환자의 증감 형태에 따라 병원계획에 많은 영향을 미친다. 그러므로 반드시 환자수요를 예측하고 이에 따른 장기계획을 수립한 다음 기능계획·시설투자계획·인력계획·연구계획·재무계획 등을 실시한다. 투자계획은 신축 병동에 적합한 시설투자와 최신 의료기기에 대한 도입 및 운영에 대한 계획을 강구하고, 인력계획은 새로운 시설에 대한 전문기술요원과 관리부분의 병원경영관리 전문요원을 계획하는 것을 포함시킨다.

그리고 병원관리운영계획서를 입안하는 부서는 기획관리실이고, 병원최고관리자의 방침 결정에 따라 기획예산부처인 기획관리실에서 실시되므로 기획예산부처에서 심의를 거쳐 '병원관리운영 자문위원회의'를 확대 개최한다. 의료진, 병원관리자, 병원전문가 등에게 자문을 구하되 충분한 심의를 거쳐 병원장의 승인을 얻어 확정하는 것이 바람직하다.

3. 환자진료계획

환자진료계획은 병원관리운영의 실질적인 핵심으로 병원관리운영계획의 가장 중요한 요소이다. 정확한 환자 수가 추정되어야 과학적인 병원관리운영계획을 수립할 수 있기 때문이다.

환자 수 증감은 그 지역사회의 의료시설·의료진 수준·생활문화정도·경제수준·정부시책 등의 영향을 받는다. 환자 수의 예측은 보통 전년도의 진료일수·병상이용률·의사 간호사의 각 1인당 환자 수·신축이나 증설하는 병원의 경우는 친화도에 입각하여 이루어진다. 현재 운영하고 있는 병원에서도 병원 친화도를 기초로 환자 수를 산출하여 향후 병원의 증설계획에 활용된다.

일반적으로 병원에서 많이 활용하고 있는 환자 수의 산출방법은 (1) 전체 환자 수를 예측하는 방법과 (2) 각 과별 환자 수 구성비 등으로 추정하는 것 등 두 가지이다. 산출공식은 다음과 같다.

전체 환자 수의 예측 방법은 당해년도 〔입원 환자 수=병상 수×연간 진료일수(365일)×가동률〕, 〔외래 환자 수=입원 환자 수와 외래 환자수의 비율〕이다. 전체 환자 수를 산출할 때 당해년도 입원 환자 수는 병상의 증감을 고려한다. 외래 환자 수는 먼저 입원 환자 수를 정하고 그 다음에 외래 환자 수를 결정한다.

각 과별 환자 구성비 산출방법은 〔평균구성비=각 과의 평균 환자 수／평균 연간 환자

수×100]이다. 그리고 월별 환자 수를 예측한다면 계절 변동지수를 고려하여 3년간 평균 연간 및 월별 환자 수를 기준으로 도출한다.

입원환자・외래환자・보험환자・보호환자・일반환자 등의 유형별로 집중되어 있는 환자 수를 추정하는 것이 바람직하다. 환자 수에 대한 객관적・과학적 추정은 병원 수입의 증감을 가져오는 결정요인이다.

4. 의료인력계획

병원의 인력계획은 신축이나 증설할 때, 충분한 인력을 산출하기 위해 신축이나 증설에 따른 업무량을 분석해야 가능하다. 그리고 직원의 근무시간을 정확히 산출하여 적정 인력을 유지 및 확보하는 것이 중요하다. 신설 병원은 일정기간이 지난 후에 충원된 인력을 조정할 수 있도록 고려하고, 기존 병원은 환자 수・의료설비 등을 고려하여 현재 인원에서 예상되는 퇴직인원을 제외한 채용계획을 수립하여 소요되는 인력을 직종별・월별로 인력계획을 수립한다.

병원 인력계획의 주무부처인 인사과에서는 각 진료 과・각 행정과・각 진료지원과・각 실 등에서 인원 증감요구서를 받아 의사・간호사・의료기사・행정사무직원・ 잡무직원 등으로 직종별 인력을 분석한다.

의사・간호사는 1인당 1일 환자 수와 병상 수를 기준하고, 의료기사는 1인당 1일 촬영건수・검사건수 등으로 병원내의 다른 부처와 비교하거나, 혹은 다른 국내병원이나 외국병원과 비교 검토하여 인력계획표를 작성한다. 이를 기초로 병원인력 계획을 확정시키는 것이 바람직하다.

5. 고정자산 투자계획

고정자산 투자계획은 시설투자와 자금운영에 관한 계획을 포함시킨다. 시설투자 계획은 신중을 기해야 한다. 자본회수기간이 장시간 필요하기 때문이다. 그러므로 시설투자계획은 자금조달계획과 조화를 시켜 장기적인 관점에서 의사결정을 한다.

고정자산 투자계획 절차는 각 과・각 행정부처・각 진료지원부처 등에서 의료시설의 구매 계획서를 작성한 후에 관리부로 이송한다. 이때 시설투자계획은 장기계획에 준하여 작성해야 한다. 관리부로 이송된 의료시설의 구매 계획서・고정투자계획서는 시설관리부로 재송부하여 시설관리부에서 검토 조정한다. 검토된 고정투자 시설계획서는 병원장의 결재를 받아 기획조정실로 이송되어 소요되는 예산을 편성하여 확정된다.

고정자산 투자계획은 의료기기 구입계획・의료장비 및 비품구입계획・차량 및 운송장비 구입계획 등을 포함하며, 각 계획은 병원장의 승인을 얻어 관리부처에서 처리한다.

6. 교육연구계획

일반적으로 병원에서 실시되고 있는 교육연구계획은 (1) 학생 및 수련을 위한 교육계획 (2) 임상 및 학구용 환자를 위한 임상 진료 연구계획 (3) 논문 주제 및 특정 대상에 대한 임상교육의 연구 논문계획 (4) 국내외의 의학서적 및 논문을 구입하는 도서구입계획 등을 포함한다.

교육 연구계획의 수립방법은 다음과 같다. 의과대학, 치과대학, 약학대학, 간호대학, 보건관련대학은 개별적인 교육연구 계획을 짠다. 그리고 진료 각과는 임상 연구계획과 연구 논문계획 및 도서구입 계획을 받아 교육 연구부 또는 담당부처로 송부한다. 교육 연구부처는 위의 계획서를 받아 계획을 종합하여 예산에 반영시키고, 세부사항을 파악하여 소요예산을 편성한다. 이 계획서는 병원장에게 보고하고, 보고된 계획서는 다시 검토・조정하여 병원장의 결재를 받아 교육연구계획으로 확정된다. 확정된 교육연구계획은 교육 연구부처에서 실행 계획서를 작성하여 해당 진료과에 보내져 교육이 실시된다. 교육연구를 실시한 각과에서는 결과보고서를 작성하여 병원장에게 보고하고, 병원장은 각 대학 및 진료과에 송부한다. 그리고 교육 연구부처에서는 소요된 비용을 책정된 예산과 비교・대비하여 재무과에 청구하면, 적절한 절차를 거쳐 각 대학 및 담당기관에 보조금을 청구한다.

제4절 병원계획 수립의 합리적인 의사결정

병원계획을 수립할 때 합리적으로 의사결정을 하면, 병원건립계획이나 병원운영계획을 효과적으로 수립할 수 있다. 병원계획 수립의 실패는 주로 비합리적인 의사결정에 기인한다. 이를 구체적으로 적시하면 다음과 같다. (1) 의미 있는 목표가 없고 (2) 계획전체를 과소 평가하거나 (3) 계획의 범위를 파악하지 못하고 계획 수립이 합리적인 과정이라는 것에 대해 인식이 부족하고 (4) 주먹구구식이며 (5) 과거 경험만을 중요시하거나 (6) 명확한 권한에 대한 권위가 미비되어 있고 (6) 적절한 기술 통제나 정보가 부족하며 (7) 변화에 대한 저항성이 존재하기 때문이다.

따라서, 효과적인 병원계획을 수립하기 위해 병원최고경영자는 (1) 계획수립의 방해요인을 제거하고 (2) 계획수립자들에게 계획수립에 대한 분위기를 조성해 주며 (3) 장기계획과 단기계획의 종합적인 계획을 실시하고 (4) 계획수립에 있어 전문적인 자문단과 병원최고경영자·실무진·의료진 등이 참여할 수 있는 구성 팀을 모색하고(5) 병원목표가 계획 수립 과정에서 상호 연결되어 계획수립 참여자들에게 전달할 수 있도록 해야 한다.

이와 같은 요인들을 충분히 또 합리적으로 고려했을 때 병원계획은 효과적으로 수립할 수 있다. 다음은 병원계획을 가장 효과적으로 수립하는 데 많은 도움을 주는 의사결정에 관한 이론을 소개하고자 한다.

1. 의사결정의 개념

의사결정은 여러 가지 대안의 결정과정 중에서 어떤 바람직한 행동과정을 선택하는 논리적 과정이다. 다시 말해서, 의사결정은 일정한 목표를 설정하고 그 목표를 달성하기 위해 몇 개의 대안을 선택하여 그것을 일정한 방법에 의해 상호비교·평가함으로써 가장 유리하고 실행 가능한 대안을 선택하는 인간의 행동을 뜻한다. 의사결정은 계획수립과정의 핵심이다.

2. 의사결정의 모형

의사결정의 모형은 합리모형·만족모형·점증모형·최적모형·혼합관조모형 등으로 분류한다. 이들의 모형을 간략히 요약하여 설명하면 다음과 같다.

(1) 합리모형은 인간은 누구나 이성과 합리성에 입각하여 의사를 결정한다는 것이다. (2) 만족모형은 절대적 합리성보다는 제한된 합리성의 기준에 따라 최적대안 보다 만족대

안의 선택에 타당성을 두고 있는 모형이다. (3) 점증모형은 현실을 긍정하고 그곳보다 약간 향상된 의사결정에 만족하는 것으로서 만족모형의 합리성과 초 합리성을 결합한 모형으로 추상적인 것이 단점이다. (4) 혼합관조모형은 합리모형과 점증모형을 혼합한 형태이다.

3. 의사결정의 단계

의사결정의 절차는 다음과 같다.

(1) 첫번째 단계는 문제의 정의이다. 이는 최적의 해결책이 무엇을 위한 것인가를 사전에 규정하는 것이다.

(2) 두번째 단계는 합리적인 의사결정의 모형을 선정하는 것이다. 복잡한 현실보다 간단하게 분석할 수 있도록 실제 시스템의 기본이 되는 본질을 토대로 하여 추상적으로 마련하는 틀을 선정한다.

(3) 세번째 단계는 의사결정의 목적·예측·가정의 타당성을 분석하는 것으로서 모형의 타당성 검토이다.

(4) 네번째 단계는 문제의 해결을 도출하는 것으로서 최적해결을 도출할 때까지 계속적으로 반복 실시한다.

(5) 다섯번째 단계는 병원경영 목표에 기여할 수 있도록 의사결정의 해결책을 활용하는 단계이다.

이와 같이 의사결정은 문제의 정의·모형의 설정·모형의 타당성 검토·해결의 도출·해결의 이용 등의 단계를 거친다.

4. 의사결정의 유형

의사결정의 유형으로는, (1) 병원의 성격을 기본적으로 좌우하는 전략적인 의사결정 (2) 병원의 여러 가지 자원을 조직화하는 의사결정 (3) 병원 자원의 변환과정에서 효율성을 최적화하는 업무성격의 의사결정 (4) 반복적으로 발생하는 일상의 의사결정 방법(경제적 주문량의 결정과 같은 전형적 의사결정) (5) 관리자의 창의력과 판단에 의하여 의존하는 비전형적인 의사결정 (6) 모든 정보를 사전에 정확히 파악하고 결정하는 것으로서 확실한 상황에서의 의사결정 (7) 위험한 상황에서의 의사결정 등이 있다.

의사결정의 유형은 전략·관리·업무 의사결정, 전형·비전형 의사결정, 확실한 상황조건에서 의사결정·위험한 상황하의 의사결정 등으로 요약할 수 있다.

5. 의사결정의 기법

의사결정의 기법은 확실한 상황하에서의 의사결정 기법과 위험한 상황하에서의 이사결정으로 대별된다.

(1) 확실한 상황하의 의사결정 기법은 선형계획법·수송법·할당법 등을 포함한다. 수송법은 목적지까지 재화 또는 용역을 최소비용으로 수송하기 위한 의사결정이다. 할당법은 배정법이라고도 하는데, 이는 병원의 경영관리에 있어서 다양한 의료서비스 자원이나 직원들의 여러 가지 업무를 할당해야 하는 문제를 해결하는 데 사용되는 의사결정 기법이다.

(2) 위험한 상황하에서의 의사결정 기법에는 기대행열 이론과 시뮬레이션 등이 있다. 기대행열 이론은 병원을 찾은 환자와 의료시설의 관계를 확률이론으로 적용하여 모형을 작성하고, 환자의 상황에 대응하여 경제적 규모를 결정하고자 하는 의사결정 기법이다. 시뮬레이션은 어떤 문제를 해결하기 위하여 실제 현상의 본질을 나타내는 모형을 만들고, 이 모형을 사용하여 실험하며, 이 실험에서 얻은 결과를 이용하여 실제 현상의 특성을 설명하고 예측하는 의사결정 기법이다.

6. 의사결정의 고려사항

의사결정은 의사결정자의 지식이나 기술적인 능력·경력·가치관 등에 따라 영향을 받는다. 의사결정은 병원조직구조의 영향을 받기도 한다. 거시적으로는 조직을 둘러싸고 있는 정치·경제·사회·문화·의료수준 등의 여러 가지 환경요인과 병원정보의 내용에 영향을 받는다. 그러므로 의사결정은 이러한 상황요인들을 충분히 고려하여 합리적이고 효과적인 결론을 유도해야 한다.

제5절 사례연구

1. 사례연구(1)

C종합병원은 병원시설을 증설 및 확장하고자 한다. C종합병원은 공공병원으로 현재 500 병상 규모이다. 그런데 병원건립이사회는 병원의 입지조건을 고려하여 C종합병원의 증설 및 확장보다는 다른 지역에 병원을 신설하기로 결정하였다.

1) 종합병원신설의 경우 병원운영목표와 병원의 성격을 설정해 보자.
2) 병원의 시설에 따른 의료계획과 의료수요조사는 어떻게 하는가?
3) 병원건축과 의료기기 계획을 수립해 보자.
4) 병원신설의 재무계획을 수립해 보자.
5) 병원건립과정과 재무 타당성 평가를 해 보자.
6) 전반적인 병원운영관리계획을 수립해 보자.

2. 사례연구(2)

각 조에서 구상하고 있는 병원을 신설하고자 한다. 이 병원은 공공병원으로 병상규모는 30, 100, 300, 500, 1,000중에서 하나를 택하되, 병원의 입지조건, 병원성격, 병원목표, 의료계획, 장단기계획, 기능계획, 건축계획, 의료기기계획, 재무계획, 건립 타당성 평가를 고려하여 병원을 신설하여 운영할 병원건립계획을 작성하시오.

단.

1) 먼저 병원건립계획을 작성하는데 그 지역사회주민의 건강문제를 도출하고, 그 해결책으로 어떤 유형의 병원건립계획이 필요한가를 기술한다.

현황 및 문제점	원인	병원건립계획(안)

2) 병원건립계획(안)이 2~3개 도출되었다면 아래 우선순위에 따라 선정한다.

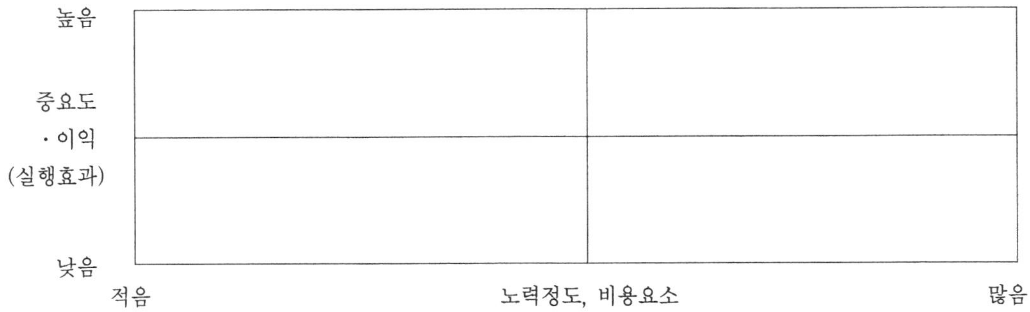

3) 병원건립계획(안) 작성

(1) 병원명칭 :

(2) 지역주민의 건강증진사업의 목표 :

(3) 세부적인 병원건립계획(안) 작성 :

- 공공병원, 민간병원, 병상규모, 병원의 입지조건, 병원성격, 병원운영목표, 의료계획, 장단기계획, 기능계획, 건축계획, 의료기기계획, 재무계획, 병원건립 타당성 평가 등.

제6장

병원조직

제1절 병원조직의 편성

1. 병원조직의 개념

L. A. Allen은 조직이란 조직구성원들이 목표를 달성하기 위하여 가장 효과적으로 협력할 수 있도록 수행하여야 할 업무를 설정하는 것이라고 정의하고 있다. 즉, 직무내용을 편성하고 직무수행에 관한 권리와 책임을 명확하게 규정하여 상호관계를 설정하는 과정이라고 보고 있는 것이다.

이와 같은 조직의 개념을 근거로 병원조직을 정의하면, 병원조직은 “병원경영 이념을 달성하기 위해 각 구성원이 그 직무를 효과적이고 능률적으로 협동하여 수행할 수 있도록 하는 체제”이다. 그러므로 병원구성원들이 목표를 달성하기 위해 효과적으로 직무를 수행할 수 있는 병원조직이 설계되고 유지되어야 한다.

한편, 병원조직을 구성하는 요소는 직무 · 권한 · 책임 · 직위 등이다. 직무는 조직 구성원들에게 각각 분할된 역할이다. 권한은 일정한 직무를 스스로 수행하거나 타인에게 이행하도록 하는 데 필요한 권리이다. 책임은 일정한 직무와 권한을 일정한 기준에 따라서 수행하여야 할 의무이다. 직위는 직무와 권한 및 책임이 구체적으로 규정되어 각 구성원이 개인에게 부여된 조직의 기본적인 단위를 말한다.

2. 병원조직의 특성

병원조직의 고유한 특성은 다음과 같다.

(1) 병원조직은 진료조직과 행정조직의 이중적 조직이다. 이런 이중적 조직은 투입 또한 이중적이기 때문에 산출의 측정에 한계가 있다. 병원인력의 지휘에서도 진료조직과 행정조직간의 이원화된 조직체계로 인해 의료직과 행정직간의 갈등이 발생될 수 있다.

(2) 진료의 특수성 때문에 병원조직은 진료량과 진료업무의 유형에 대한 병원 통제가 곤란하다.

(3) 조직내의 개인이나 하부조직단위의 목적이 다양해서 명확한 목표를 정의하기가 어렵다. 병원조직은 하부조직이나 개인이 각기 다른 전문성을 가지고 있기 때문에 목표설정이 곤란하다. 즉, 진료의 특성과 상충되는 조직 목적을 설정한다는 것은 어려운 일이다. 특히, 병원조직의 특성상 하부조직의 목적이 다양할 수밖에 없다.

(4) 병원인력구성이 다양하다. 즉, 병원은 다른 어떠한 조직보다도 가장 다양하고 복잡한 전문인력으로 구성되어 있다. 병원인력은 안내 도우미 및 주차관리의 단순노무에서부터 진료·검사 및 간호·투약의 의료전문직에 이르기까지 복합적으로 구성되어 있다.

3. 병원조직화의 원칙

병원경영이념을 효과적으로 달성하기 위해서는 병원의 각 구성원이 협력하여 맡은 바 직무를 능률적으로 수행해야 한다. 이를 위해 병원조직은 일반적인 조직원리를 적용하여 합리적으로 편성 운영해야 할 것이다. 이와 같은 의미에서 이는 상호과정의 접근방법면에서 조직화의 원리이다.

조직화의 일반적인 원리는 분업·계층·통합·통솔범위·명령통일 등이 있다. 이것은 조직의 관리 기술적인 원리에 지나지 않는다. 현실적으로 병원조직을 편성할 때, 이의 결정에 영향을 미치는 것은 관리 기술뿐만 아니라 환경요인과 병원조직의 특성도 작용하기 때문이다. 따라서 병원조직을 신설·개편·폐지·유지관리 등을 하는 것은 조직의 일반적인 원리에 병원의 내외적 환경요인과 병원조직의 특성을 고려하여 병원조직화의 원리를 적용해야 한다. 일반적인 조직원리를 중심으로 한 병원조직화의 원리를 설명하면 다음과 같다.

(1) 전문화(principle of division of work) : 전문화원리는 업무를 성질별로 구분하여 가급적 한 사람에게 동일한 업무를 전담시키는 것이다. 즉, 조직 구성원에게 가능한 한 단일의 전문화된 업무를 수행하도록 분담시키는 원리이다. 전문화의 원리에서 고려해야 할 사항은 분업의 원리, 업무의 중복 배제, 균형된 업무량, 적정량의 업무할당 등이다. <그림 6-1>에서 보면 A모형은 진료부와 관리부를 두고 운영하는 병원조직형태이다. 반면에, B모형은 진료부와 관리부 이외에 간호관리부와 진료지원부를 전문화 또는 분업화한 경우이다. 병원의 내외적 환경요인과 병원조직의 특성을 고려하여 조직화해야 한다.

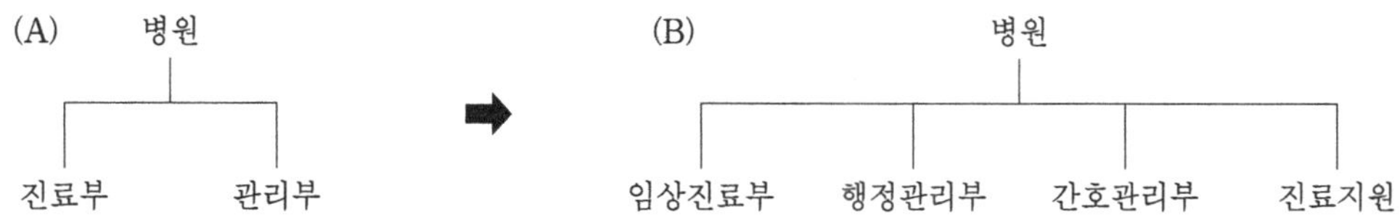

<그림 6-1> 병원조직의 전문화

(2) 구조 조정(principle of coordination) : P. R. Lawrence는 조정이란 공동의 목표를 달성하기 위하여 한 조직간에 노력의 통일을 기하기 위한 과정이라고 정의하고 있다. 즉, 조직의 각 구성원이 부담하는 업무와 병원전체의 관점에서 가장 효과적으로 수행될 수 있도록 상호 통합되어야 한다는 것이다. 조직화의 모든 원리를 포괄하는 원리라고 할 수 있다. <그림 6-2>에서 보면 A모형은 진료부와 관리부 이외에 간호부와 지원부를 두고 운영하는 분업화된 병원조직이다. 반면에 B모형은 진료부와 관리부를 두고 간호부와 지원부를 통합하여 운영하는 병원조직 형태이다. 병원조직의 통합화도 내외적 환경요인과 병원조직의 특성을 고려하여 병원조직화를 해야 한다.

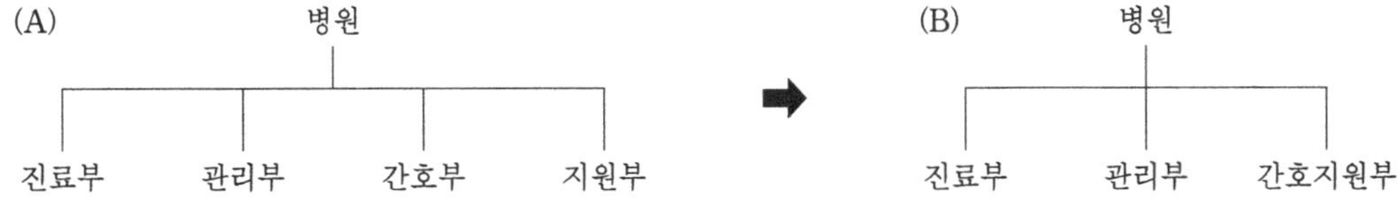

<그림 6-2> 병원조직의 구조조정

(3) 계층제도(principle of hierarchy) : J. D. Mooney는 계층제의 원리를 권한과 책임의 정도에 따라 직무를 등급화(grading)함으로서 항상 계층간의 직무상 지휘 감독관계에 있게 하는 것이라고 정의하고 있다. 그리고 V. A. Thompson은 현대조직이론에서 상급자와 하급자의 역할이 상하의 계층에 따라 차례로 배열되는 체계의 역할(system of roles)이라고 정의하고 있다. 위 정의에 비추어 볼 때, 대규모 조직에 있어 그 조직구조는 피라미드 모형의 계층체계를 형성해야 한다. 계층제의 원리에서 고려해야 할 사항은 협동·책임과 권한의 명료화·계층의 단축화·스텝의 조직을 위한 권한의 계층 등이다. <그림 6-3>을 보면 A모형은 최고의 직위에서 최하위 직위관계가 설정되어 있지만 상층부가 비대화되어 있는 비정상적인 병원조직이다. 반면에, B모형은 최고상층부에서 최하위층까지 지휘 감독관계에 있을 수 있도록 계층제의 원칙을 적용한 병원조직이다.

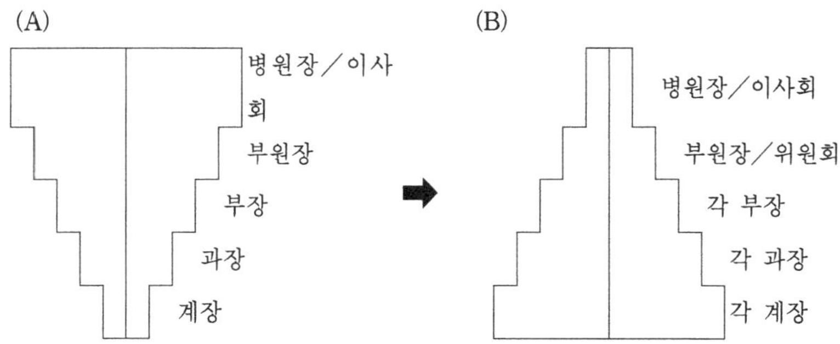

<그림 6-3> 병원조직의 계층제

(4) 통솔범위(span of contol) : 계층제 원리에서 파생된 것으로 한 사람의 상급관리자가 몇 사람의 하급관리자를 적절하게 직접 감독할 수 있는가를 의미한다. V. A. Graicunas는 조직의 관계로 보면 6명이 적정수라고 제시하고 있으며, Koontz와 O'Donnell은 상위직위에서 4~8명, 하위직위에서 8~15명이 적당하다고 주장하고 있다. 그러나 적정 인원수는 조직의 사정에 따라 신축성 있게 고려되어야 되므로 직무의 성질, 시간 및 공간, 관리자의 교육·경험·지식, 관리자의 통솔계층 등의 요인을 고려해야 한다. <그림 6-4>를 보면 A모형은 원무과장 1명이 하위직원 12명을 통솔하는 병원원무행정조직이다. 반면에 B모형은 산부인과과장이 전공을 포함한 의료전문직 4명을 통솔하는 병원의료전문조직이다.

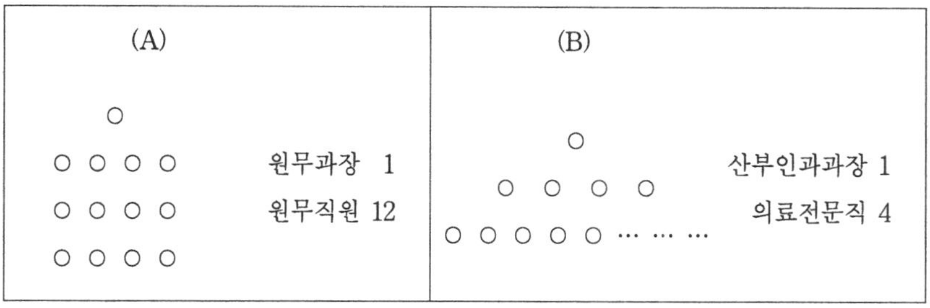

<그림 6-4> 병원조직의 통솔범위

(5) 명령통일(principle of command) : 조직의 공동목표와 조직의 질서를 위하여 한 사람의 하급관리자는 오직 한 사람의 직속 상급관리자로부터 지시·명령을 받아야 한다는 원리이다. 이를 그림으로 표시하면 다음과 같다. A 모형은 명령통일의 원리를 적용한 것이다. B 모형은 병원장의 지시를 받는 참모조직이다. 이런 경우 진료부장이 관리부장에게 명령을 내린다면, 관리부장은 누구의 지시를 받아야 할지 곤란할 것이다.

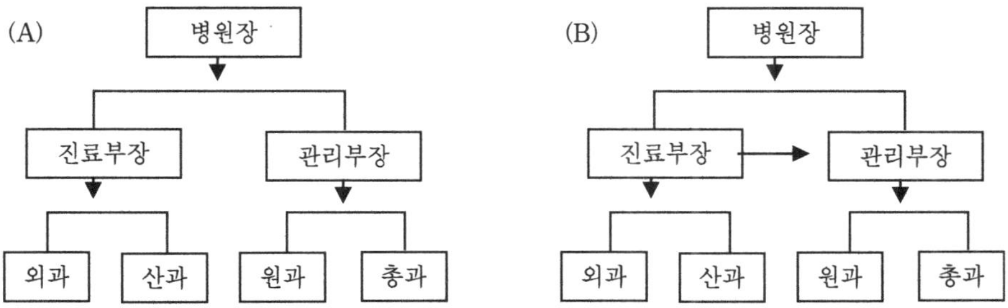

<그림 6-5> 병원조직의 명령통일

(6) 의무·책임·권한(principle of authority, responsibility, duty) : 조직구성원이 직무를 수행하기 위해 직무의 상호관계를 명백하게 하는 원리이다. 즉, 직무의 분담에 관한 책임과 그 직무를 수행하는 데 필요한 일정한 권한이 부여되어야 한다는 것을 의미한다. A. Brown은 산업조직이론에서 의무와 권한은 책임과 함께 '3면 등가의 원리'가 성립된다고 주장하고 있다. 이를 도시하면 <그림 6-6>과 같다. 즉, 병원조직의 직무분석은 책임·권한·의무가 동등하게 규정되어야 한다는 것이다.

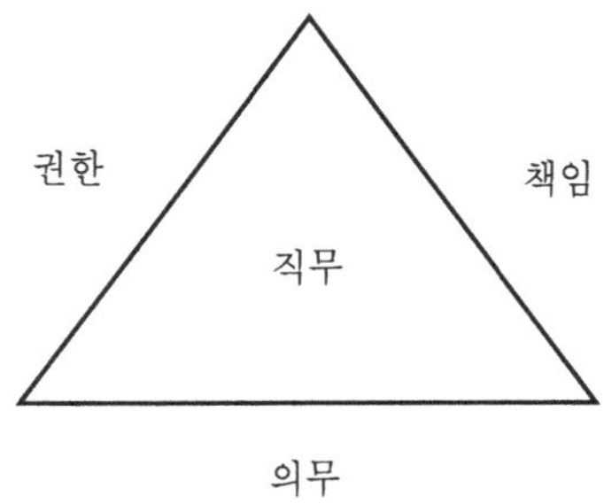

<그림 6-6> 병원조직의 직무

이상과 같이 병원조직화의 원칙을 살펴보았는데, 여기에도 다음과 같은 과제가 있다. (1) 분업화의 원칙보다는 통합의 원칙을 중시하는 방향으로 전환이 요구된다. 방만한 병원조직보다는 적정규모의 병원조직을 유지하는 것이 병원규모경제의 원리를 적용할 수 있기 때문이다. (2) 병원조직은 조직구성원의 업무수행에 대한 제약을 최소화하도록 하여 자율성이 보장되는 방향에서 개편한다. (3) 병원조직은 안전성보다 새로운 창의성을 중시하는 방향으로 개편하도록 한다. (4) 병원관리 직능보다는 병원업무의 흐름을 중심으로 조직을 편성해야 한다. 자연스럽게 병원업무가 일을 중심으로 되어 생산성을 높이는 병원조직을 유지할 수 있기 때문이다.

4. 병원조직의 분화

일반적으로 병원조직은 크게 '진료부문'과 '관리부문'으로 편성된다. 진료부문은 입원조직과 외래진료조직으로, 관리부문은 진료지원조직・관리조직・설비조직・물품 및 재료공급조직・급식조직 등으로 구성된다.

병원조직의 분화과정을 보면 다음과 같다. 병원조직은 업무유형에 따라 수평적 분화, 관리직능에 의한 수직적인 분화로 구분된다. 수평적 분화는 참모조직(staff)으로 업무에 따라 다시 1차적인 분화・2차적인 분화・3차적인 분화로 분류된다. (1) 1차적인 분화는 크게 진료부문과 관리부문으로 분화되는 것을 말한다. 구체적으로 1차적 분화과정은 단위분화와 기능분화로 분류된다. 단위분화는 업무 단위의 통일성을 유지한 채로 직무가 분화되는 과정이고, 기능분화는 조직활동의 순환과정과 같이 단계별로 업무가 분화하는 과정이다. (2)

2차적 분화는 전문화된 부문으로서 인사・재무・기술 등으로 분화하는 것을 말한다. 즉, 조직활동의 요소적 분화로서 사람・물자・자본 등에 따라 분화하는 형태이다. (3) 3차적 분화는 관리활동부문의 분화이다. 즉, 관리활동과정의 분화로서 기획・조직・충원・지휘・통제 등에 따라 분화하는 것이다.

수직적 분화는 라인(line) 조직으로 관리직능에 따라 최고관리직능, 중간관리직능, 감독관리직능 작업직능 등으로 조직을 편성하는 것을 의미한다. (1) 최고관리는 인력을 충원하여 지휘하며 실행 결과를 통제하는 최고관리직능의 분화형태이다. (2) 중간관리는 최고관리직능의 기본방침에 따라 집행방침을 결정하고 필요한 사항을 수행하는 직능이다. 즉, 최고관리직능에 의해서 결정된 기본방침 및 종합계획에 따라 집행방침을 결정하고 계획을 수립하며, 조직을 편성하는 것은 물론 필요한 인원을 선정하고 집행에 대한 사항들을 전체 관리직능에게 적절한 시기에 보고하며, 필요한 자료를 제공하는 중간관리 직능이다. (3) 감독관리직능은 각 부분의 방침 및 계획에 따라 현장에서 관리 감독하는 직능의 분화이다. (4) 작업직능은 작업이 중심이 되는 실무직능의 분화형태이다.

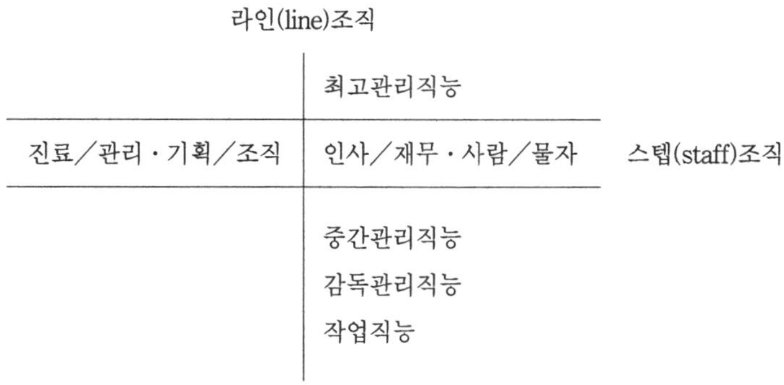

<그림 6-7> 병원조직의 분화

5. 병원관리직능조직의 구성

병원의 수직적 분화의 라인(line) 조직은 위탁경영, 총괄관리, 중간관리, 감독계층, 작업계층 등으로 나눠진다. (1) 위탁경영계층은 원외의사와 원내의사로 구성된 이사회를 구성한다. 이사회에서는 주로 병원경영 목표를 설정하고 병원최고관리계층의 간부를 선출하며,

병원계획수립 및 성과를 검토하고 예산을 승인한다. (2) 총괄관리계층은 이사회에서 결정된 기본방침 및 이사회로부터 이양된 권한의 범위 내에서 병원경영 전반에 관한 종합적인 계획을 수립하고, 전체적으로 병원조직을 지휘통제하는 총괄적인 직능을 수행하는 계층으로서 병원장을 말한다. (3) 중간관리계층은 최고경영층이 결정한 기본방침과 종합계획을 실행하기 위해 구체적인 명령을 하급관리계층에게 전달하는 직능을 수행하는 계층으로서 상하계층간의 조정을 담당하는 임무를 띠고 있다. 중간관리계층은 병원의 각 부장과 팀장인 각 과장들을 말하고, 감독계층은 병원의 라인조직의 계장이나 담당자 또는 작업감독을 말한다. 작업계층은 병원의 일반직원이나 의료기사 또는 간호사나 행정사무직원 등을 말한다.

최고경영층 ─┬─ 위탁경영층(이사회＝원내이사・원외이사)
↓
└─ 총괄관리계층(정책결정・계획・통제)
↓
중간관리계층(명령전달・조정)
↓
감독계층(감독)
↓
작업계층(실행)

<그림 6-8> 병원관리직능의 라인조직

또한, 병원관리직능조직의 분화는 앞서 기술한 바와 같이 라인조직과 스텝조직으로 분류된다. 라인조직은 직계조직이라고 하며, 지휘 명령의 전달이 군대조직과 같다고 하여 군대조직이라고도 한다. 즉, 라인 조직은 병원최고경영관리자의 권한과 명령이 직선적으로 일선 하급관리자까지 내려가는 조직형태를 말한다. 간호사 라인조직 모형을 예시하면 <그림 6-9>와 같다.

라인조직은 조직이 간단하여 관리자와 직원간의 관계를 이해하기가 쉽고 권한과 책임의 구분이 명확하다는 장점이 있는 반면, 중간관리자들의 창의와 의욕을 저해하는 단점이 있다. 따라서 라인조직의 단점을 보완하기 위해 라인조직과 스텝조직을 편성한다. 이것은 라인조직의 지위나 명령계통의 획일성을 확보하고 전문적인 지식을 병원조직에 활용하기 위

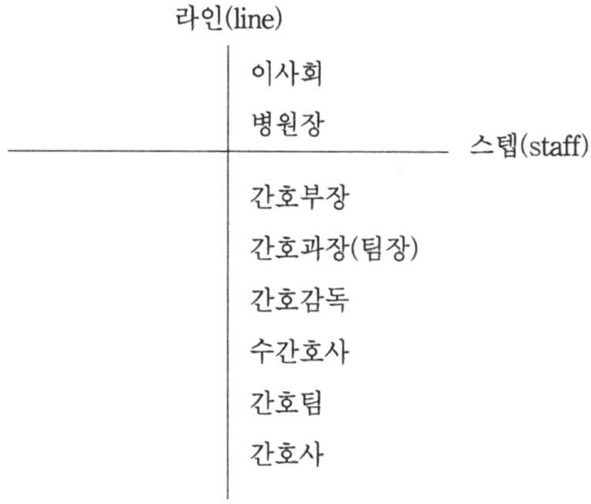

<그림 6-9> 간호조직의 라인조직

하여 라인조직에 스텝조직을 두는 것을 뜻한다. 이를 라인과 스텝조직이라고 한다. 예를 들어, 병원간호조직의 라인과 스텝조직을 보면 <그림 6-10>과 같다. 간호라인조직은 스텝조직의 전문적 기술지식이나 경험 등을 도움받아 효과적인 병원관리 활동이 가능하다는 장점이 있다. 그러나 간호스텝조직의 운영에 대한 제반비용(전문가 인건비 · 조사 및 연구비 · 자문비 등)이 증가한다는 단점이 있다.

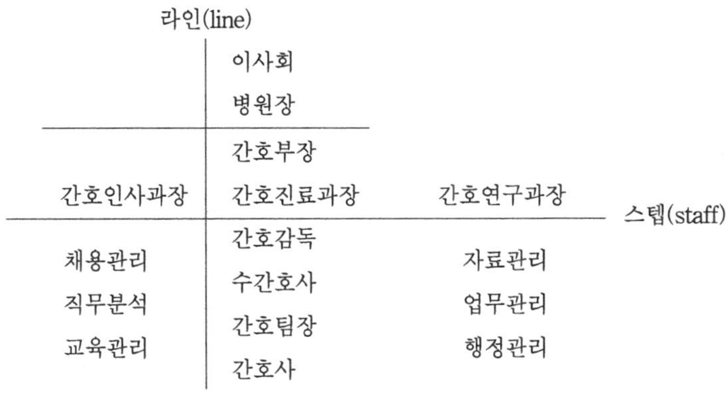

<그림 6-10> 간호조직의 라인과 스텝조직

6. 병원조직의 운영방식

(1) 개방형과 폐쇄형

일반적으로 병원조직의 운영모형은 의사의 참여방법에 따라 개방형(open system)과 폐쇄형(closed system)이 있다. 개방형은 병원의 의사가 병원을 자유로 활용하는 '완전개방형'과 병원의 의사가 병원과 계약하여 환자를 병원에 입원시키고 진료를 담당하는 '계약개방형'으로 구분된다. 폐쇄형은 병원의 전임의사가 진료를 전담하고 근무시간 외에는 개업을 금지하는 '완전폐쇄형'과 환자의 진료는 병원의 전임의사가 전담하되 개업을 인정하는 '개업인정폐쇄형'이 있다.

현재 우리나라는 폐쇄형방식이 지배적이다. 그런데, 최근 의약분업 사태에 따른 병원의 전임의사·전공의·수련의 등의 의료파업으로 환자들의 병원진료가 어렵게 되자, 정부는 병원운영방식을 폐쇄형에서 개방형으로 전환하는 방안을 모색하였다. 정부가 생각한 개방형이란 일반 개업의가 환자를 종합병원으로 데리고 와서 진료하고 입원시키고 병원시설을 활용하여 수술까지도 할 수 있는 방식을 말한다.

(2) 전권형·이권형·삼권형

한편, 병원관리범위에 따라 전권형·2권형·3권형으로 구분된다. 전권형은 병원장이 진료·간호·관리를 총괄적으로 통제하는 형태이다. 2권형은 의료전문직과 관리직을 분리하는 것을 인정하고, 관리직은 임상진료 외에 업무만 지휘하며 의사에게 진료시설을 제공하는 형태이다. 3권형은 권한이 진료·간호·관리가 안전 분리된 것으로 주로 영국에서 실시하고 있는 모형이다.

이와 같이 병원조직의 운영방식은 진료·간호·관리를 중심으로 여러 가지의 모형으로 조직화할 수 있다. <그림 6-11>을 보면 (A)병원은 진료·간호·관리를 하나로 묶어 조직을 운영하는 방식이다. 이는 개인병원조직으로 병원장이 사무장을 두고 조직을 운영하는 전권형이다. (B)병원은 병원조직을 진료와 관리부분을 구분하고 진료부분은 진료 각 과·진료보조부분·간호부분 등으로 조직을 운영하는 2권형 방식이다. 이 방식은 (C)병원과 (D)병원에서 볼 수 있다. (C)병원은 진료부분을 진료 각 과와 진료지원으로 분류하고 진료지원을 강화하여 방사선·임상병리검사·약국부분·간호부분으로 병원조직을 편성한 2권형이다. (D)병원은 관리부분을 강화하여 진료지원· 간호부분·행정관리 등으로 편성하여 운영되는 2권형의 병원조직이다.

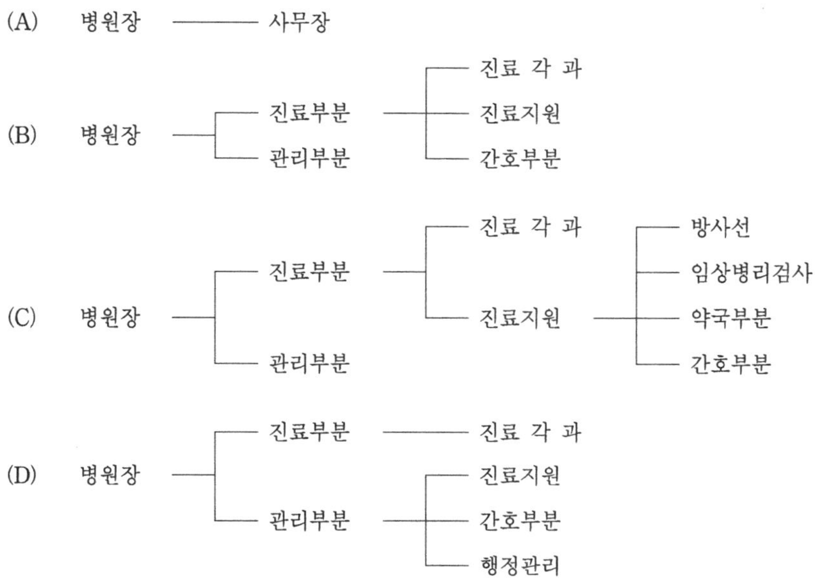

<그림 6-11> 병원조직의 전권형과 2권형

3권형의 병원조직 운영방식은 진료부분·간호부분·관리부분으로 편성된다. <그림 6-12>모형의 (E)병원은 진료부분에 중점을 둔 조직으로 진료 각 과와 진료지원에 진료지원으로 구분하고 진료지원에 방사선·임상병리검사·약국부분 등으로 편성된 3권형 병원조직이다. (F)병원은 진료지원을 중심으로 강화된 운영방식으로 진료부분과 진료지원·관리부분으로 편성하여 진료지원에 방사선·임상병리검사·약국부분·간호부분으로 둔 3권형 방식이다.

그런데, 최근 들어 병원들이 여러 가지 방식의 전문화된 기능별 구조를 지향하는 추세에 있다. 최근 선진국에서는 지나치게 확장되어 가는 복잡한 병원조직이 신속한 환자진료와 행정처리에 지장을 준다고 하여, 집단별 또는 장소별 관리를 통하여 환자중심 병원조직으로 전환되고 있다.

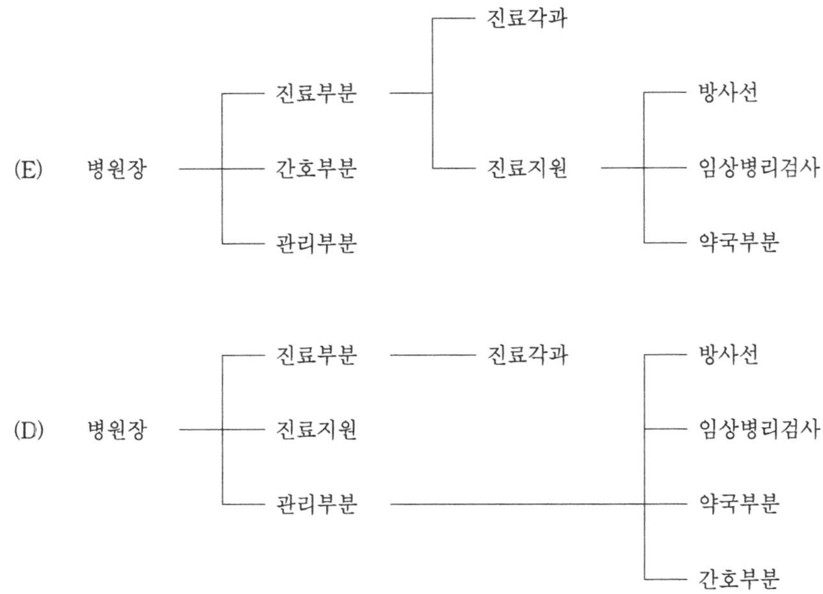

<그림 6-12> 병원조직의 3권형

현대 종합병원의 조직운영방식은 진료부분·진료지원, 간호부분, 관리부분으로 구분하여 편성된다. 종합병원의 조직모형을 보면 <그림 6-13>과 같다. 진료부분은 넓은 의미로 보면 진료를 의미한다. 그러므로 진료부분은 내과·외과·소아과·산부인과·안과·이비인후과·피부과·정형외과·정신과·치과·한방과 등으로 세분화되어 가고 있다. 진료지원은 임상병리검사·방사선·물리치료·약국부분·급식부분 등이 해당되며, 간호부분은 현대에는 포괄적인 의료를 제공한다는 측면에서 진료지원이라는 위치를 넘어 진료와 동등한 독립적 위치를 확보하고 있다.

우리나라에서 가장 이상적인 종합병원조직 모형을 예시한 것은 <그림 6-13>과 같다. 일반적으로 종합병원조직(500병상 이상)은 병원장의 스텝조직으로 교육연구부장·임상진료부장·진료지원부장·행정관리부장를 편성한다. 이들의 스텝조직에 대한 라인조직을 보면 다음과 같다.

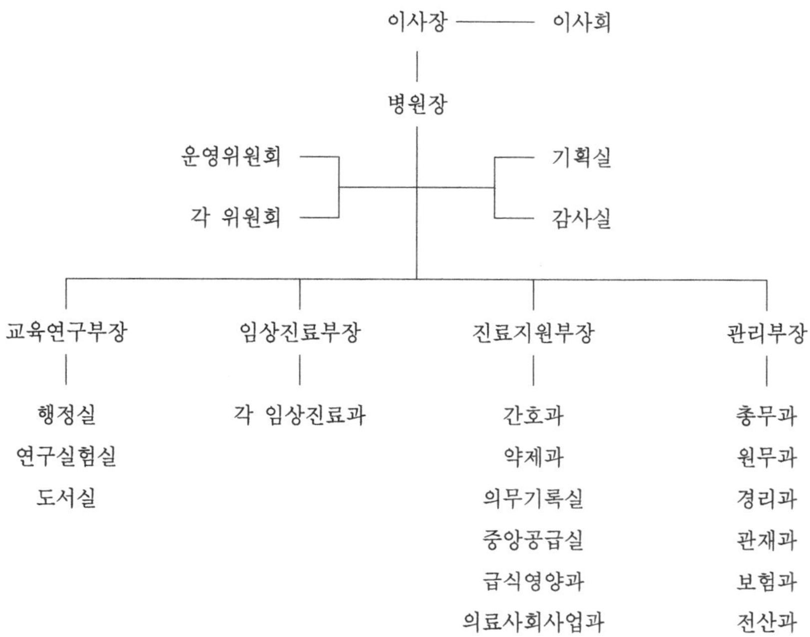

<그림 6-13> 공공의료기관 : 종합병원의 조직

교육연구부장 밑에 행정실장 · 연구실험실장 · 도서실장 등을 둔다.

임상진료부장의 소속으로 내과 · 일반외과 · 정형외과 · 신경외과 · 산부인과 · 소아과 · 안과 · 이비인후과 · 비뇨기과 · 피부과 · 치과 · 방사선과 · 마취과 · 임상병리과 · 가정의학과 · 신경정신과 등의 각 임상진료과를 편성한다. 그런데, 정형외과에는 물리치료실, 산부인과에는 분만실, 소아과에는 신생아실, 마취과에는 중환자실과 수술실 · 회복실, 그리고 임상병리과에는 혈액은행 등을 부속기관으로 둔다.

진료지원부장 산하에는 간호과 · 약제과 · 의무기록실 · 중앙공급실 · 급식영양과, 의료사회사업과 등을 편성한다. 간호과는 병동간호실 · 외래간호실 · 수술간호실 · 분만간호실 · 신생아간호실 · 중환자간호실 · 응급간호실 등으로 편성한다.

관리부장의 밑에 총무과 · 원무과 · 경리과 · 관재과 · 보험과 · 전산과 등을 두고, 그 외에 세탁실 · 차량관리실 · 경비실 · 수위실 · 영안실 · 매점 · 환경미화실 · 냉난방관리실 · 기타 관리과 등을 편성한다. 총무과는 세무 · 인사를 담당하며, 원무과는 원무 및 보험업무, 경리과는 출납 · 회계 · 세무를 담당하며, 관재과는 창고관리 · 영선 · 기계 · 전기 등을 담당한다.

이와 같은 병원장 산하의 라인조직 이외의 스텝조직은 각종 운영위원회와 각종위원회가 편성되며, 기획실과 감사실, 자문위원 등을 스텝조직으로 신설할 수 있다. 앞서 기술한 바와 같이 최근 현대 병원의 조직운영방식은 환자중심의 병원조직을 편성해야 할 것이다.

제2절 병원조직의 기능

1. 병원이사회

1) 병원이사회의 기능

병원이사회는 병원의 가장 중요한 기관으로서 모든 병원행정에 관하여 법적·도덕적 책임과 환자 및 지역사회와 지원 기구 등에 대하여 책임을 진다. 즉, 병원정책을 결정하고 분석하는 중요한 기관으로서 병원의 성격은 이사회의 정책에 달려 있는 것이다. 또한 이사회는 병원의 내부조직과 외부조직을 연결시켜 주는 역할을 수행하고 있다.

이사회의 중요한 기능은 (1) 병원설립 목적 (2) 재정 (3) 이사회의 구성 (4) 주요 기획과 계획의 평가 (5) 주요 정책의 평가 (6) 병원집행부의 간부 선출 및 임용(7) 우수한 의료진의 유치 (8) 운영관리의 보조적 역할 (9) 업적의 평가 (10) 주요 의사결정의 평가 등이다.

이와 같이 이사회는 병원조직을 운영할 공식적인 병원행정 책임자를 임명하고 병원업무를 평가하며, 병원정책을 만들고 분석하는 등 병원 안에서 가장 중요한 기능을 수행하는 두뇌조직이라 할 수 있다.

2) 병원 이사회의 구성

보통 병원 이사회는 병원행정 전문가·재정지원자로 구성된다. 역사적으로 보면 종교단체의 병원 이사회는 초기에 목사나 신부 등과 같이 성직자로 구성되었다가 점차적으로 외부인사로 대체되었다. 오늘날에는 병원행정 및 병원경영 전문인 등이 참여하고 있다.

병원이사회 구성원의 선출은 병원외적 환경의 영향을 받는다. 일반적으로 비영리적인 개인병원은 정치적 환경이 중요한 영향을 미치므로 정치적으로 관련이 있는 사람이 임용되는 경우가 있다. 병원을 통제하는 병원이사들이 형식적으로는 통치권을 지니고 있으나 실제적으로는 병원행정가 · 의료진이 분담하고 있다.

2. 진료부분

1) 내 과

내과는 전체 환자수의 1/4~1/3을 차지하고 있다. 내과의 구성은 소화기계내과 · 호흡기내과 · 심장내과 · 내분비내과 · 신경내과 · 혈관내과 등으로 전문화되어 가고 있다.

일반적으로 내과적 진료기능은 증상이 처음부터 특정적이고, 진단이 명확한 것에 대해서는 해당 진료과에서 추진을 하고, 증상이 잠재적이거나 복잡한 경우는 일반내과의 진료를 받게 되는데, 여기서 전반적인 검사를 하고 진단이 확정되면 각 전문분야의 진료과로 보내진다. 따라서 내과는 진료업무가 종합적이고 다른 모든 진료의 기본이 되는 것으로 이해될 수 있다.

2) 외 과

외과는 수술이 중심이 된다. 일반적으로 외과환자는 절반 이상이 수술을 받게 된다. 따라서 외과의 수술은 편도선 절개시술 · 임신중절 · 맹장수술 · 방광경 검사 및 포경시술 · 회음 절개시술 등의 수술을 다루고 있다.

외과진료는 외래와 입원으로 나뉜다. 외래진료는 일반외과에서 초진으로 진단이 확정된 것부터 시작하여 환자의 상태 및 수술요법의 선정까지 다양하다. 특히, 외과의 외래진료는 조그마한 수술이 실시되고, 응급환자의 과반수 이상이 외과의 환자이므로 진료의 기능상으로 볼 때, 응급실과 외래진료간에 이중구조로 인하여 업무분담이 발생하므로 응급실을 독립하여 운영해야 한다고 생각된다.

입원진료는 같은 질병의 환자라도 수술을 마친 후에 회복기간 · 마취의 정도 등이 일정하지 않거나 개인의 차가 있기 때문에, 합병증으로 인하여 여러 가지 진료상의 문제점이 발생함으로 응급처치에 대비해야 한다.

또한 외과의 병상회전율은 장기적이다. 특히, 산부인과의 경우 보통 재원일수가 1주일 정도이기 때문에 병상 회전율이 빠르다. 그러나 최근 악성종양이나 성인병이 증가하여 병상회전율이 연장되기 때문에 병상 확보에도 관심을 가져야 한다.

그리고 외과는 의사 규정을 서면화해야 하고, 일정기간 보존되어야 한다. 특히, 외과수술에서 우선적으로 요구되는 수술승낙서는 서면으로 보존하는 것이 원칙이다.

외과와 마취는 불가분의 관계이다. 모든 수술에 있어서 분리할 수 없는 중요한 관계이다. 그러나 병원 조직적인 측면에서 보면, 마취는 모든 진료를 지원하는 중요한 진료지원조직이므로 독립적인 기능을 인정하는 것이 바람직하다.

3) 소아과

소아과의 진료대상은 일반적으로 14살까지이다. 소아과의 영역은 신생아기·유아기·학동기로 구분한다. 소아의 질환의 변화는 소화불량증에서 감염증상으로 전환되고 있다. 외과적인 질환의 경우는 종류가 매우 다양한 선천성기형의 증상으로 볼 수 있다. 소아진료는 소아학문의 발달로 소아보건학·소아내과·소아외과·신생아과·소아구급과 등으로 전문화하여 진료하고 있다.

4) 산부인과

산부인과의 진료의 범위는 부인과 환자·임산부와 태아·신생아 등이다. 산부인과위 주요 업무는 진료·건강지도·분만개조 등이다.

산부인과의 진료행위의 특성은 동시에 두 사람의 생명을 진료한다는 것이다. 산부인과의 기능은 진료 및 치료뿐만 아니라 분만개조·보건지도·육아교육·가족계획 계몽·인구억제 등의 포괄적인 진료활동이라 할 수 있다. 산부인과는 임산부와 신생아를 대상으로 하고 있기 때문에 일반적으로 건강한 사람들이며, 이들의 산부인과 진료는 정기적인 건강진단과 보건교육에 역점을 두게 된다. 그러므로 산부인과의 기능은 진단·상담·교육 등을 실시할 뿐만 아니라 분만개조와 신생아관리에 주력하게 된다고 할 수 있다.

5) 피부과

비뇨기과가 외과적인 기능을 수행하는데 비해, 피부과는 내적인 기능을 수행하고 있다고 볼 수 있다. 보통 피부과의 원인은 외부자극 요인과 내과요인, 알레르기 요인 등으로 분류할 수 있다. 그러므로 다른 진료부문과 협조를 통하여 치료를 한다.

6) 비뇨기과

비뇨기과는 요도 질환이나 생식기 질환 등을 포함하여, 피부과와 마찬가지로 입원진료보다는 외래진료 업무에 역점을 두고 있다. 비뇨기과 기능은 조그마한 규모의 수술도 실시하기 때문에 외래진료 업무가 넓다. 또한, 외래진료의 경우 진료 자체보다는 진단을 위한 여러 가지 검사 업무가 상당한 비중을 차지하므로 예약제로 하는 것이 바람직하다.

7) 정형외과

정형외과는 운동기관 및 신체의 구조에 관한 임상의학이다. 정형외과는 뼈·관절 등의 진료를 실시하며 치료기간이 길고, 치료를 위한 진료행위가 완전히 끝나는 것이 아니고 재활까지 고려해야 하는 특성이 있다. 그러므로 재활부분과 필수 불가결한 업무가 요구된다. 정형외과는 사회복지사업이나 지역사회보건사업의 지원을 받는 상호의존적인 기능이 수행되어야 한다.

8) 안 과

안과는 신체의 가장 중요한 부분인 눈을 치료한다. 다른 어느 진료부문보다도 중요한 위치를 차지하고 있다. 일본의 경우 당뇨병센터를 찾는 환자는 거의 모두가 안과 진료를 받아 예방학적인 눈을 관리하고 있다. 또한 미숙아의 안과 이상으로 인한 정밀검사 및 경과·관찰이 필요불가결하게 되었다. 뿐만 아니라, 의학적인 지식의 보급 및 매스컴에 의한 의학지식이 교육됨으로서 안과 검사를 받는 사람들이 증가되었고, 안경이나 콘택트 렌즈의 사용자가 증가하여 안과의 기능은 진료 내용에 있어서 가장 중요한 위치를 차지하고 있다. 또한 증상이 안과적인 것 외에 2차적인 질환도 상당하다. 예를 들어, 당뇨병이나 고혈압의 합병증으로 안과에 이상이 생기는 경우이다.

9) 방사선과

방사선과의 주요 기능은 진료지원부분으로서 방사선 진단·방사선 치료·핵 의학 등이다. 방사선과 조직인력은 방사선전문의·진료 방사선 기사·간호사·사무원·간호조무사·물리치료기사 등으로 구성된다. 일반적으로 방사선과의 전문의사의 인원은 진단과 치료에 관계없이 연간 촬영 건수를 기준으로 인력 수를 보강한다. 일반적으로 방사선 검사는 단순

촬영검사 · 촬영검사 · 투영조사 등이다.

10) 임상병리검사과

임상병리검사과도 방사선과와 마찬가지로 진료지원부분으로 기능을 수행하고 있다. 최근에는 모든 질환을 임상검사에 의존하는 경향이 점차 증가되고 있다. 임상병리 검사는 외과 및 내과 검사로 나뉜다.

내과적인 검사는 전염병 · 순환기질환 · 신장질환 · 뇌척수질환 · 호흡기질환 등이다. 중환자가 다수이므로 정밀검사가 필요로 되어진다. 외과적인 검사는 전신정보를 위한 검사와 진단을 위한 검사 및 기타 질환으로 나눌 수 있다. 일반적으로 혈액 · 소변 · 대변검사는 모든 환자의 질환에 대하여 실시하는 항목이다.

임상병리검사과의 인력은 종합병원에서는 전문의사 · 임상병리기사 · 임상병리조수 · 사무행정요원 · 잡무요원 등으로 구성된다. 임상병리과의 검사 종류는 일반검사 · 세균검사 · 생화학검사 · 혈액검사 · 병리검사 등이다.

3. 약제부분

보통 병원의 총지출 중에서 의약품비가 차지하는 비중이 상당히 높으므로 효율적인 관리를 위해서는 의약품에 관한 전문지식을 가지고 있는 사람이 관리하는 것이 바람직하다. 의약품관리는 진료와 사무업무를 혼합한 것이다. 그리고 의약품의 업무는 병원의 성격 · 의사의 경향 · 환자의 유형 · 병원관리의 방침 등에 따라 좌우되므로 업무성격은 수동적이라고도 할 수 있다.

의약품의 주요 기능은 조제 및 제재 · 의약품 관리이다. 또한 의약품을 만드는 데 있어서 일반 제재뿐만 아니라 주사제재까지 담당하는 경우도 있어 업무의 범위는 매우 다양하다.

의약품은 병원 경영의 수입 증감을 나타내는 요인이므로 약가 산정에 있어서 정확성과 통일성을 유지해야 한다. 약국행정서비스도 약국 창구에서 오랜 시간을 기다리는 환자의 불편을 해소하기 위하여 업무구조에 관하여 연구가 검토되어야 한다.

약가의 산정방법은 간접비를 배분하는 방법에 따라 두 가지로 분류할 수 있다. 약품 구입원가를 기준으로 하는 간접비의 예정 배당률을 적용하는 퍼센트 방법과 투약방법에 따라 간접비의 부담 비중을 달리하여 가중치를 감안한 단위당 간접비 액을 산출하여 부담하는 유니트 방법이 있다. 일반적으로 유니트 방법을 적용하고 있다.

4. 간호부분

넓은 의미로 간호는 '환자의 신체적·정신적·영적인 것을 포함한 예술 과학'이라고 정의된다. 즉, 환자의 신체적·정신적·영적 건강을 증진시키고 건강교육과 건강보존에 역점을 두며, 개인뿐만 아니라 가족과 지역사회에도 간호를 행하는 것을 뜻한다.

간호부분의 행정목표는 모든 간호사들로 하여금 환자의 요구에 맞는 질적인 간호를 베풀게 하여 환자의 조속한 회복과 재활을 돕고, 맡은 직책에 만족감을 갖고 간호업무를 보다 효과적·능률적·경제적으로 만드는 데 있다.

간호부문의 주요 업무 내용은 다음과 같다 (1) 환자중심의 포괄적인 간호를 실행 (2) 의사지시에 의한 진료와 간호의 질을 높이기 위한 부단한 연구 (3) 병원의 다른 부서와 협조하고 유대 강화 (4) 간호사를 위한 발전적인 인사행정의 실천 (4) 간호교육과 훈련계획 (5) 간호 업무에 대한 지도·감독 및 조정 (5) 대내외적으로 관련된 간호문제 해결 (6) 병원의 운영방침 및 규칙의 실천 등이다.

이와 같이 간호분야는 전문화되고 다양한 기능을 수행하고 있으며, 양질의 간호업무를 수행하기 위해 높은 수준의 간호행정관리가 요구된다. 그러므로 간호부문의 책임자는 원활한 업무수행과 간호사의 역할 및 기능분화에 효율성을 추구해야 한다.

간호부분의 예산은 운영을 위한 경비와 자산에 소속되어 경비로 분류한다. 예산 편성이 이루어진 후 예산 심의를 거쳐 집행된다. 집행된 예산은 결산 및 보고에 의해서 결산 감사를 받는다.

간호부분의 교육은 진료행위 다음으로 중요한 위치를 차지하고 있다. 간호교육은 실무간호사의 지속적인 연구와 특수간호부분에 해당하는 전문간호학 전공학생의 현장교육을 포함한 교육을 말한다. 따라서 간호교육의 효율적인 프로그램을 운영하기 위해서 부단한 연구가 있어야 할 것이다.

5. 관리부문

병원의 주요 기능은 진료·교육·연구·사회봉사이다. 이러한 역할을 수행하기 위해 병원목표의 설정·병원계획·인력의 충원·자원의 동원·병원 조직화 지휘 및 통제 등을 통해 합리적인 경영관리를 수행하는 조직이 관리부분이다. 관리부분은 라인조직으로 이사회· 병원장·주요 간부 등이 수행하는 최고관리계층, 병원관리 책임자로서 부장·과장의 중간관리계층, 계장 및 주임의 지위를 갖는 하급계층으로 구분된다. 또한 관리부분은 병원의 진료업무를 지원해 주는 총무부·급식부·중앙교육연구부 등이 있다.

(1) 총무부

총무부는 총무과·인사과·구매과 등이 포함된다. 이들 관리조직의 기능을 보면 다음과 같다.

총무과는 (1) 병원의 각종 의식 및 행사의 계획과 준비 (2) 청소 및 차량운행에 관한 사무 (3) 문서 및 우편물의 접수·분류·배부·발송 등의 업무 (4) 대외적인 각종 행사처리 등의 업무를 수행한다.

인사과는 (1) 병원 인력의 채용 (2) 채용된 인력의 교육 실시 (3) 배치·이동·휴직·퇴직·승진·승급 등의 인사기록 (4) 인사평정을 위한 인사고가 실시 (5) 출장 등에 관한 제반업무 (6) 임금관리 및 복지후생시설 등을 입안하고 실시한다.

구매과는 (1) 진료에 필요한 재료와 물품구매를 위한 구매계획수립 (2) 입찰이나 경제적인 주문량에 필요한 서류를 작성하여 병원에서 필요한 물품구입 (3) 구매계약 체결 및 물품을 인수하는 업무 등을 담당한다.

(2) 경리부

경리부는 병원의 수익 및 지출에 관한 업무를 담당하는 조직이다. 경리부는 크게 재무과·경리과로 편성된다. 재무과는 (1) 손익계산서·대차대조표 등의 재무지표 작성 (2) 원가계산이나 의료수가의 결정 (3) 병원운영계획 수립을 위한 손익분기점 분석·자료제공 업무 등을 담당한다. 경리과는 (1) 의료수익 수납 (2) 수납된 의료수익의 은행예입 등의 업무를 수행한다.

(3) 관재부

관재부는 병원의 고정자산과 재고자산에 대한 업무를 관장하는 부서이다. 일반적으로 관재부는 영선과·관재과·시설과로 편성된다. 영선과는 (1) 의료기기의 보수 및 수리에 관한 계획 입안 (2) 감독 및 준공검사 등을 담당한다. 관재과는 (1) 고정 자산의 관리 카드 작성·배치 (2) 고정자산의 감가상각비 산출 (3) 고장자산의 매각·임대차 (4) 자산 평가 등에 관한 업무 (5) 재고자산의 안전 재고량의 결정 (4) 소요되는 자산의 월말보고서 작성 등의 업무를 수행한다. 시설과는 (1) 전기에 관한 업무 (2) 냉·온방에 관한 업무 등을 담당한다.

(4) 원무부

원무부(과)는 일반적으로 의사부(醫事部)라고 한다. 원무부는 (1) 환자의 입원과 퇴원에 관한 업무 (2) 환자의 병상 배치 및 이동에 관한 업무 (3) 입·퇴원 증명서 발급 (4) 진료비 미수금에 대한 소송 관계 사무 (5) 시설 사용에 관한 사무 (6) 입원비 계산 및 계산서 발급 (7) 입원환자의 진료 수가 검사 및 기록 (8) 입·퇴원환자 일수 및 일일 수입보고서 작성 (9) 외래환자 접수 및 증명서 발급 등의 업무를 관장한다.

(5) 감사실

감사실은 (1) 업무감사 (2) 회계감사 (3) 재물감사 (4) 특별감사 (5) 능률감사 (6) 조직감사 등을 실시하여, (7) 감사결과를 분석 보고하는 업무를 담당한다.

(6) 안전관리실

안전관리실은 (1) 안전교육·보안검열·비상계획의 입안 (2) 비밀문서 보관 (3) 병원 내외 경비 및 소방계획 (4) 민방위와 예비군 업무 등을 담당한다.

(7) 기획실

기획실은 병원 사업계획과 예산을 편성하고, 직원의 연수 및 병원홍보에 관한 업무를 관장한다. 일반적으로 기획실은 기획과와 예산과로 편성된다.

기획과는 (1) 병원의 중장기 계획 및 병원의 운영계획 입안 (2) 필요한 각종 자료를 수집

보관 (3) 이사회 및 각종 운영 위원회의 회의안건 및 회의개최 (4) 각종 규정과 병원에서 필요한 서식의 제정・개정・폐지 (5) 병원 인력의 교육・훈련계획 입안 및 실시・분석・평가 (6) 교육훈련용 교재의 편집 및 간행에 관한 업무 등을 주관한다.

기획실의 가장 중요한 역할은 (1) 환자진료계획 및 병원인력계획 (2) 고정자산투자 계획 (3) 교육연구계획 등의 장기운영계획이 주축이 된다.

예산과는 (1) 기본운영계획에 따라 예산편성지침서 작성 (2) 각 부서별로 예산안을 받아 이를 조정・통합 (3) 이를 근거로 종합예산 입안하여 외자도입・차관도입・자금의 차입・상환계획 등의 자금계획을 입안한다. 또한 예산과는 (4) 예산과 실적을 비교・분석하여 예산실적 차이 분석 보고서 작성 (5) 의료수가의 사정 및 변경에 관한 업무 등을 담당한다.

(8) 중앙공급실

중앙공급실은 (1) 의료행위에 필요한 의료기기・재료 등을 소독・멸균・정비・보관하고 (2) 각 병동에서 사용하는 의료기자재를 보관・관리하여 의료기자재를 효과적으로 공급하는 조직이다. 중앙공급실은 모든 진료행위가 신속・정확・안전하게 수행할 수 있도록 조직되어야 한다.

(9) 의무기록실

의무기록실은 (1) 환자 개개인에게 관련된 모든 진료 내용을 정확하고 신속하게 누락됨이 없이 기록한다. 이는 환자를 위한 과학적인 진단과 진료를 수행하는 데 절대적으로 필수사항이기 때문이다. (2) 임상의학의 연구자료나 법률상 책임에 대한 증거를 확보하기 위한 의무기록에 관한 제반 업무를 관장한다.

이를 위해 의무기록실은, (1) 모든 환자의 의무 기록을 유지한다. (2) 의무기록차트는 각 환자 개개인의 의무기록이기 때문에 일정한 기간동안 보존해야 한다. (3) 의무기록의 업무를 충실히 수행할 수 있도록 의무기록사를 배치한다. (4) 필요할 때 의무기록을 신속히 찾을 수 있도록 의무기록 파일제도가 유지되어야 한다. (5) 표준용어 등이 사용되어야 한다. (6) 질병 및 수술에 따라 색인되어야 한다. 이와 같은 역할을 보면 의무기록의 책임이 막중하다는 것을 알 수 있다.

(10) 급식부

병원의 급식은 진료행위의 일부분이다. 급식부는 충분한 영양의 공급과 각종 질병에 따르는 적절한 식사를 공급해 줌으로써 질병의 치료나 치료 요법을 촉진시키는 일을 수행한다.

급식부의 인력은 관리영양사 · 영양사 · 조리사 · 조리보조원 · 사무직원 등으로 구성된다. 급식부는 환자급식유형을 파악하기 위해 의사 및 간호사 등과 긴밀한 업무의 연결도 필요하다.

급식업무의 관리 및 처리는 다음과 같다. 급식업무의 관리는 (1) 업무의 분담과 급식의 종류 (2) 식대의 결정 등이다. 급식업무의 처리는 (1) 급식전표의 발행 (2) 식사예정표의 작성 (3) 식사예정집계표의 작성 (4) 영양지도표의 작성 (5) 식사계산서 발급 (6) 급식재료 수령 · 소모실적표의 작성 (7) 식사별 원가보고서의 작성 (8) 병동별 · 식사별 원가급식표의 작성 (9) 급식실시 분석표의 작성 등이다.

(11) 교육 연구부

병원의 주요 기능은 진료 · 교육 · 연구이다. 특히, 대학병원의 경우 교육 연구부의 역할이 중요하다. 대학병원 교육 연구부의 기능은 수련의 교육 계획과 · 전문수련의 교육이다. 의학 연구의 기능은 진료와 관련하여 가장 중요한 부문이다. 고도의 양질 의료를 제공할 뿐만 아니라 이를 뒷받침하기 위해 임상연구가 선행되지 않으면 안 되기 때문이다.

제3절 사례연구

종합병원의 신설에 따라 그 병원의 성격에 맞는 병원조직을 다음에서 찾아 신설종합병원의 병원조직을 편성해 보자.

재활의학과, 특수크리닉, 진료부원장, 약제과장, 약무, 조제, 간호, 병실, 외래, 이사회, 전공의 교육, 의사보수교육, 의학연구, 교육연구, 기획실, 기획, 예산통제, 전산처리, 내부감사, 홍보, 원장, 진료부장, 내과, 일반외과, 산부인과, 소아과, 흉부외과, 성형외과, 가정의학과 ,마취과, 방사선과, 임상병리, 해부병리, 수술실, 분만실, 회복실, 응급실, 중앙공급, 중앙공급, 세탁／린넨, 방사선촬영, 임상병리검사, 해부병리검사, 물리치료, 영양과, 영양관리연구, 조리, 의무기록실, 의무기록, 진료통계, 의료사회사업, 의공학과, 지역사회보건사업, 병원관리 자문, 병원행정부, 총무과, 서무, 인사, 연수, 구매, 청소, 경비, 운전, 예비군, 비상기획, 방재, 원무과, 보험／보호, 입퇴원／외래, 의료수가 조정, 경리과, 회계／세무, 지출／급여, 수납, 원가계산, 관리과, 창고관리, 전기／기계／영선, 영안실, 치과, 정형외과, 이비인후과, 신경외과, 신경정신과, 안과, 비뇨기과, 피부과, 특수의학과, 가족계획, 모자보건, 응급의학과, 21세기 병원 기획실, 구조조정실, 지역사회홍보실, 병원경영분석실, 병원장단기기획실, 비용절감위원회, 개방형운영실, 병원 정보관리실, 최첨단 의료기기계획, 건강진단검사, 병원정책 자문, 병원 이벤트사업, 한방과, 치기공, 부원장, 전염병 및 식중독관리, 농부질환관리, 산재관리, 도우미, 병원정보관리, 원격진료, 암센터, 성인병, 신장이식, 소아센터, 진료상담, 병원음악센터, 병원바자회, 대체진료, 인간장수연구, 인간냉동연구, 에이즈센터 등.

제7장

병원인력의 충원

제1절 병원인력의 충원 접근

1. 병원인력 충원의 개념

병원인력의 충원은 현재와 미래의 병원 운영을 적절히 수행할 수 있도록 조직 내에서 여러 가지 역할을 담당할 사람들을 모집·선발·배치하고 개발하는 관리활동을 말한다. 달리 말하면, 충원은 조직의 계획과 목적을 수행하기 위하여 인적 자원을 공급하는 직능이다. 그리고 충원 대상은 의료전문직·비전문직·관리직을 포함한다. 병원인력 충원은 상·하급관리자의 모집·선발·배치 및 개발 등의 제반 문제를 포함하며, 병원의 발전을 위해 필요한 유능한 경영관리자를 확보하는 일이 중요하다. 여기서는 충원에 대한 시스템 접근방법과 병원인력의 산정방법 등에 관하여 살펴보기로 한다.

2. 병원인력충원관리의 시스템 접근방법

병원인력충원관리의 시스템 접근방법은 다음과 같다. 먼저 병원계획이 선행되어야 한다. 이는 병원인력을 충원하기 위해 반드시 필요한 중요한 단계이다. 이에 따라 병원인력의 충원규모가 결정되기 때문이다.

병원계획이 수립되면, 목표 달성을 위해 병원조직화가 이루어진다. 병원조직화는 병원계획에 따라 권한과 직무가 수직적·수평적으로 분화된 병원조직이다. 병원조직이 수립되면,

이를 수행할 유능한 병원인력을 충원한다.

이와 같은 병원관리과정이 이루어지면, 병원조직화 및 병원인사방침에 따라 요구되는 병원인력 수와 병원인력의 종류를 결정한다. 어떤 종류의 병원인력이 필요한가를 결정하기 위해 현재와 미래의 병원인력 도표를 작성하고, 직무명세서를 준비한다. 그리고 요구되는 병원인력 수와 종류를 산출한 후에, 병원에 현재 재직하고 있는 병원 인력의 자원이 얼마인지를 파악한다. 이때 모든 병원인력의 직위와 각 병원인력의 승진 가능성과 퇴직 및 충원될 인력을 파악해야 한다. 요구되는 병원인력 수와 파악된 인력의 분석에 따라 필요한 적정병원인력의 산출을 결정한다. 그리고 병원적정인력의 산출은 인력수급에 대한 내적·외적 상황에 대해 모집·선발·배치·승진 등을 고려해야 한다.

구 분		병원인력공급	
		많 다	적 다
병원인력수요	많다	선발·배치·승진	내적 대응 : 훈련 및 개발보상 외적 대응 : 모집
	적다	병원계획변경·강등· 해고·조기은퇴	의료수요 변화 가능성 예측 : 훈련 및 개발

<그림 7-1> 병원인력수급에 대한 대응전략

<그림 7-1>에서 볼 수 있는 바와 같이 병원인력수급에 대한 내적 상황의 대응전략은 다음과 같다. 병원인력수요와 병원인력의 공급이 많을 경우, 병원인력의 선발·배치·승진 등을 단행한다. 병원인력수요가 적고 병원인력 공급이 많은 상황에서는 병원 계획을 변경하고 기존 병원인력에 대한 강등·해고·조기은퇴 등을 검토한다.

또한 병원인력수요가 많고 병원인력공급이 적을 경우에는 병원 내적으로 훈련 및 인력개발과 보상제도를 실시하고, 외적으로 유능한 인력을 모집한다. 병원인력수요가 적고 병원인력공급이 적을 때는 앞으로 의료수요변화가 예측된다면 훈련·인력개발 등에 대한 병원인력에 대한 대응 전략을 수립한다.

이와 같이 병원인력수급의 외적·내적 요인에 대한 대응전략이 결정된 다음에 유능한 인력을 모집·선발하여 능력을 최대한 발휘할 수 있는 직위를 배치한다. 배치된 병원인력은 근무 성적에 따라 승진과 능력을 개발하기 위해서 훈련 및 인력개발 등을 실행한다. 병원이 요구하는 능력과 실제 능력 사이에는 차이가 있을 수 있다. 그 차이를 줄이기 위해 실시하는 것이 훈련 및 능력개발이다.

병원인력의 충원 시스템 접근방법의 가장 마지막 단계는 통제 및 지도이다. 이는 병원조직구성원의 지도력・동기부여・의사소통 동을 통하여 병원관리의 효율적인 운영을 모색하는 단계이다.

한편, 모집 병원인력충원의 시스템 접근 방법은 내외적 환경의 영향을 받는다. 내적 환경요인은 병원인사정책・병원조직환경・보상제도・병원경영목표・인사방침・재직직원 수의 증감・이직률・병원인력의 수급・근무재직기간・병원조직구조 등이다. 외적 환경요인은 국내외 의료환경・보건의료사회 형태・보건의료법 및 규칙・병원인력수급정책・경제수준・교육수준 등이다. 이 요인들은 피드백을 통해 제 시스템에 다양하게 영향을 미치므로 병원인력충원관리에서 충분히 고려해야 한다.

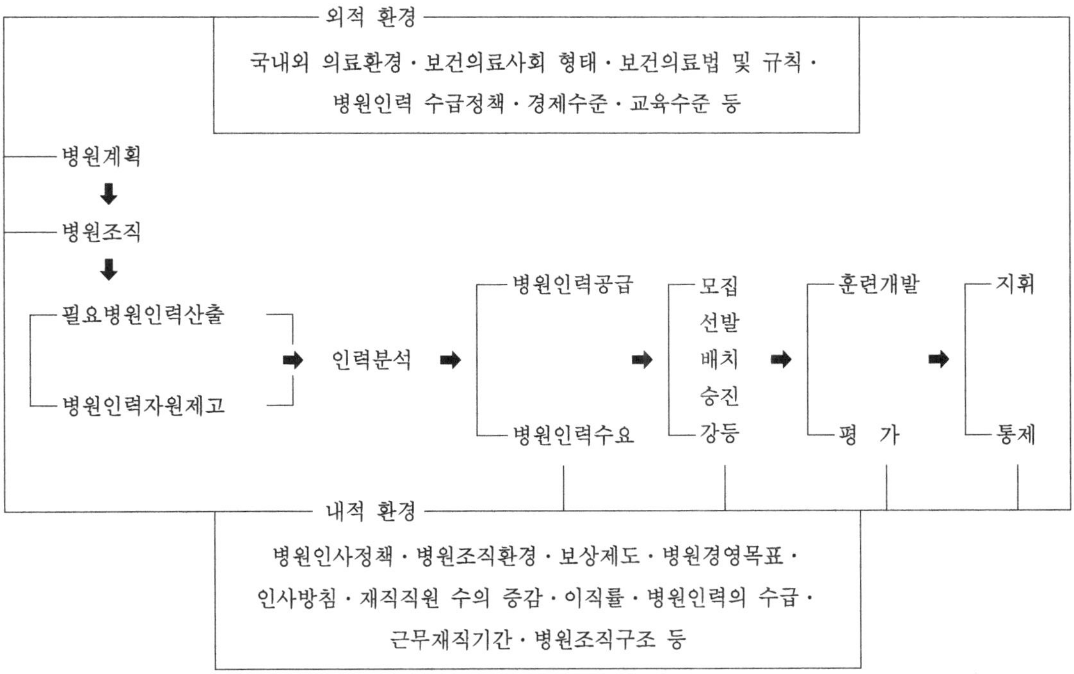

<그림 7-2> 병원인력충원관리 시스템

제2절 병원의료인력의 산정

1. 병원의료인력의 산정방법

우리나라 의료법 시행령은 의사·간호사·약사·영양사·의료기사·간호조무사 등에 대해 최저 필요 의료인력 수를 명시하고 있다. 이런 법적 규정 이외에도 병원의료인력은 환자 수와 질병의 유형 및 분포 현황 등에 의해 분석된 결과에 따라 산출되어야 한다.

병원의료인력을 산출하는 방법은 법정정원·기구정원·시설정원·방침정원·산정정원 등이 있다. 법정정원은 보건사회부 명에 의한 인원수를 말한다. 기구정원은 병원조직의 설계가 확장되면 이에 따라 정해지는 정원으로 각 과·부·실의 조직 구조에 따라 정해지는 인원이다. 시설정원은 시설규모에 따라 정해지는 인원이다. 그리고 방침정원이란 병원의 운영방침에 따라 결정되는 인원을 말한다. 산정인원은 업무량의 각종 연구 실험실의 시설 여부와 업무량의 비례에 따라 결정되는 인원을 말한다.

그리고 법정정원·기구정원·시설정원·방침정원 등과 업무량을 단순 노동시간으로 나눈 것을 합하면 병원 전체인력이 산출된다.

2. 직종별 병원인력충원

(1) 의사인력

의사인력은 임상의사 인력과 수련의사 인력수로 구분하여 측정할 수 있다. 의사 수와 전문과목은 의료법과 전문의 수련규정, 환자 수 및 병원의 특성을 감안하여 결정된다. 1일 외래 및 입원 환자 수에 따른 최소 의사 수는 다음과 같은 방법으로 측정할 수 있다.

임상의사정원＝1일 예상입원환자 수／의사 1인당 법정 병상 수＋
1일 외래환자 수／의사 1인당 법정 외래환자 수 ················ (식 1-1)

단, 1일 예상 입원환자 수＝총 가동 병상 수×평균 병상점유율

1일 외래환자 수=1일 예상 입원 환자 수×입원환자수 대 외래환자 수

수련의 의사 수는 전문의 수련 규정 및 기준에 따라 결정한다. 상임 전문의가 2인 이상 있는 진료과는 수련의를 배치한다. 피부과의 경우 산재환자가 많으므로 임상의사 1인이라도 수련의를 배치한다. 인턴은 15병상당 1인을 비율로 산출한다.

(2) 간호인력

간호사 수는 입원 및 외래환자 수에 따른 법정 간호사 수를 기초로 한다. 병원경영의 원활한 운영을 위해 간호사의 충원이 필요로 하는 경우는 추가할 수 있다. 간호사의 업무를 분석하여 간호조무사로 대체가 가능한 경우는 간호조무사를 배치할 수 있다. 일반적으로 간호사의 법정 인원은 산출은 다음과 같다.

간호사의 법정 인원=1일 예상 입원환자 수/간호사 1인당 법정병상 수+
1일 예상 외래환자 수/간호사 1인당 법정 외래환자 수
………………………………………………………………………… (식 1-2)

그러나 간호 행정 및 감독 분야와 응급실·중앙공급실 등은 추가로 간호사 인력이 필요하다 것을 감안해야 한다.

(3) 의료기사

임상병리사와 방사선사의 인력 산출방법은 다음과 같다.

임상병리사 인원=(임상병리사 1인당 1일 검사량×1일 예상입원환자수/
입원환자당 1일 검사건수+1일 예상외래환자 수×
외래 방문당 검사건수)+야간근무 대기요원 수 ………… (식 1-3)

방사선 기사=(방사선사 1인당 1일 촬영건수×1일 예상입원환자 수/
입원 1인당 촬영건수+1일 예상외래환자 수×
외래 방문당 촬영건수) 야간근무 대기요원 수 ………………… (식 1-4)

(4) 약 사

병원 약사인력 수의 산출공식은 다음과 같다.

약사 수=(약사 1인당 1일 조제량×1일 예상 입원환자수／
입원환자당 1일 조제건수+1일 예상외래환자수×
외래 방문당 조제건수)+야간근무 대기요원 수 ……………………… (식 1-5)

단, 의약품의 업무 성격을 고려하여 50%는 약사로 충당하고, 나머지 50%는 조제사로 대체할 수도 있다.

(5) 기타 의료인력

기타 의료 인력이란 치과위생사·물리치료사·의무기록사·사회복지사·영양사 등을 말한다. 이들은 병원 업무량의 많고 적음을 떠나 병원진료기능을 유지하기 위해 필요한 직종이다. 이들 병원의료인력은 1명을 고용하도록 법적으로 규정되어 있다. 그러나 업무량을 감안하여 추가로 증원될 수 있다(이들은 의료기술직이다. 병원행정직은 제10장 병원인사 관리 부분에서 기술될 것이다).

이들 직종별 의료인력 산정은 거시적인 방법과 미시적인 방법이 있다. 거시적인 산정방법은 병원 전체의 최대인력을 먼저 산정하고, 다음에 직종별이나 부서별로 소요 인력을 추정해 가는 방법이다. 거시적인 인력 방법이 총괄적으로 소요 인력을 측정하는 데 비해 미시적인 인력산정방법은 세부적인 소요 인력의 추정 방법이다. 예를 들어, 앞서 기술한 법정정원· 기구정원·시설정원·방침정원·산정정원 등이 여기에 속한다.

일반적으로 의료인력의 직종별 인력추정방법은 의료법에 의한 방법과 업무량에 의한 방법, 병상 수에 의한 방법 등이 있다. 이중 병상 수에 의한 방법으로 우리나라 병원급 의료기관의 인력 규모와 구성을 연구한 것에 의하면, 100병상당 총인력은 149명이었으며, 직종별 의료인력구성은 의사 28.7명, 간호사 57.5명, 약사 2.8명, 의료기사 8.6명, 기타 관리 및 보조인력이 51.5명인 것으로 나타났다.

3. 병원인력의 적정규모 유지

병원인력을 적정규모로 유지하는 것은 병원비용 중에서 인건비의 비중이 40% 이상을 차지하고 있는 현실에 비추어 볼 때 대단히 중요하다. 병원의 합리적인 운영관리는 적정의료인력의 확보와 인력 생산성 증대에 달려있다고 할 수 있다.

병원인력의 적정규모를 유지하는 방법으로는 다음과 같이 네 가지가 있다. (1) 병원인력에 대한 끊임없는 교육훈련을 실시하여 직원의 자질을 높이고, 주인의식과 원가의식을 심어주는 방법 (3) 병원인력증원이 예상될 때 단순히 증원시키지 않고, 마지막 순간까지 기존인력으로 운영하는 방법 (3) 법정정원이나 산정정원으로 적용되는 의료직종 이외의 경우에는 시간외 근무수당을 지급하여 운영하고, 새로 직원을 채용하는 것보다 시간외 근무수당이 더 많은 비용이 들 때, 새로이 직원을 채용하는 방법 (4) 인센티브 제도를 도입하는 방법 등이다.

제3절 사례연구

신설 종합병원의 조직화가 이루어진 후 병원인사방침에 따라 요구되는 병원인력 수와 병원인력의 종류를 결정한다. 그리고 병원 적정인력 산출은 인력수급에 대한 내적·외적 상황에 대해 모집·선발·배치·승진 등을 고려한다.

1) 신설종합병원은 어떤 종류의 병원인력이 필요한지를 알아보자.

2) 병원인력의 공급은 많지만, 병원인력의 수요가 적을 때는 어떻게 하는가?

3) 의료법 시행규칙에 명시된 병원 전문직종 인력 정원을 알아보자.

제8장

병원인력의 지휘

제1절 병원인력의 지휘개념

병원계획을 수립하고 수립된 계획이 합리적으로 수행되도록 조직을 편성하며, 조직의 각 위치에 유능한 사람을 충원하여 배치하고, 병원운영에 필요한 자원이 마련되면, 병원관리자는 병원경영목표를 달성할 수 있도록 지휘능력을 발휘해야 한다.

병원인력의 지휘란 병원구성원이 직무를 의욕적으로 또는 적극적으로 수행할 수 있도록 병원조직구성원에 대한 동기를 부여하고 감독하는 병원관리 기능을 말한다. 다시 말해서, "병원인력의 지휘는 병원관리자가 병원조직의 목적을 달성하기 위해 병원구성원의 직무를 의욕적이고 적극적으로 수행하도록 환기시키는 병원관리 기능이다."

병원인력을 지휘하는 목적은 병원관리자와 병원하급관리자들이 병원조직의 목표를 달성하기 위해 의욕적이고 적극적으로 수행하도록 동기를 부여할 수 있는 능력과 지도력을 발휘하는 데 있다.

제2절 병원조직의 인간요인

1. 인간의 유형

Schein은 조직 심리학적인 측면에서 인간을 합리적·경제적 인간, 사회적 인간, 자기실현 인간, 복잡한 인간 등으로 분류하고 있다. 이러한 인간유형을 좀더 자세히 살펴보면 다음과 같다.

(1) 합리적·경제적 인간은 근본적으로 경제적인 이익이 최대가 되도록 행동하는 유형이다. 인간은 수동적이기 때문에 조직에 의해서 조정될 수 있으며, 동기부여로 통제가 가능하다고 간주한다.

(2) 사회적 인간은 사회적 욕구충족을 위해서 행동하는 유형이다. 인간은 외적으로 동기부여가 있어야 한다고 본다.

(3) 자기실현 인간은 자기의 자질과 잠재적인 능력을 생산적으로 활용하여 성장하려는 욕구를 지닌 유형이다. 인간은 성숙을 원한다는 것이다.

(4) 복잡한 인간은 복잡하고 변동되며 여러 가지 복잡한 형태로 결합되어 있는 다양한 욕구와 잠재력을 가지고 그 발전과 기대와 장소에 따라 달라질 수 있다고 가정하는 유형이다. 즉, 인간은 상황적응으로 관리한다는 것이다.

이와 같이 인간은 네 가지로 유형화할 수 있다. 병원관리자는 인간을 지휘하는 실천적인 전략을 짜야 하므로 인간의 기본적인 본질을 파악하는 것이 중요하다.

2. 인간의 XY 가정모형

인간의 본질에 관한 또 하나의 견해는 McGregor에 의해 개발된 XY 가정모형이다. X모형은 인간의 본질에 대한 가정이며, Y모형은 인간의 성장에서 고안된 가정이다. 인간성의 XY 가정은 다음과 같다.

X이론은 (1) 인간은 원래부터 일을 싫어한다. (2) 따라서, 목표달성을 위해 처벌로 강제·통제·지휘되어야 한다. (3) 인간은 수동적으로 지휘받기를 좋아하고 책임을 회피하기를 원하며, 무엇보다도 안전성을 요한다고 가정한다.

Y이론은 (1) 인간이 일을 하는 데 있어서 육체적·정신적 노력을 받치는 것은 노력이나 휴식같이 자연스런 것이다. (2) 외적 통제와 처벌의 위협은 조직목표를 달성하기 위한 노력을 이끌어내는 유일한 수단이 아니고, 인간은 자신에게 부과된 목표를 위하여 봉사하는 과정에 있어서 자기 지시적이고 자기 통제적이다. (3) 보통의 인간은 적절한 조건하에서 책임을 수락할 뿐만 아니라 책임을 추구해 간다고 가정한다.

이와 같이 X이론이 가정하는 인간은 (1) 소극적이고 (2) 일을 싫어하며 (3) 처벌로서 통제되고 (4) 책임감도 없고 (5) 모방적이다. 반면에 Y이론이 가정하는 인간은 (1) 적극적이고 (2) 일을 좋아하며 (3) 창의적 · 진취적 · 자가통제를 하고 (4) 책임감이 강하며 (5) 창조적이다. X이론의 인간은 비판적 · 정태적 · 경직적이므로 병원상급자로부터 통제를 받는다. 반면에, Y이론의 인간은 낙관적 · 동태적 · 유동적이므로 자기를 스스로 통제한다.

병원관리자는 개인과 조직 욕구를 통합하여 관리해야 하는 위치에 있기 때문에 XY 인간모형을 연구 검토해야 한다. 병원관리자는 XY이론의 가정 중에서 어떤 유형의 인간인가에 따라 병원관리직능에 영향을 미칠 것이다. 또한 병원관리자는 병원조직의 구성원들이 XY 인간성 모형 중에서 어느 분류에 포함되는가를 검토하여 지휘해야 할 것이다. 다시 말해서, 병원관리자는 XY 가정이론이 병원관리행동에 미치는 영향을 연구 · 적용하여 병원경영활동의 효율성을 제고하는 데 활용할 필요가 있다.

3. 인간관리 모형

인간관리 모형은 Miles에 의해 주장된 것으로서 병원관리자들에게 가장 중요한 관리활동의 수행방법을 제시한 것이다. 인간관리이론은 전통모형 · 인간관계모형 · 인적 자원 모형 등이 있다.

전통모형은 인간을 통제해야 관리되는 존재로 간주한다. 직무명세서를 규정하고 인력을 선발, 훈련, 개발하고 보수를 지급할 때 병원구성원들이 순응한다는 것이다.

인간관계모형은 인간관리를 위해 공정한 취급과 보수만으로는 불충분하다는 것을 인식하고, 이기적이고 사회적인 욕구에도 관심을 돌려야 한다고 보는 입장이다. 그러나 병원구성원들의 헌신을 이끌어내기 위해서는 통제가 불가피하다고 본다.

인적 자원 모형은 인간을 목표 달성에 필요한 자원으로 인식한다. 병원관리자는 병원구성원을 병원목적의 달성을 위해 도움을 주는 개발자 및 촉진자로 간주한다는 것이다. 이 모형은 병원구성원들이 목표 설정에 참여하는 비율도 매우 높고, 자기지시와 자기통제의 중요성뿐만 아니라 다른 통제의 필요성도 인식하고 있다.

4. 병원관리자와 인간요인

병원조직의 인간요인을 이해하는 것은 병원인력의 지휘를 위해 매우 중요하다. 병원관리자는 인간의 본질을 어떻게 이해하느냐에 따라 동기부여와 지도력의 방법이 다르기 때문이다.

앞서 살펴본 인간관리 모형을 적용하면, 병원최고관리자와 병원중간관리자의 인간관리모형은 인간자원모형이 타당할 것이며, 병원중간관리자와 병원하급관리자의 인간관리모형은 인간관계모형이 적절할 것이다. 그러나 병원최고관리자와 병원하급관리자의 인간관리모형은 인간자원과 인간관계의 절충적 모형이 합리적이다. 병원관리자는 중요한 직무의 하나인 병원구성원의 개인적 욕구와 병원경영의 욕구를 조화시켜 나가는 것이 바람직하다.

병원관리자는 병원구성원 개개인이 무엇을 원하고 있는가, 개인들의 생태적인 특성이 무엇인가 등을 인식해야 개인의 욕구와 목표를 병원경영관리에 조화시킬 수 있고, 나아가 병원경영에 기여하게 만들 수 있다. 병원경영관리는 구성된 병원인력의 능력과 태도에 의하여 좌우되기 때문이다.

병원은 사람들에 의해 사람들을 위한 의료서비스를 제공하는 조직이다. 병원인력구조는 전문적인 의사를 중심으로 운영되고 있다. 의사 이외에도 간호사, 의료기사 등 여러 의료인력이 상호 협조하여 근무하고 있다. 병원의 주기능이 환자의 진료인만큼 병원관리자는 진료를 담당하는 의료인력의 특성을 잘 이해해야 한다.

의료인력은 병원의 핵심적인 역할을 담당한다. 즉, 진찰과 입원결정 · 환자 진료방법의 결정 · 진료서비스 실행 등이 그것이다. 또한 의료인력은 환자치료방법의 결정에 따라 좌우되는 재료 · 의료보조인력 · 의료시설능력 등의 자원투입 내용을 지배하게 된다. 그리고 가장 중요한 것은 의료인력의 진료서비스 결과에 따른 의료수익과 지출이 결정된다는 사실이다. 그러므로 병원관리자는 의료전문직의 인간요인을 파악하고 병원경영의 욕구와 조화되도록 노력해야 한다.

5. 병원관리직과 의료전문직

병원관리직과 의료전문직의 인간요인에는 차이가 있다. 먼저 두 직종의 근본적인 태도를 보면, 병원관리직은 무엇을 어떻게 할 것인가를 중시하는 데 비해, 의료전문직은 무엇을 왜 하는가를 중시한다. 자율성의 측면에서 보면, 병원관리직은 자율성이 없는 데 비해, 의료전문직은 자율성을 최대로 요구한다. 병원운영관리의 입장에서 보면, 병원관리직은 의사의 비협조로 병원의 효율성을 저해한다고 보는 데 비해, 의료전문직은 병원관리행정 업무가 진료를 방해한다고 생각한다. 그리고 개인활동의 동기 측면에서 보면, 병원관리직은 수동적이고 성실성을 가지고 있는 데 비해, 의료전문직은 자기실현과 자기개발을 희망하며 전문성을 요구한다. 또한 비전문직의 직무는 반복되는 단순작업이며, 직무요구조건도 성실성 · 일관성 · 인내 · 복종 등이다. 직무환경도 획일적이며, 주 요건은 안정과 성장단계이다. 이에 비해 의료전문직은 일상적인 업무이고, 직무의 요구조건도 창의성 · 지능 · 발전성 · 개발성 · 자기책임 등이다. 직무환경도 다변성을 특징으로 하며, 자기실현과 자기개발을 요구한다.

	병원관리직	의료전문직
본 질	무엇을 어떻게	무엇을 왜
자율성	최 소	최 대
병원관리	의사의 비 협조	진료방해
동 기	수동적	자기실현
직무내용	단순작업	일상적 진료
직무조건	성실성과 복종	창의성과 자기책임
직무환경	획일적	다변성

<그림 8-1> 병원관리직과 의료전문직의 비교

한편, 병원관리자는 병원구성원의 요구와 병원경영의 욕구를 조화시켜 나아가기 위해 의료전문직의 특성을 이해하고, 이들로부터 협조를 얻는다면 병원경영관리는 크게 개선될 것이다.

병원관리자의 입장에서 의료전문직을 병원경영관리에 조화시키는 방법은 다음과 같다. (1) 병원관리자는 의료전문직에게 경영에 관한 사항을 왜 그럴 수밖에 없었는가의 이유를 보고하는 방법으로 설득한다. (2) 의료전문직의 욕구를 최대한 성실하게 반영함으로써 의료전문직의 병원경영관리에 대한 소외감을 줄인다. (3) 의료전문직의 이기적 욕구를 충족시켜 의료전문직의 병원경영관리 참여에 대한 동기부여를 유발한다. (4) 병원조직에 의료전문직을 책임자로서 기용한다. (5) 의료전문직에 대한 연구기회 및 해외연수를 강화하여 자기실현의 기회를 부여하는 인센티브 제도를 강화한다. 이러한 방법들을 잘 활용하여 병원인력을 지휘한다.

제3절 병원인력의 동기부여

병원조직에서 인간의 본질을 파악하고, 동기부여를 활용하여 병원인력을 통솔하는 것이 병원인력 지휘의 요체이다. 말하자면, 병원구성원들의 활동을 바람직한 방향으로 인도하기 위해 무엇이 구성원들로 하여금 일하도록 만드는가, 또한 무엇이 그들에게 동기를 부여하는가 등을 인식해야 한다는 것이다.

1. 동기부여의 개념

B. Berelson과 G. A. Steiner는 동기(motive)에 대해 "행동이 목표를 달성하기 위해 힘을 부여하고 촉진하도록 지휘하는 내적 상태"라고 정의했다. 그리고 J. Tiffin과 E. J. Mccormick은 동기부여(motivation)를 "인간의 행동을 개발하고 그 개발된 행동을 유지하여 그들을 일정한 방향으로 유도해 가는 과정의 총칭"이라고 정의한 바 있다. 이런 동기의 개념을 병원관리에 적용해 보면, 동기란 병원최고관리자가 병원하급관리자들의 욕구를 만족시키고 바람직한 방향으로 유도하는 일이라고 할 수 있다.

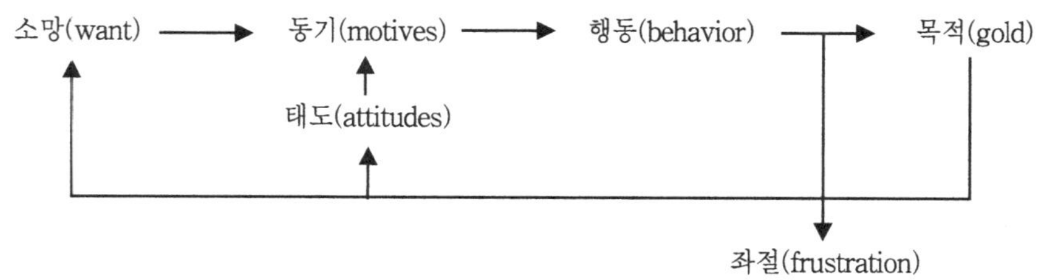

<그림 8-2> 인간의 동기부여 행동

2. 인간의 욕구단계

동기부여 이론의 하나로 널리 알려진 A. H. Maslow의 욕구단계이론(hierarchy of needs)에 의하면, 인간의 욕구는 가장 낮은 단계로부터 가장 높은 단계에 이르는 계층이 존재한다. <그림 8-3>은 인간욕구의 계층을 나타난 것이다.

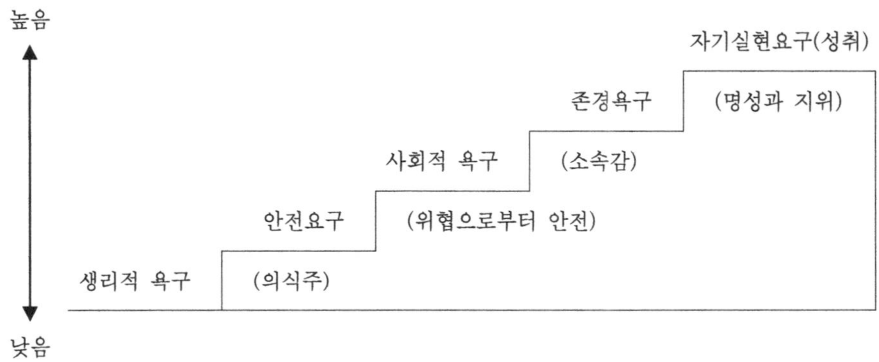

<그림 8-3> 인간의 욕구단계

인간은 가장 낮은 단계인 의식주의 생리적 욕구가 충족되면 위협으로부터 보호하려는 안전욕구를 요구하게 되고, 이 욕구단계가 충족되면 사회의 소속감을 갖고자 하는 사회적 욕구를 요구한다. 이 요구가 해결되면 명성과 지위를 얻고자 하는 존경욕구가 발생하고, 이 욕구도 충족되면 최종적으로 성취하고자 하는 자기실현욕구가 나타난다.

이 이론에 의하면, 어떤 욕구가 충족되면 이 욕구는 더 이상 동기유발의 요인이 되지 못한다. 그러나 과연 인간욕구에 계층이 존재하는가 하는 데 대해서는 학자들간에 이견이 있고, 이에 대해 여러 학자들이 실증적인 고찰을 시도했다.

그렇다 하더라도 인간의 기본적 욕구라고 할 수 있는 '생리적 욕구와 안전 욕구'가 충족되지 않는다면, 동기부여에 중대한 영향을 미친다는 것은 의심할 바 없는 사실이다. 그러므로 병원관리자들은 대부분의 사람들이 인간 욕구의 제 단계를 가지고 있다는 사실을 인식하고, 낮은 단계의 욕구를 충족시키는 방법 등을 연구하여 병원인력의 지휘에 활용해야 한다.

3. 불만요인과 만족요인

동기부여 요인 및 위생요인은 Herzberg가 주장한 이론이다. 그에 의하면, 조직생활에서 사람들에게 불만을 느끼는 위생요인(불만요인)과 직무수행에 동기를 부여하는 동기부여 요인(만족요인)으로 구분한다.

위생요인(hygiene factors)은 '불만요인'으로서 다음 여덟 가지를 말한다. 즉, ① 지위(status) ② 개인상호간의 관계(interpersonal relations) ③ 방침과 관리(policy and administration) ④ 감독의 질(quality of supervision) ⑤ 작업조건(working conditions) ⑥ 직무안전(job security) ⑦ 급여(salary) ⑧ 개인적 생활(personal life) 등이다.

동기부여의 요인(motive factors)은 '만족요인'으로서 직무내용과 관련된 다음 여섯 가지를 포함한다. 즉, ① 직무에 대한 도전(challenging) ② 성취(achievement) ③ 직무에 있어 성장(growth in the job) ④ 책임(responsibility) ⑤ 발전(advancement) ⑥ 인정(recognition) 등이다.

4. 인간욕구단계와 불만요인의 비교

여기서는 Maslow의 욕구단계와 Herzberg의 동기부여 및 위생요인을 비교해 보기로 한다.

낮은 수준에서 생리적 욕구와 안전욕구는 위생요인(불만요인)의 지위·감독의 질·작업조건·직무안전·급여·개인적 생활 등과 중복되어 있다. 그리고 자기실현과 존경요구는 동기부여(만족요인)의 직무에 대한 도전·성취·직무에 있어 성장·책임·발전·인정 등이 포함되어 있다.

즉, 가장 낮은 단계의 생리적 욕구는 개인적 생활·봉급 등이 불만요인이다. 그러나 생리적 욕구가 충족된다 할지라도 그 다음 단계의 안전욕구의 감독의 질·작업조건·직무안전 등의 불만요인이 요구된다. 그보다 높은 단계의 사회적 욕구는 지위가 불만요인이다.

따라서 최소한 불만요인은 충족되어야 한다. 성취와 성장 등의 동기부여요인은 만족요인으로 동기를 부여할 수 있는 요인들이지만, 불만요인은 최소한의 인간다운 생활을 요구하는 기초생활보장과 같은 요구이다. 생리적 욕구 단계의 개인적 생활과 봉급이 그렇다. 또한 안전욕구의 작업조건·직무안전 등과 사회적 욕구의 지위가 가장 기본적인 위생요인이요

불만요인이기 때문이다.

Maslow의 인간욕구단계와 Herzberg 만족요인과 불만요인의 상호관계에 대한 이론의 타당성을 인정한다면, 병원최고관리자는 병원구성원의 직무내용을 개선하고 향상시키는 데 주위를 기울여야 할 것이다. 병원업무를 원활히 수행하기 위해 인간의 기본적인 욕구로서 작업조건과 봉급 등이 가장 중요한 요인으로 작용하고 있기 때문이다.

병원경영층은 병원의 목표를 달성하고자 한다면 최소한 병원구성들의 생리적 욕구와 안전욕구만이라도 충족시켜야 한다. 병원구성원의 급여수준과 작업환경조건은 동기부여의 불만요인이며 인간욕구단계의 가장 낮은 기본적인 요구이기 때문이다. 이러한 기본적인 인간욕구가 충족되도록 역점을 두어야 할 것이다.

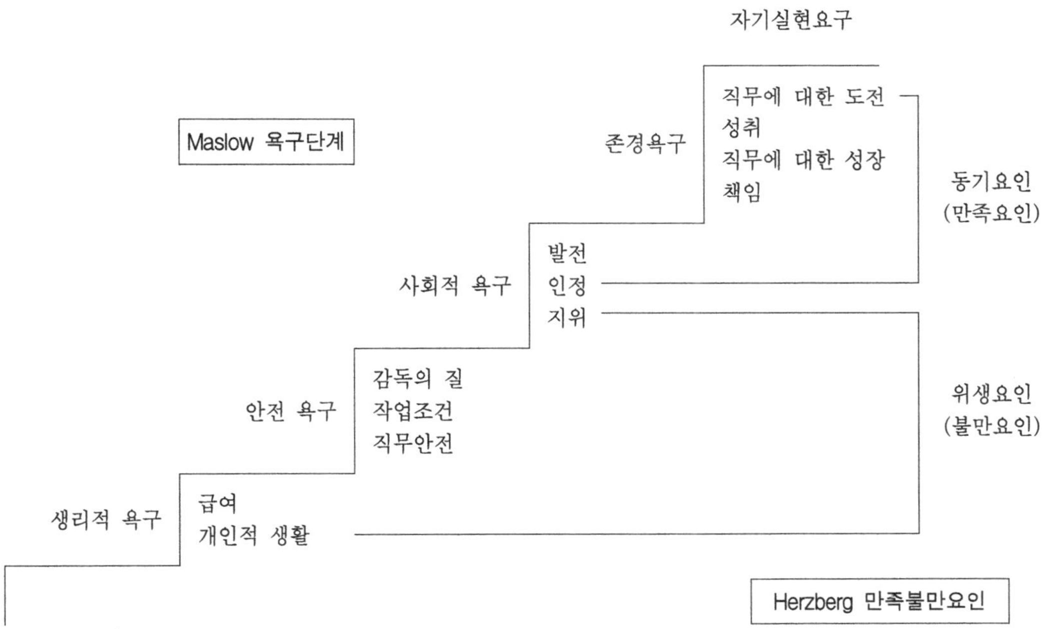

<그림 8-4> Maslow이론과 Herzberg이론

5. 동기부여의 병원사례 연구

Herzberg가 동기부여이론에서 제시한 동기부여요인 및 위생요인의 10가지 항목을 직무만족요인으로 발전시킨 House and Wigdor는 그 요인들의 순위를 다음과 같이 부여했다. 이를 직무만족도 등급이라 한다.

① 성취(achievement) ② 인정(recognition) ③ 직무 자체(work itself) ④ 책임(responsibility) ⑤ 발전(advancement) ⑥ 방침 및 관리(policy and administration) ⑦ 감독과 기술(supervision-technical) ⑧ 작업조건(working conditions) ⑨ 개인상호간의 관계(interpersonal relations) ⑩ 급여(salary).

한편, Longest는 병원에서 근무하고 있는 간호사(RN)의 동기부여 요인을 조사연구 하였다. 그가 개발한 간호사의 동기부여요인의 등급은 다음과 같다.

① 성취(achievement) ② 개인상호간의 관계(interpersonal relations) ③ 직무 자체(work itself) ④ 방침 및 관리(policy and administration) ⑤ 책임(responsibility) ⑥ 감독과 기술(supervision-technical) ⑦ 급여(salary) ⑧ 작업조건(working conditions) ⑨ 인정(recognition) ⑩ 발전(advancement).

두 연구결과를 비교해 보면, 개인상호간의 관계·인정·발전 등에서 서열의 차이가 난다. 이것은 직종에 따라 욕구요인이 다르다는 것을 의미한다. Longest는 간호사의 경우 직무만족에 영향을 주는 요인 중 대인관계가 가장 중요하다고 했다.

그렇지만 Herzberg의 두 요인과 Maslow의 동기부여에 대한 인간욕구단계는 모든 인간의 사회적 행위에 일률적으로 적용하기에는 한계가 있다. 그 직종에 맞는 동기부여 요인이 존재한다는 것이다.

6. 동기부여의 기대이론(expectancy theory)

(1) 기대이론의 개념

기대이론은 욕구 만족(satisfaction)과 직무수행(performance)과의 사이를 직접적인 상호관계로 표시하는 것에 회의를 품고 욕구와 만족, 그리고 동기부여의 사이에 기대(expection)라고 하는 요인을 개입시킨 이론이다.

기대이론을 간단히 표시하면 다음과 같다.

동기의 강도=f(∑결과의 가치×행동에 거는 기대) ································· (식 1-1)

(2) Porter and Lawler's의 동기부여 모델

Porter and Lawler의 동기부여모델이란, 인간이 사전에 경험한 것을 기초로 미래의 기대에 의해 동기가 부여된다는 간주하는 이론이다. 이 모델은 보상과 직무수행과의 관계를 설정한 것이다. 그러나 점선은 보상과 직무수행과의 관계가 직접적인 것이 아님을 나타낸 것이다. 그러므로 이들의 모델은 동기부여 과정을 이해하는 방법을 제시한 것이다. 즉, 활동결과로서 개인의 선호와 바라는 결과를 성취할 수 있다는 기대를 가진 동기부여의 행동과정이라고 할 수 있다.

따라서, 직무만족과 직무수행과의 관계는 병원관리자가 주의 깊게 고려할 가치가 있다. 병원경영관리는 다양한 의료전문인력의 직무수행의 노력에 달려 있기 때문이다.

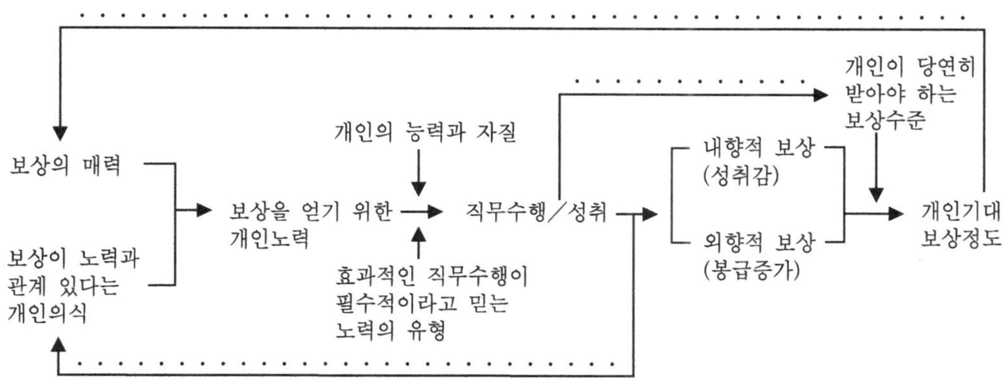

<그림 8-5> Porter and Lawler의 동기부여 모델

7. 동기부여에 관한 특수기법

병원관리자들이 사용할 수 있는 중요한 동기부여법과 수단은 과연 무엇일까. 인간의 욕구는 매우 복잡하고 사람마다 다르므로 유일한 최선의 해답은 없겠지만 중요한 동기부여의 몇 가지의 수단을 보면 다음과 같다.

(1) 금 전

금전은 단순한 화폐 이상이다. 그러므로 병원관리자들은 금전을 획일적으로 생각할 것이 아니라 다음 몇 가지의 사항을 고려해야 한다. 첫째는, 젊은이들에게 주는 금전의 의미를

생각할 수 있다. 기성세대보다 가정을 이루려는 젊은이들에게는 금전이 매우 중요하다. 둘째는, 병원조직을 적절히 유지하기 위한 수단으로서 금전을 들 수 있다. 병원조직을 유지하기 위한 수단으로서 동종의 의료전문직간에도 임금 격차를 두는 것도 병원조직을 유지하기 위한 한 방법이 된다.

(2) 긍정적 강화

병원구성원들이 작업환경을 적절히 설계하고, 그들의 성과를 칭찬함으로서 그들에게 동기부여를 할 수 있다. 반면에, 좋지 못한 성과에 대해 벌칙을 주게 되면 부정적 결과를 초래할 수 있다. 긍정적 강화는 칭찬과 벌칙을 통하여 그들의 행동을 변화시키는 동기부여 수단이다. 여기에서 말하는 강화란 행동자의 일정한 행동 반응을 얻기 위하여 보수를 제공하는 것이다.

(3) 참 여

여러 가지 동기부여 기법 중에서 가장 강력한 지지를 받고 있는 것은 참여이다. 병원의 사결정과정에 병원구성원이 참여하게 되면, 그들은 인정을 받고 있다고 생각할 것이며, 친화욕구와 수락욕구를 충족하게 될 것이다. 그러므로 병원관리자는 동기 부여의 특수기법 중의 하나인 구성원에 대한 참여를 적절히 활용할 필요가 있다.

(4) 직무의 충실화

직무는 도전적이고 의미 있는 것으로 만드는 것이 중요하다. 즉, 직원들에게 동기부여를 하기 위해 금전적인 보상뿐만 아니라 직무 그 자체가 개인에게 도전・성장・인정・책임・발전 등에 대한 기회를 줄 수 있는 것이어야 한다.

직무의 충실화는 직무가 동기부여의 요인으로서 작용하기 위해, 직무내용 그 자체의 도전적・성취적・안정적・책임적・발전적 등에 대한 기회를 제공하도록 직무가 재편성되어야 한다는 Herzberg의 동기부여 이론에 기초를 두고 있다.

제4절 병원관리자의 지도력

병원조직의 모든 관리계층에서 병원관리자들은 병원조직목표를 성공적으로 이끌기 위해 통솔력을 발휘해야 한다. 병원관리자의 지도력은 병원경영목표의 성과를 좌우하는 중요한 요인이 되기 때문이다.

1. 지도력의 개념

Hersey와 Blanchard 등은 지도력이란 "일정한 상황하에서 목표를 달성하기 위해 개인이나 집단의 활동에 영향을 미치는 과정"이라고 정의하고 있다. Haimann은 지도력이란 "하급계층을 안내하는 데 있어서 선택된 목표나 달성하고자 하는 목표에 영향을 미치는 과정"(Leadership is a process by which subordinates are imaginatively directed, guided and influenced in choosing and attaining goal)이라고 정의하고 있다.

또한 Koontz, O'Donnell, Weihrich 등은 지도력을 "사람들이 집단 목표를 위해 자발적으로 노력하도록 그들에게 영향을 주는 기술 또는 과정"으로 정의했고, Hodgetts는 "특별한 목표를 달성하기 위하여 그들의 노력을 지휘하는 데 영향을 미치는 과정"(Leadership is the process of influencing people to direct their efforts toward the achievement of particular goals)이라고 정의내린 바 있다.

이상의 정의를 종합하여 보면, 지도력이란 "일정 상황하에서 목표를 달성하기 위하여 개인이나 집단행동에 영향력을 행하는 과정"이라고 정의할 수 있다.

2. 병원관리자의 지도력에 대한 이론적 접근

지도력에 관한 이론적 접근 방법은 세 가지가 있다. 그 하나는 지도자의 특성에 관한 접근방법이고, 두번째는 지도자의 행동에 관한 접근방법, 세번째는 지도자의 상황에 대한 접근방법이다.

(1) 지도자의 특성

Tead는 훌륭한 지도자에게는 남다른 특성이 있다고 했다. 즉, 지도자는 신체적 · 정신적인 힘 · 목표의식과 지휘능력 · 정열 · 친근감 · 품성 · 기술적 우월성 · 판단력 · 지능 · 교육능력과 신념 등의 특성을 갖추고 있다는 것이다.

또한 Barnard는 지도자의 특성으로 기술적인 측면과 정신적인 측면에서 다른 사람보다 우월하다는 점을 꼽았다. 즉, 기술적인 측면에서는 체력 · 기능 · 기술 · 지각력 · 지식 · 기억력 · 상상력과 정신적인 측면에서는 결단력 · 지구력 · 인내력 · 용기 등이 우월해야 한다는 것이다.

그러나 이러한 지도자의 특성에 관한 접근방법은 연구의 결과에 일관성이 없고 상관계도 불분명하여 비판을 받고 있다.

(2) 지도자의 행동

Lippitt 등은 지도자의 유형을 다음과 같이 구분했다. (a) 과업성취에 역점을 두고 직원들에게 지시나 명령을 하는 권위형 지도자 (b) 직원들에게 만족을 주는 데 역점을 두고 직원의 참여와 자율성을 존중하는 민주형 지도자 (c) 직원들에게 자유행동을 극단적으로 허용하는 방임형 지도자.

Likert는 지도자의 유형을 다음과 같이 더욱 세분화했다. (d) 매우 독재적이며 직원들을 거의 신뢰하지 않고 공포나 벌칙에 의하여 직원들을 동기를 부여하는 착취적 권위형 지도자 (e) 다소 온정적으로 직원들을 신뢰하고 보상과 약간의 공포 및 처벌에 의하여 직원들을 동기 부여하는 온정적 권위형 지도자 (f) 직원들을 상당히 신뢰하지만 완전히 신뢰하는 것은 아니며 직원들의 아이디어나 의견을 건설적으로 이용하고, 동기부여를 위해 보상하지만 약간의 참여와 간헐적인 처벌을 사용하는 협의형 지도자 (g) 모든 문제에 있어서 직원들을 완전히 신뢰하며 항상 직원들로부터 아이디어나 의견을 구하고 이것을 건설적으로 이용하는 참여 집단형 지도자.

이와 같은 지도자 유형을 다섯 가지 유형으로 분류하여 그들의 의사결정 과정을 보면 <그림 8-6>과 같다.

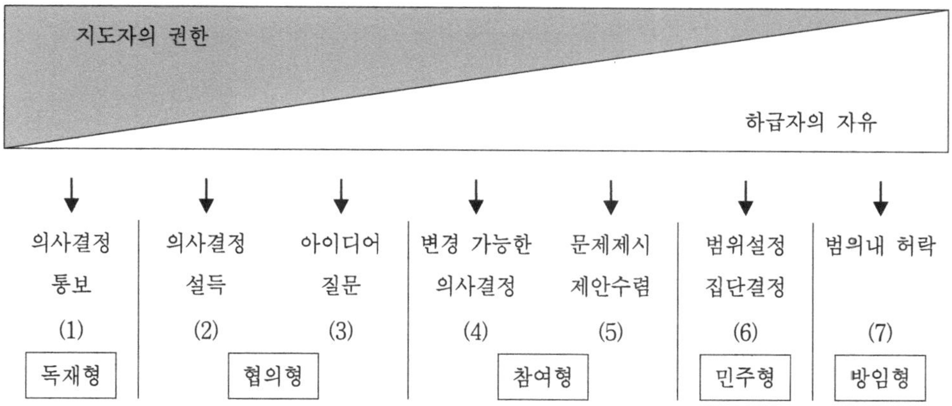

<그림 8-6> 지도자의 의사결정 유형

독재형은 의사결정을 일방적으로 결정하여 통보하는 지도자로 하급자의 자유가 극히 제한적이다. 협의형은 의사결정을 하되 하급자를 설득하는 유형과 아이디어를 제시하되 하급자의 질의를 받아 의사결정을 하는 유형이 있다. 참여형은 하급자의 의견을 받아 변경이 가능한 의사결정을 하거나, 문제점을 제시하고 하급자가 제안한 의견을 수렴하는 유형이다. 민주형은 지도자가 의사결정 범위를 설정하여 하급자의 집단이 의사결정을 하도록 하는 유형이다. 자유방임형은 지도자가 정한 범위 내에서 의사결정을 허락하는 유형으로 하급자의 의사결정의 자유 영역이 상급자의 권한보다 최대한 허용되는 상황이다.

한편, Mouton의 지도자의 관리행동을 무기력형 · 친근형 · 과업형 · 단합형 · 절충형 등의 유형으로 분류하고 있다. <그림 8-7>에서 볼 수 있는 바와 같이 (a) 무기력형은 1-1모형으로 인간과 생산에 대한 관심이 최저 수준에 머무르는 지도자 유형이다. (b) 친근형은 1-9모형으로 생산에 대한 관심은 매우 낮으나, 인간에 대한 관심은 매우 높은 지도자 유형이다. (c) 과업형인 9-1모형은 오직 능률적인 생산에만 있으며, 인간에 대해서는 거의 관심을 가지고 있지 않은 독재적인 지도자 유형이다. (d) 단합형인 9-9모형은 생산이나 인간에 대한 관심이 모두 높은 지도자 유형으로 가장 이상적인 지도력이다. (e) 절충형인 5-5모형은 인간과 생산에 대하여 절반씩 관심을 갖는 지도자의 유형이다.

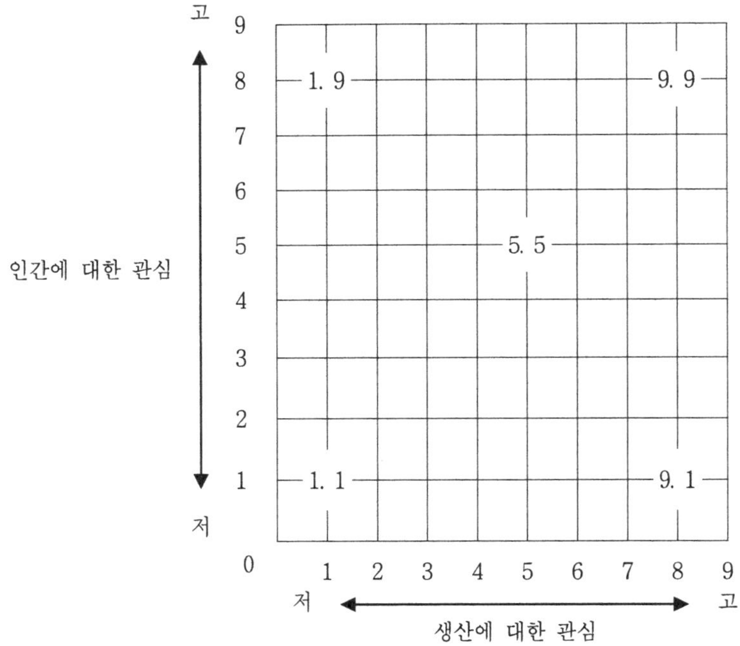

<그림 8-7> 지도자의 관리행동 유형

(3) 지도자의 상황

지도자의 상황에 대한 접근 방법은 지도자의 특성과 상황을 종합하여 접근한 이론이다. 지도자는 어떤 일정한 상황하에서 효과적인 유일한 최선의 지도력을 발휘할 수 있다는 것이다. 말하자면, 지도자는 그들의 여러 가지 상황적 변수와 지도자가 처한 상황이 상호작용에 의해 통솔력을 발휘하게 된다는 것이다.

따라서 지도자 유형에 영향을 미치는 상황 결정 계수는 직위권력 · 과업구조 · 지도자와 집단구성원과의 관계 등 세 가지가 있다. (a) 직위권력이란 지도자의 직위로부터 나오는 권력이 집단구성원들로 하여금 지도자의 지시를 어느 정도 따르도록 만들 수 있느냐에 관한 변수이다. (b) 과업구조는 과업이 어느 정도 명확하게 구체적으로 규정되어 있느냐에 관한 변수이다. (c) 지도자와 집단구성원과의 관계는 직원들이 지도자를 어느 정도 신뢰하고 좋아하는가에 대한 변수이다. 이 세 가지의 결정계수의 결과에 따라 일정한 상황이 지도자로 하여금 집단구성원에 대해 영향력을 행사할 수 있게 만든다.

참고적으로 지도자의 상황 적응모형을 보면 <그림 8-8>과 같다. 상황 적응모형이란, 일정한 상황이 지도자로 하여금 집단에 영향력을 행사할 수 있게 하는 정도를 말한다. 즉, 위에서 제시한 세 가지 변수가 가장 불리한 상황과 가장 유리한 상황하에서 일정한 상황이 지도자로 하여금 집단에 영향력을 행사할 수 있느냐의 정도이다. 가령, 지도자와 구성원의 관계가 유리한 상황이며, 과업구조가 낮고 직위 권력이 강했을 때 가장 적합한 지휘자의 유형은 과업 지향적 지도자 유형이라고 할 수 있다. 이와 같이 상황에 따라 적합한 지도자의 유형을 찾아볼 수 있다. 그러나 이러한 상황 적응 모형은 아직 완전한 이론이라고 보기는 어렵다.

지도자와 구성원과의 관계	유리함				불리함			
과업 구조	고		저		고		저	
직위권력	강	약	강	약	강	약	강	약
가장 적합한 지도자 유형	T	T	T	R	R	R	R	T

T : 과업 지향적 지도자 유형
R : 인간관계 지향적 지도자 유형

<그림 8-8> 지도자의 상황관계 유형

이와 같은 지도자의 상황이론에 대한 미비점을 보완한 것이 과업과 인간관계를 중심으로 접근한 2차원적인 지도자의 유형이다. 2차원적인 지도자 유형은 과업 지향적 행동과 인간관계 지향적 행동으로 지도자가 지향하는 유형을 구분한 것이다.

2차원적인 기준은 인간관계 지향적 차원과 과업 지향적 차원으로 나누어 지도자의 유형을 파악한 것인데, <그림 8-9>를 보면 쉽게 이해할 수 있다. 즉, (a)는 높은 인간관계와 낮은 과업의 지도자 유형이다. (d)는 낮은 인간관계와 높은 과업이다. 이 지도자 유형은 서로 상반된 지도자 모형이다. 그리고 같은 이치로 (b)는 낮은 인간관계와 낮은 과업이다. 이와 상반된 유형이 (c)모형이다. 이는 높은 인간관계와 높은 과업형으로 바람직한 지도자 유형이다.

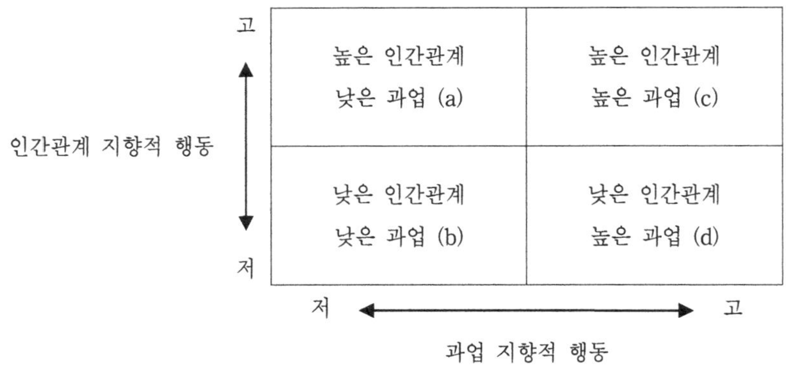

<그림 8-9> 지도자의 2차원적 행동유형

이런 2차원적인 모형을 한층 더 발전시킨 것이 3차원적인 모형이다. 3차원 모형은 지도자의 유형 기준을 과업 지향적 행동과 인간관계 지향적 행동에서 별개의 축으로 유효성 차원을 추가하여 3차원적으로 표시한 이론이다. 즉, 지도자의 2차원적 행동 유형의 기준에 별개의 축으로 유효성 차원을 추가한 것이다.

유효성 차원은 지도자의 유형을 주어진 상황에 적합할 경우에는 유효차원이고, 적합하지 않을 때는 비유효차원을 나타낸다. 즉, 지도자의 유효성은 주어지는 상황에 의해 결정되는 것이다. 그리고 유효성이란 그림에서 볼 수 있는 바와 같이 정도의 문제인 것이며, 세 개의 측면 이외에도 무수한 측면이 있다.

상황적 변수에 대한 환경 요인은 지도자에 영향을 미친다. 그러므로 지도자는 상황적 조건으로 환경 변수가 무엇인가를 파악해야 한다. 즉, 환경요인은 지도자를 중심으로 동료·부하·상사·조직·직무의 욕구 등이며, 그 밖의 상황적 변수와 외적 환경을 들 수 있다.

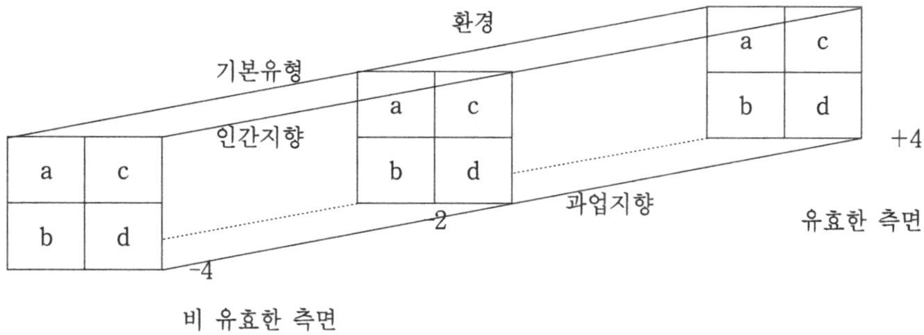

<그림 8-10> 지도자의 3차원적인 유효성 모형

지금까지 지도력의 제 이론, 즉 지도자의 특성·지도자의 행동·지도자의 상황 등의 지도력을 발휘할 수 있는 이론들에 대해 살펴보았다.

병원관리자는 특정한 지도력 이론 하나에만 의존하는 것보다는 여러 가지 모형을 이해하여 종합적인 관점에서 지도력 개선을 위해 노력하는 것이 바람직하다. 그리고 병원조직에서 일반적인 지도력의 이론을 활용하기 위해서는 병원인력의 구성분포와 병원조직의 특수성을 고려할 필요가 있다. 동시에 병원관리자는 의료전문직이 인간의 생명을 다루는 특수한 직무라는 것을 인식하여 여러 가지 외적 환경까지 고려한 지도력을 갖추도록 노력해야 한다.

제5절 병원조직의 의사소통

1. 의사소통의 개념

Longest 등은 의사소통(communication)을 "발신자와 수신자간에 이행되어지는 변화나 창조"(We have defined communication as creation or exchange of understanding between a sender and a receiver)라고 정의했다. 수신하고자 하는 사람에게 "정보나 의미를 전달하는 과정"이 의사소통인 것이다. 의사소통 그 자체는 간단하나, 의사소통은 그 전달과정에서 사람이나 환경에 의해 종종 방해를 받는다.

2. 의사소통의 중요성

다양한 전문인력이 종사하는 병원조직의 경우 이들간에 원활한 의사소통이 이루어져야 병원경영목표를 달성할 수 있다. 병원조직은 의료전문직과 비전문직간의 또는 병원관리직 상하계층간의 인간관계가 중요하기 때문이다. 그러므로 병원관리자는 의사소통을 개선하여 병원구성원의 사기를 높여줄 필요성이 있다.

3. 의사소통의 목적

병원은 의료수가・의료기술・재무구조・의료장비 등에 대한 정보를 필요로 하고 있다. 병원정보는 의료수요에 대한 전략・병원 증설계획 등에 의사결정의 기준이 되기 때문이다. 따라서 병원정보는 즉시 수집・분류하여 그 결과에 대응하는 것이 현대 병원에 있어 필수적이다.

병원조직에서의 의사소통의 목적은 다음과 같다. (1) 병원운영목표의 설정과 그 목표의 유포(disseminate) (2) 목표를 달성하기 위한 계획의 수립 (3) 의료인력자원의 효율적인 조직화 (4) 병원조직구성원의 선발・개발・평가 (5) 병원조직구성원에 대한 지휘 및 그들의 자발적인 공헌의 분위기 조성 (6) 환자의 욕구・이사회의 주장・정부의 법규・지역사회의 인식 등이다.

4. 의사소통의 모델

의사 소통은 다음과 같은 과정을 거친다. 먼저, 발신자는 자신의 생각을 언어・얼굴표정・몸짓 등으로 암호화하여 전달한다. 발신자의 메시지를 전달하는 매개체는 필기・메모・컴퓨터・전화・전신 등이 있다. 수신자는 전달된 메시지를 수령하여 해독하고 이해한다. 전달된 메시지는 수신자의 행동에 변화를 줄 수 있다. 그러한 행동의 변화는 발신자의 동기부여・지도력에 따라 결정된다.

그러나 메시지의 전달 및 해독과정에는 장해요인이 있을 수 있다. 환경과 인간요인이 그것이다. 환경요인은 소음・시간・권력・철학・체제・메시지의 전문성・지리적 거리 등이다.

인간요인은 전달수준의 불안전한 언급에 대한 골격·채택된 인식·지각 있는 신념·수용태도·질투·공포·어휘·상징·감정이입·발신자의 내용 평가 등이다.

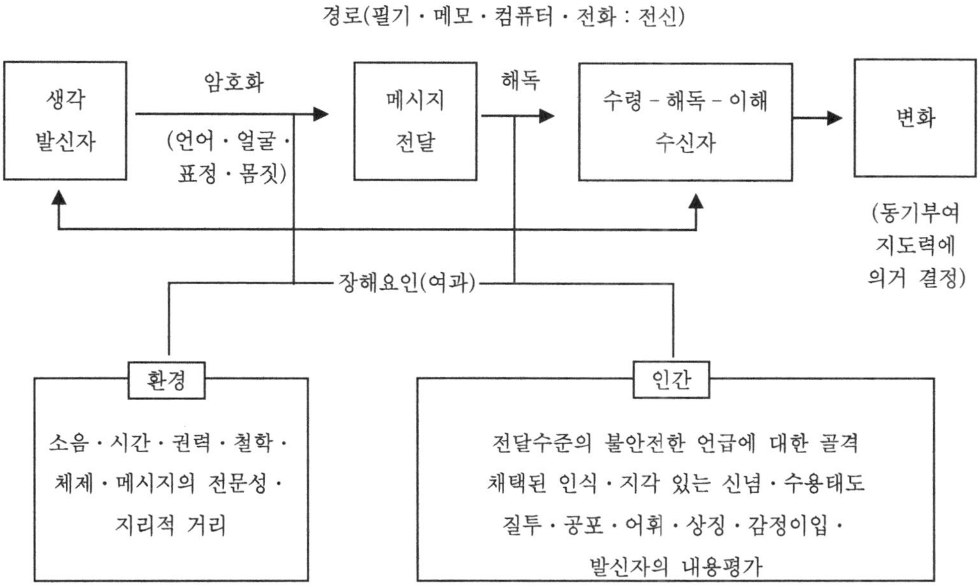

<그림 8-11> 병원조직의 의사소통 모델

5. 의사소통의 원칙

병원조직에서 발신자의 생각이나 의지를 수신자에게 원활하게 전달하기 위해서는 다음과 같은 원칙이 적용되어야 한다.

(1) 명료성의 원칙 : 수신자가 전달내용을 쉽고 정확하게 이해할 수 있도록 간결한 문장과 일반적인 언어를 사용해야 한다.

(2) 일관성의 원칙 : 전달내용의 전후가 일관되어야 한다.

(3) 적시성의 원칙 : 의사소통이 적절한 시기를 택하여 이루어져야 한다.

(4) 적량성의 원칙 : 전달내용이 너무 많아서도, 너무 적어서도 안 되며, 적정해야 한다.

(5) 분포성의 원칙 : 의사소통이 고위층에서 하위계층에 이르기까지 관련된 수신자 모두에게 반드시 전달되어야 한다.

(6) 적응성 원칙 : 수신자가 구체적 상황에 따라 여러 가지 양적 행동을 취할 수 있도록 전달내용이 융통성을 가져야 한다.

(7) 수락성의 원칙 : 수신자가 전달내용에 대하여 타당성을 인정하고 이것에 대해 적극성을 나타내야 한다.

6. 의사소통의 유형

의사소통의 유형은 공식적 · 비공식적 기준에 따라 분류된다.

(1) 공식적 의사소통은 공조직 내에서 공식적인 의사소통의 통로와 수단을 통하여 의사소통이 이루어지는 것이다.

(2) 비공식적 의사소통은 비공식적 조직 내에서 비공식적인 방법으로 의사소통이 이루어지는 것을 말한다.

그리고 의사소통은 방향기준에 따라 하향적 · 상향적 · 수평적 · 대각선의 의사소통 등으로 구분되기도 한다.

(1) 하향적 의사소통은 상위계층에 있는 상사가 여러 가지 의사 및 정보를 하위계층에 있는 부하에게 전달하는 것을 말한다. 명령과 지시를 말한다.

(2) 상향적 의사소통은 하위계층에 있는 부하의 여러 가지 의사 및 정보를 상위계층에 있는 상사에게 전달하는 것이다. 보고 및 제안 제도 등이다.

(3) 수평적 의사소통은 동일계층에서 직위가 같은 사람 혹은 부서간에 이루어지는 의사소통이다. 회의나 위원회 제도 또는 심의 등이다.

(4) 대각선 의사소통은 조직구조상 직위는 다르지만 동일한 명령계층에 속하지 않는 사람들 사이에 이루어지는 것을 말한다. 라인부분과 스텝부분간의 의사소통이다.

7. 의사소통의 침해요인과 개선방안

전술한 대로 의사소통은 환경과 사람에 의해 침해받을 수 있다(그림 8-11 참조). 환경 침해요인은 다음과 같다. (1) 전달수단의 불안정성을 들 수 있다. 예를 들어, 말이나 글 · 몸짓 등에 의한 잘못으로 인한 의사소통의 장애를 말한다. (2) 수용태세의 미흡이다. 예컨대 권투를 좋아하는 사람이 권투경기에 골몰하고 있을 때 외부소식을 전한다면 우이독경(牛耳讀經)에 그치고 말 것이다. (3) 전문화에 의한 편견과 지리적인 거리로 인한 시간상의 지연으로 야기되는 침해요인이다.

사람에 의한 침해 요인은 다음과 같다. (1) 외국어를 할 줄 모르는 사람에게 외국어로서 의사소통을 했을 때에 언어상의 차이 (2) 발신자와 수신자간의 사고(思考) 기준의 차이 (3) 직위상의 차이로 오는 침해요인으로서 하위자가 상급자에게 무조건 "모두 잘 되어 갑니다" 라고 아부하는 것 (4) 전달자의 의식적인 제안으로 인한 침해요인이다.

의사소통의 침해 요인을 통제하여 의사소통을 원활하게 만들기 위한 방안은 다음과 같다. (1) 인간관계를 개선하고 집단 구성원간의 심리적 거리를 단축시켜 의사소통이 원활하게 이루어질 수 있는 분위기를 조성한다. (2) 전달수단의 정밀성을 높이기 위해 언어를 명료하게 하고 일관성이 있게 한다. (3) 같은 내용을 반복하여 전달함으로서 전달의 정확성을 높일 수 있다. (4) 조직내의 의사소통을 조정 통제하는 전문집단을 두고 이를 활용함으로서 의사 소통의 부정확성을 줄인다.

제6절 병원인력의 갈등

1. 갈등의 유형

일반적으로 갈등이란 "어느 당사자의 일방적인 희생으로 다른 당사자가 이익을 얻는 반복적인 관계"를 말한다. 또한 갈등은 "개인이나 조직에 대한 선택의 기준이 명백하지 않거나 또는 의사결정의 표준적 메커니즘이 파괴됨으로서 개인 또는 조직이 대안을 선택함에 있어 고난을 겪는 상황"을 의미한다.

병원조직 안에서 발생하는 갈등은 개인과 조직의 갈등 · 조직내의 갈등 · 잠재적 갈등 등으로 나눌 수 있다. (1) 개인과 조직의 갈등은 병원조직이 선택한 대안이 만족스럽지 못하다고 인정되는 경우이다. (2) 조직내의 갈등은 병원구성원이 자기의 욕구와 비교할 때, 선택과 수용할 수 있는 대안이 없는 경우를 뜻한다. 그리고 다른 구성원의 선택과 차이가 있는 경우 또는 조직간의 의사결정상의 협력이 필요함에도 현실에 대한 목표의 차이가 있는 경우 발생한다. 예를 들어, 행정사무직과 의료전문직간의 불화와 병원내의 부서간의 갈등 등을 들 수 있다. (3) 잠재적 갈등은 갈등의 상태가 형성되고 있으나 권위나 직무 등으로 인하여 표면화되지 못하고 잠재적으로 지속되는 갈등을 말한다.

2. 해결방안

병원조직에서 발생할 수 있는 갈등으로는 의사와 간호사간의 갈등, 전문직과 비전문직간의 갈등, 병원 종사자와 환자간의 갈등, 병원과 지역사회간의 갈등 등이 있다. 병원조직구성원들의 갈등관계는 병원관리자와 의사들의 전통적인 권위주의적 의식구조에서 기인하는 경우가 많아 하급자가 상급자에게 용서를 빌어야 해결되는데, 이런 권위주의적 갈등해소방식에는 한계가 있다.

병원관리자는 민주적 지도력을 발휘하여 갈등 당사자를 설득하고 동의를 얻어내는 편이 바람직하다. 서로 합의된 목표를 효과적으로 달성할 수 있도록 그들의 자발적인 협조를 유발하는 것이 좋다는 것이다. 그리고 병원조직의 갈등을 완화 내지 해결하기 위한 방법으로 외부전문가와 같은 제삼자의 개입과 구조적 접근을 시도하는 것도 필요하다.

병원인의 갈등의 원인과 해결방안을 적시하면 다음과 같다. (1) 병원조직의 갈등은 병원의 목적과 관련된 부적절한 의사소통 때문에 생긴다. 따라서 이의 해결을 위해서는 조직구조의 목적을 명확히 하고, 병원조직의 변화와 공공관계의 계획을 분명히 설정할 필요가 있다. (2) 개인적인 갈등의 원인은 서로간의 불일치나 적대감에서 기인한다. 이의 해결방법은 창의적인 문제 해결과 구조적인 접근방법에 있다. (3) 병원행정직과 의료전문직의 갈등은 권력의 균형이나 지위문제 때문에 생긴다. 이는 참여적인 관리와 단체훈련 및 감독훈련으로 해결할 수 있다. (4) 간호사와 병원행정직간의 갈등도 기대의 불충족과 지위문제 때문에 생긴다. 따라서 병원행정직과 의료전문직간의 갈등 해결방법과 같은 방법으로 해결될 수 있다.

제7절 사례연구

한 공공병원의 T과장은 최근에 의사결정에 관한 관리자 세미나에 참석했다. 그 세미나를 주도한 G교수는 의사결정에 관해 공공병원의 T과장에게 깊은 감명을 주었다. 경험과 연구를 토대로 G교수는 직원들과 함께 만날 수 있는 기회를 갖고, 거기서 서로 마음의 벽을 열고 깊이 있게 논의한다면, 직원들은 그 논의결과를 기꺼이 받아들일 것이라고 확언했다. 즉, 병원관리자는 참여적인 지도자의 유형에 따라야 한다는 것이었다. 세미나를 마치고 돌아온 T과장은 몇 가지 원리를 실행하기로 했다. T과장은 먼저 25명의 직원들이 참여하는 회의를 소집했다. 그리고 “최근 몇 대의 자동화 설비를 설치했음에도 생산실적이 과거 몇 년 동안의 실적보다 매우 낮다”고 말했다. T과장은 직원들에게 생산실적을 어떻게 결정해야 할 것인가를 서로 논의해서 결정할 수 있도록 분위기를 조성해 주었다. T과장은 직원들이 목표실적을 이전 실적보다 더 높게 결정할 것이라고 확신하면서 회의실을 떠났다.

토의가 시작된 1시간 후 T과장은 회의결과를 보고 받았다. 그것은 그가 기대한 것의 정반대였다. 보고내용은 “생산실적을 달성할 수 있도록 지금까지 독촉한 이후 자세히 조사해 본 결과, 생산실적이 초과되었으므로 오히려 생산실적을 10% 감축해야 한다”는 것이었다.

그러나 T과장은 현재 근무하고 있는 인원에 비해서 생산실적이 너무나 낮다고 생각하고, 그룹토의에서 진지하게 논의된 방안을 거절함으로서 공공병원의 T과장은 곤경에 처하게 되었다.

1) T과장은 곤경을 피하기 위해 어떻게 해야 하는가?
2) T과장의 의사결정의 지도자 유형은?
3) T과장의 지도력 상황은 불리한 상황에서의 과업구조가 높고 직위권력이 강하다면 어떤 지도자 유형이 바람직한가?
4) 향후 T과장의 지도력은 어떻게 발휘되어야 하는가?
5) Maslow와 Herzberg의 요인비교에서 병원지도자가 고려해야 할 요인은?

제8절 병원인력지휘 사례연구

불만있는 직원들의 집단생활 원인과 해결방안

Q병원에 T과장이 신임 관리과장으로 부임한지 3개월이 지난 어느날 오전 아침 Q병원에는 일대혼란이 생겨났다.

"여보시오, 당신이 관리과장이요! 빨리 청부를 보내란 말이요.

새벽에 사망한 시신을 지금까지 병실에 두면 어떻게 하잔 뜻이오"

"네. 네 알겠습니다"

"여보세요 여기 영양실인데요 환자식 운반 담당 청부가 다 어디 갔어요? 빨리 청부를 동원해 주세요" "네 알았다니까요"

"여보세요, 여기 응급실인데요. 산소통을 좀 빨리 보내주세요. 환자가 죽으면 누가 책임질 겁니까!"

"관리계장, 어이 이거 큰일 났는데 ... ... 빨리 청부실에 좀 가봐"

"청부실에 전화해도 전화는 안 받아요. ...."

"뭐야, 지금 이런 비상판국에 전화는 무슨 전화야!"

"관리계장이 직원들 데리고 가서 우선 산소라도 갖다 주고 청부장 좀 불러와"

"그래! 청부장 이 사람 어디 갔나!"

"참 과장님도, 어제 사표를 받았다면 서요!"

그날 근무하기로 되어 있는 청부 18명이 일시에 결근을 해 버렸기 때문에 Q병원의 기능이 완전히 마비될 지경이다. 이 상황이 원장과 행정부장에게 보고 되었고 원장은 사무직과 경비원을 동원해서 가까스로 사태를 수습한 다음에,

"U부장 도저히 참을 수 없는 일이구만, T과장을 징계합시다."

"원장님 우선 사태를 완전히 정리한 다음에 조치를 취하시는 것이 좋겠습니다. 제가 조치방안을 강구해서 보고 올리겠습니다."

"그렇다면 어떻게 된 판인지 진상이나 잘 알아보시오"

행정부장은 그 길로 관리계장을 불렀다.

"관리계장은 이 사건이 어떻게 된 건지 전말을 잘 알겠지? 좀 소상히 이야기 해 주시오"

"부장님 실은 2주전에 과장님께서 청부를 집합시키고 훈계를 하던 중에 지나친 욕설을 하면서 앞으로 눈에 거슬리면 누구든 파면시키겠다고 으름장을 놓았다고 청부장이 제게 이야기 하더군요.

그런데 5일전에는 퇴근시간이 지나서 대기실에서 청부들이 장기를 두고 있는데 관리과장이 나타나 장기판을 걷어차고 사표를 당장 쓰라고 강요하면서 욕설을 퍼 부었다는 군요. 그 다음날부터 청부들의 움직임이 심상치 않았고 청부장 말까지도 잘 듣지 않아 애를 먹어 오다가, 어제는 청부장이 관리과장을 찾아와 업무보고를 하면서 대강 상황을 일러주고 청부들은 단순하니까 어떻게든 잘 좀 타일러 달라고 부탁을 하더군요. 그런데 마침 관리과장은 일반외과장인가 어느 의사한테서 청부들이 왜 그렇게 동작이 느리고 말을 잘 안 듣느냐고 욕을 먹은 참이라, 대뜸 청부장이 형편없어서 그러니까 사표 쓰고 집에 가라고 했습니다."

"그런데 왜 내겐 전혀 보고가 되지 않았을까..............."

"제가 바로 나가서 청부장을 붙들고 달래 보았습니다만 청부장은 나이 먹어 이 짓하는 것도 서러운데 제 까짓게 뭔데 그러냐면서 가버렸습니다. 어제 부장님께 제가 보고를 올리려고 했으나 T과장은 계장이 자기 모르게 부장님을 만나는 것을 싫어하기 때문에 T과장 눈치를 보다가 그만 보고 올리지 못했습니다."

"문제로군 문제야"

U부장은 T관리과장을 불렀다.

"T과장, 도대체 어떻게 된 노릇이오. 당신 과장 자격 없는 것 아니요?"

"부장님 죄송하게 됐습니다. 그러나 청부들은 대체로 무식해서 잘 대하는 것처럼 풀어주면 나중엔 참으로 잡지 못하게 됩니다. 기강이 흐트러지면 다음에는 보수를 올려 달라는 등 노동문제를 일으키게 되고, 환자들에게 은근히 금품을 요구하게 될지도 모릅니다. 제 성격이 좀 거칠어서 욕설을 하긴 했습니다만..........."

"그나저나 사태가 그렇게 급진전했단 말이오?"

"아닙니다. 실은 4일전에 청부 몇 사람이 진정서 비슷한 것을 써가지고 제게 와서 김씨, 이씨가 그렇게 큰 잘못을 저질은 것이 아니니까 사표를 없애 달라고 졸랐습니다. 그때 꺾이면 안 된다고 판단이 돼서 제가 강경하게 나무랐습니다. 쓸데없는 데에 신경 쓰지 말고 일이나 열심히 하라고 했는데 그제는 청부장이 나타나서 김씨, 이씨는 성품이 고와서 다른 청부들이 다 좋아하는데 그냥 사표를 받아버리면 문제가 생길 거라고 겁을 줍디다. 그래서 청부 장을 좀 따끔하게 혼을 내려고 청부 장한테서 사표를 받았습니다. 사표를 받았지만 총무과에 보낼 생각은 없었습니다."

"당신 맘대로 사표를 받고 안받고 할 수 있는가요?"

그날 오후 관리계장이 다음과 같은 요지의 진정서를 U부장에게 가져왔다.

"부장님 문제가 복잡해지겠습니다. 내일 나올 청부들도 모두 병가원을 보내 오고 다음과 같은 편지를 가져왔습니다."

(건 의 문)

☆ 존경하는 부장님

저희들은 .... T과장과 같이 몰인정하고 포악한 과장 밑에서는 일을 할 수 없습니다. .... T과장이 우리 병원에서 쫓겨날 때까지는 저희들은 출근하지 않겠습니다. .... 선처를 바랍니다.

U부장은 이러한 사태를 어떻게 수습해야 될지 막연했다.

T과장은 재단에 배경을 가진 인물이라서 쉽게 다루기 어려운데 그렇다고 청부들을 일시에 교체시킬 수도 없는 일이다. 교체를 시켰다가는 병동의 의사, 간호원들로부터 일을 잘 한다고 칭찬을 들어오고 있던 청부들까지 모두 동조를 하고 있어서 의료직의 빈축을 면할 수 없는 실정이다. 뿐만 아니라 김씨, 이씨는 병원 간부진이 추천한 사람이기 때문에 더욱 곤란하다. 그러나 U부장이 보기에 청부들의 이러한 움직임을 결코 용서할 수는 없는 일 같고 또한 조치를 내려야 만 할 것 같다.

"과연 조직생활이 복잡해 .... 어떻게 해야 병원도 조용하고 안락한 직장이 될 수 있을까 ...."

(질문 1) 이러한 사례는 실제 있을 수 있다고 보십니까?

(질문 2) 귀하께서 U부장이라면 청부들의 건의문을 읽고 난 이 시점에서 병원 운영에 물의가 없도록 하기위해 어떤 조치를 우선적으로 취하시겠습니까?

(질문 3) 귀하께서 U부장이라면 원장에게 어떤 조치방안을 건의를 하시겠습니까?

제9장

병원통제

병원통제는 병원관리과정의 마지막 단계이다. 병원관리자는 병원경영을 합리적으로 수행하기 위해 병원계획을 수립한다. 그 계획에 따라 병원관리를 효율적으로 분담하여 수행할 수 있도록 조직화한다. 그리고 조직에 필요한 병원의료인력을 충원한다. 그 다음 충원된 병원의료인력이 자발적으로 직무를 수행하도록 지휘한다. 이와 같이 병원계획·병원조직·병원인력충원·병원인력의 지휘 등을 통하여 병원경영관리의 결과를 통제한다. 그러나 예기치 못했던 환경의 변화나 의료사고 또는 노력부족으로 실제 성과가 계획된 목표에 미달하는 경우가 있다.

제1절 병원통제의 개념

T. Haimann은 "통제(controlling)란 병원관리자가 표준에 대하여 성과를 측정하고, 만일 편차가 있다면 수정활동을 하는 관리 기능"(controlling is the managerial function in which the hospital manager checks performance against standards and takes corrective action if there are deviations)이라고 정의하고 있다.

또한 Koontz, O'Donnell, Weihrich는 통제를 "계획에 따라 목표가 달성될 수 있도록 계획과 비교하여 구성원의 성과를 특정하고, 만일 계획과 성과 사이에 편차가 있다면 이를 수정하는 활동"이라고 정의하고 있다.

통제에 관한 정의를 종합해 볼 때, 통제의 기능은 병원관리과정과 밀접한 관계를 가지고 있음을 알 수 있다. 특히, 병원계획수립의 기능과 밀접한 관계에 있다.

병원관리자는 병원계획의 목표나 방침을 수립할 때, 성과의 측정에 대해 표준을 설정해야 한다. 만약 정확한 성과를 측정해야 할 병원관리자가 잘못된 판단에 입각하여 통제활동을 한다면, 새로운 병원계획 및 표준을 수립해야 할 수도 있다. 그러므로 병원통제는 병원계획과 성과의 편차를 측정하는 것 이상의 의미를 갖는다고 할 수 있다.

제2절 병원통제의 모델

병원통제의 전제조건은 다음과 같다. (1) 병원관리자는 통제시스템을 설계하거나 유지하기 위해 먼저 병원계획을 검토해야 한다. 병원계획은 바람직한 활동의 성과를 측정하는 표준이 되기 때문이다. (2) 병원조직구조가 합리적으로 편성되어야 한다. 병원조직구조가 보다 명확하고 완전하게 통합되었을 때, 병원통제는 보다 효과적으로 수행될 수 있기 때문이다.

병원통제의 모형은 표준설정이 이루어진 후 성과를 측정하여 활동과 표준의 일치 여부를 측정함으로써 편차를 수정한 것이다. 말하자면, 인력과 자금을 투자하여 병원관리과정과 업무수행에서의 편차가 발견되었을 때 피드백(feedback)을 거쳐 수정활동을 한다는 것이다.

병원통제의 활동은 표준설정 · 성과측정 · 편차수정과 같은 기본적인 절차를 통해 수행된다. 표준설정은 병원계획에 따라 표준을 설정하는 것으로 병원경영성과를 측정하기 위해 설정해 놓은 기준이다. 다시 말해서, 병원관리자에게 병원계획이 이상 없이 수행되고 있는가의 여부를 알려 주기 위해 병원계획과 대비하여 병원경영 성과를 측정하는 표준을 말하는 것이다.

성과측정은 병원구성원들에 의해 실제로 전개되고 있는 병원경영관리 활동을 신속 정확하게 측정하는 것이다. 성과와 표준이 맞지 않을 때 편차를 신속히 수정해야 함은 물론이다.

편차수정은 측정된 병원경영성과와 설정된 표준 사이에 편차가 일치되지 않을 때, 또는 편차가 생길 가능성이 보일 때, 신속히 이루어져야 한다.

병원통제의 조건은 병원통제활동을 합리적으로 수행하기 위해 다음과 같은 조건이 충족되어야 한다. (1) 병원통제는 쉽게 이해할 수 있어야 한다. (2) 객관적인 표준을 설정해야 한다. (3) 탄력적이고 경제적이어야 한다. (4) 수정활동을 취할 수 있도록 설계해야 한다.

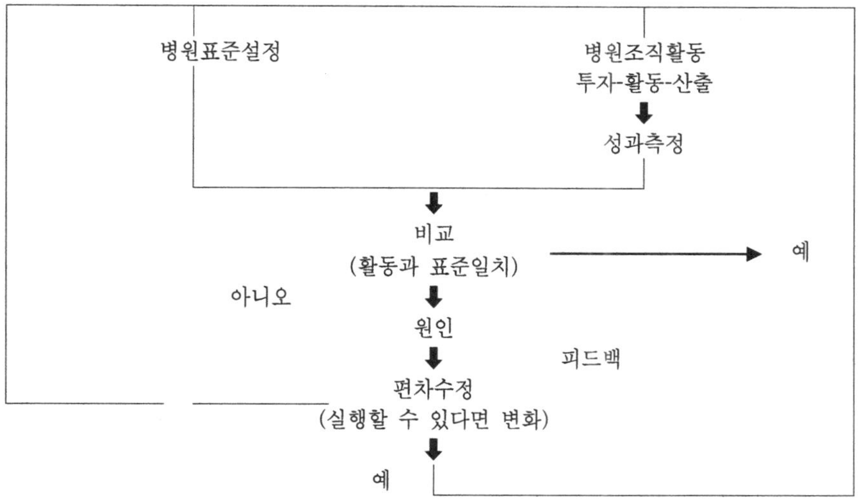

<그림 9-1> 병원통제의 모형

제3절 병원통제의 기법

병원통제의 기법에는 예산통제기법 · 손익분기점 · 제고모형 · PERT／CPM 등이 있다.

1. 병원예산통제기법

병원예산통제기법은 병원이 미래의 일정한 기간에 대한 편성된 예산을 근거로 병원의 전체 및 각 분야의 활동을 지휘 · 조정하고, 예산과 실제 성과의 차이를 파악 · 분석함으로써 병원 경영의 능률을 제고하고 개선방안을 강구하는 제도이다. 예산통제는 예산편성 · 예산집행 · 예산 차이 분석 등의 과정을 거친다. 예산통제의 장점은 병원 경영활동을 종합적으로 통제할 수 있다는 것이다. 단점으로는 동태적인 병원활동을 경직화시키기 쉽다는 것을 들 수 있다.

이와 같은 예산 통제기법을 발전시킨 것이 변동예산과 영기준예산이다. 변동예산은 예산의 탄력성을 부여하기 위해 고안된 것으로서 의료수요의 변화에 따라 예산도 변동시킨다. 이는 주로 비용예산에 적용한다. 영기준예산은 최근 들어 발전하고 있는데, 보조분야에서부터 "묶음틀"로 원가를 제시한 것으로서 보조분야에서 많이 사용하고 있다.

2. 손익분기점 분석

손익분기점이란 총수익과 총비용이 일치하는 점, 즉 손익도 이익도 없는 점을 뜻한다. 병원경영에서 손익분기점을 널리 활용하게 된 이유는 국민의료수요의 증가로 병원투자 규모가 점차 증대되고, 설비투자의 증대로 고정비용의 규모도 상대적으로 증가하고 있으며, 국민건강보험실시로 병원경영수지에 압박을 받기 때문이다. 다시 말해서, 병원비용을 어느 정도 제한할 것인가, 의료수가를 어떻게 결정해야 할 것인가 등에 관해 분석하고, 이에 관한 병원비용계획을 통제하지 않으면 안 되게 되었다는 것이다.

손익분기점의 산출에서 고려해야 할 사항은 다음과 같다. (A) 모든 원가를 고정비와 변동비로 분리한다. (B) 고정비는 관계범위에서 일정해야 한다. (C) 변동비는 환자 진료실적에 비례해야 한다. (D) 의료수가 · 원가요소의 가격 · 능률과 생산성 등이 일정해야 한다. (E) 단일 의료서비스를 행하여야 한다. 이러한 가정하에서 변동비와 고정비를 비례율법 · 산포도표법 · 최소자승법 · 개별법 등으로 분해하여 등식법과 공헌이익법 등으로 손익분기점을 산출한다.

산출방법은 다음과 같다. 손익분기점은 단위 서비스당 진료비에 환자수(X)를 곱한 총수익(RX)이 총비용(TC)과 같을 때 발생한다. 총비용은 고정비용(FC)에다 변동비용(VC)을 더한 것이다. 이익 또는 손실(P)은 총비용(TC)과 총수익(RX)의 차액이다. P=0일 때 손익분기점은 다음 공식으로 산출된다.

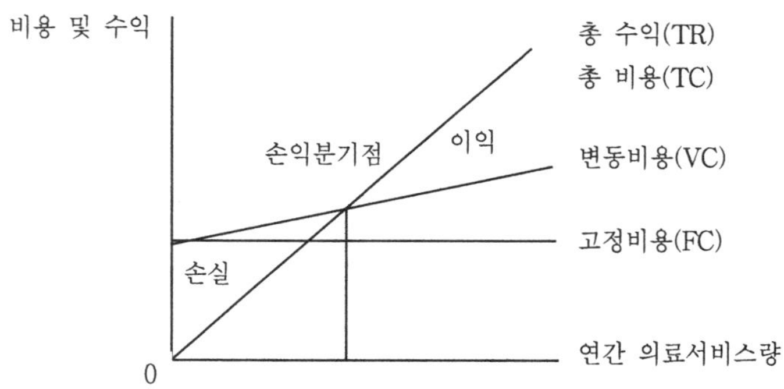

<그림 9-2> 손익분기점 모형

$$손익분기점(X) = \frac{TC+P}{R} \quad \cdots\cdots (식\ 1\text{-}1)$$

$$(RX) = TC+P \quad \cdots\cdots (식\ 1\text{-}2)$$

$$(RX) = FC+VC+P \quad \cdots\cdots (식\ 1\text{-}3)$$

예를 들어 환자당 진료비가 1만원이고, 연간고정비가 6,500만원, 전력 및 광열비 600만원, 의료장비 감가상각비 연평균 1,000만원, 직원급여 및 재료비 등의 변동비 2,000원이라고 가정한다면, 손익분기점의 진료서비스 양의 결정은 다음과 같다(단 P=0).

공식(식1-3)에 대입하면,

1만원(X)=(6,500만원+600만원+1,000만원)+2,000원(X)+0원

단위당 진료비 1만원일 때 연간진료서비스 양을 결정은 이익을 0으로 놓고 X를 산출한다.

즉, 1만원(X)−2,000원(X)=(6,500만원+600만원+1,000만원)+0원

8,000원(X)=8,100만원

$$(X) = \frac{8{,}100만원}{8{,}000만원} = 10{,}125$$

손익분기점은 총수익이 고정비와 변동비의 합계가 같아야 한다. 그러므로 의원급 의료기관의 연간 환자 10,125명(1일 27.7명)이 손익분기점이다.

그런데, 의료수요환경의 변화로 인하여 연간 9,125명(1일 25명)으로 감소되었다면 1만원의 진료비를 받아 800만원의 손실(P)이 발생한다. 산출방법은 다음과 같다.

$$(RX) = FC+VC+P \quad \cdots\cdots (식\ 1\text{-}3)$$

1만원(X)=8,100만원+2,000원(X)+p원

1만원(9,125명)=8,100만원+2,000원(9,125명)+p원

1만원(9,125명)－2,000원(9,125명)＝8,100만원＋p원

8,000원(9,125명)＝8,100만원＋p원

7,300만원＝8,100만원＋p원

p＝7,300만원－8,100만원

p(이익 또는 손실)＝매년－800만원 손실

3. 재고모형

재고는 사용되고 있지 않은 여러 가지 자원을 말한다. 재고관리의 주 핵심은 적시적량의 재고수준을 유지하는 것이다. 그러므로 재고를 위해 얼마나 자주 주문할 것인가, 주문할 때 주문량은 얼마나 할 것인가 등이 주요 관심사이다.

재고의 기능은 (A) 예상치 못했던 수급의 불규칙적인 변동을 조정하고 (B) 진료와 병원 경영활동을 순조롭게 진행되도록 하며 (C) 가격변동으로 인한 이익을 얻기 위하여 사용되기도 한다. 재고모형을 결정하기 위한 비용변수는 재고유지비용 · 주문비용 · 재고 부족비용 등이다. 재고 유지비는 재고량이 증가할 때 직접적으로 증가하는 비용을 말하며, 주문비용은 재고품을 보충하는 데 소요되는 비용으로서, 예컨대 청구비용 · 수송비 · 검사비 등을 말한다.

재고관리모형을 도시하면 <그림 9-3>과 같다. 즉, 1회 주문량을 고정시켜 놓고 현재 보유하고 있는 재고가 일정수준에 도달하면, 즉 그림의 재발주점에 떨어지게 되면, 이 고정 주문량 만큼 주문한다. 따라서 주문량은 항상 일정하고 주문 시점이 변동되는 것이 특징이다.

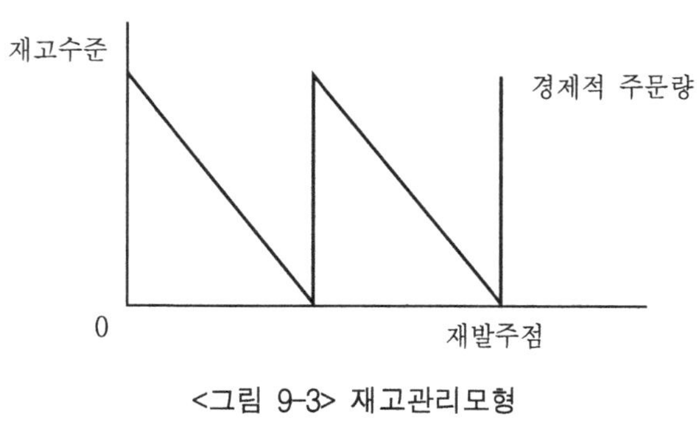

<그림 9-3> 재고관리모형

<그림 9-3>에서 볼 수 있는 바와 같이 재고수준이란 총재고비용을 최소화하려고 하는 수준을 말한다. 발주점은 재고수준이 얼마나 떨어졌을 때 구매해야 할 것인가를 의미한다. 발주점(OP)의 공식은 다음과 같다.

OP=Lead time×1일 평균사용량+안전재고량 ·· (식 1-4)

이 공식에서 안전재고량이란 최소의 재고수준을 말한다. 예를 들어 안전재고량이 100병이고 1일 평균 사용량이 25병이며 주문해서 병원창고까지 도달하는 시간이 3일이라 한다면 발주점은 175병이다(175병=3일×25병+100)

따라서 구매할 때 가장 경제적인 재고수준인 경제적 주문량을 구하여 합리적으로 병원재고관리를 운영할 필요가 있다. 따라서 직접 경제적 주문량을 그래프로 표시하면 <그림 9-4>와 같다.

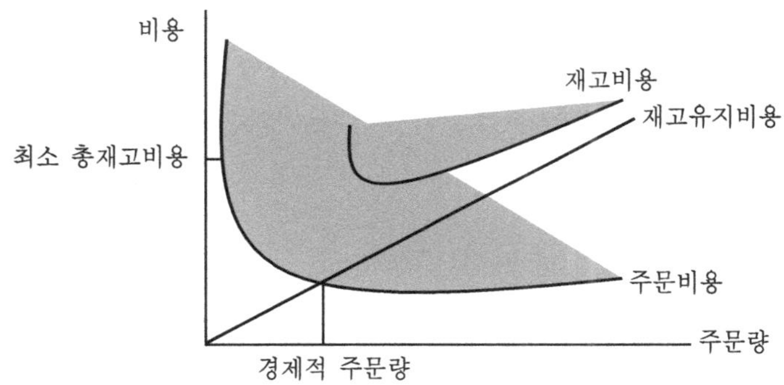

<그림 9-4> 경제적 주문량의 재고모형

<그림 9-4>에서 보듯이 경제적 주문량은 병원 물품을 구매할 때 가장 경제적인 지점에서의 주문량이다. 연간 주문비용은 처음에는 비용이 증가하다가 점점 감소하게 된다. 연간 총 재고 유지비용은 계속적으로 증가하고, 연간 총 재고비용은 처음에는 감소하다가 어느 점을 지나면 증가하게 된다.

따라서 경제적 주문량은 연간 총 재고비용의 최저점과 연간 총 재고유지비와 연간 총 주문비용이 일치하는 점이 된다. 경제적 주문량(EOQ)의 공식은 다음과 같다.

$$ECQ=\sqrt{\frac{2DC}{PH}}$$

단) D : 연간 소요량
C : 1회에 소용되는 주문비
P : 단가
H : 보관비(%)
.... (식 1-5)

예를 들어 연간 소요량이 20,000병이고 1회 주문에 소요되는 주문비가 10,000원이며, 단가가 500원이고 보관비율이 20%일 때 경제적 주문량은 2,000병이다. 여기에서 재고관리모형을 일반화시키기 위해서는 조달기관 · 안전재고 · 재고부족비용 · 수량 할인제도 등을 고려해야 한다.

그리고 재고통제기법으로 A · B · C관리기법이 있다. 이는 재료의 가치나 중요도를 고려하여 재고자산의 품목을 분류하여 중점적으로 관리하는 방법이다. 예를 들어 금액은 크지만 상대적으로 사용량이 적은 품목은 A로 표시하고, 금액은 적으나 상대적으로 사용량이 많은 품목은 C로 표시한다. 그 중간에 속하는 품목을 B로 표시한다. 이 분류에 따라 A는 1주일마다 '고정주문기간'으로 관리하고, B는 2주일 간격으로 분류하고, C는 '고정주문량의 모형'으로 관리한다. 따라서 '고정주문기간'은 정기적으로 소요량을 주문하고, 주문기간은 정기적이다. 주문량은 정량으로 하되 수요정보는 장래 예측 정보에 의존한다. '고정주문량'은 재고가 주문지점에 도달할 때 정량을 주문하고, 주문기간은 부정기적이다. 주문량은 정량으로 하되 수요정보는 과거 실적에 의존한다.

4. PERT-CPM

네트워크(network)계획 및 통제기법은 네트워크를 이용하여 프로젝트를 효과적으로 수행할 수 있도록 프로젝트의 시간 및 비용을 관련시켜 합리적으로 계획하고 통제하는 기법이다. 이러한 네트워크 계획 및 통제기법 중에서 대표적인 것이 PERT와 CPM이다.

PERT(program evaluation & review technique)는 미 해군이 Polaris무기 시스템의 종합계획관리를 목적으로 하여 개발한 것이다. 당초 PERT는 프로젝트를 시간적으로 관리하려는 목적으로 개발되었으나, 비용절감도 아울러 고려할 수 있도록 개량되고 있다. 전자를 PERT-time, 후자를 PERT-cost라 한다.

CPM은 미국의 듀퐁 회사의 워커 등이 공장건설에 소요되는 시간과 비용의 효율을 높이기 위해 개발한 것이다. 최근에는 PERT에서도 활동시간을 추종함에 있어서 확률적인 시간치 대신에 보다 단순한 확률적 시간치를 사용하는 경향이 있어 PERT의 확률적 모형과 CPM의 확률적 모형을 PERT, CPM이라고 한다.

PERT-CPM의 적용목표는 다음과 같은 해답을 구하기 위한 데 있다. (a) 프로젝트(project)를 완성시키는 데 있어서 어떤 활동이 가장 중요하며, 그 활동을 언제까지 완성해야 할 것인가? (b) 프로젝트를 완성시키는 데 있어서 어떤 활동이 중요한가 또는 그렇지 않은가? (c) 프로젝트를 완성시키는 데 있어서 그다지 중요하지 않다고 판단된 활동을 수행하는 데 어느 정도의 여유를 가질 수 있는가? (d) 프로젝트를 가장 빨리 완성시킬 수 있는 일자는 언제인가? (e) 프로젝트의 추정과정에서 지체하는 문제를 어떻게 처리하는 것이 합리적인가? (f) 정해진 일자에 프로젝트를 완성시킬 수 있는 확률은 얼마인가? 등이다.

PERT-CPM의 적용영역은 계획활동과 의사소통, 그리고 통제와 재 계획활동 동기 등이다. 계획활동은 여러 가지 자원의 사용계획이나 활동에 대한 일정계획, 이미 수립된 계획을 집행하기 위한 세부계획 등을 수립하는 데 적용한다. 의사소통은 여러 가지 이해관계 집단에 대한 의사소통의 도구로 사용된다. 또한 통제와 재 계획 활동은 계획의 달성정도를 확인하고, 그 편차에 대한 책임을 추궁하며, 앞으로 계획 활동을 보다 개선되도록 해 준다.

참고적으로 PERT-time를 단계별로 보면 다음과 같다.

1단계는 활동의 파악이다. 이는 단계와 활동으로 구성되어 있는 네트워크 모델이므로 가장 먼저 파악해야 할 단계이다. 1단계는 시간이나 자원을 소비하지 않는 순간적 시점이며, 활동은 시간이나 자원이 소비되는 하나의 개별작업이다.

2단계는 활동의 순서파악과 네트워크 작성이다. 이는 전체구조를 나타내는 네트워크를 작성한다.

3단계는 활동시간의 추정이다. 이는 낙관적 시간(a), 최빈시간(m), 비낙관적 시간(b)을 고려하여 추정한다.

4단계는 기대시간(te)의 산출이다. 공식은 다음과 같다.

$$te = \frac{a+4m+b}{6} \quad \cdots\cdots \text{(식 1-6)}$$

5단계는 분산(∂^2)의 계산이다. 이는 기대시간이 산출된 후 불확실성을 파악하기 위한 것이다. 공식은 다음과 같다.

$$\partial^2 = \left[\frac{b-a}{6} \right]^2 \quad \text{(식 1-7)}$$

6단계는 최고 예정단계시간(TE : 가장 빠른 시간)과 최대 허용단계시간(TL : 최종시간)의 시간 계산이다.

7단계는 시간을 늦출 수 있는 여유시간(S : 늦출 수 있는 시간정도)의 계산이다.

단) S=TL−TE=0 (영 여유시간)

S=TL−TE>0 (정 여유시간)

S=TL−TE<0 (부 여유시간)

8단계는 익로경로의 결정이다. 이는 가장 많은 시간이 소요되는 경로를 말한다.

9단계는 성공확률의 계산이다.

$$Z = \frac{TS - TE}{\sqrt{\sum \partial te^2}} \quad \text{(식 1-8)}$$

단) TS=계획된 완성시간

TE=최종단계의 최초예상단계시간

∂te^2=익로공정의 분산치

마지막 단계는 프로젝트 시간 단축을 위한 자원의 재분배 및 사업계획의 변경이다.

한편, PERT/cost는 이는 시간과 비용의 대립상황을 고려하여 최소 비용을 실현하는 시간 단축 방법을 모색하는 기법을 말한다. PERT/time이 시간에 중점을 두고 진행한다면, PERT/cost는 비용에 역점을 둔다.

PERT/cost의 단계는 다음과 같다. 1단계는 직접비를 고려한다. 2단계는 소요시간의 단축이다. 마지막 단계는 간접비와 효용비를 고려한다. 직접비의 고려는 먼저 증분비용을 고려하여 직접비의 증가가 최대가 되도록 소요시간을 단축한다. 소요시간의 단축은 익로공정의 작업을 단축시키다. 간접비와 효용비의 고려는 직접비만을 고려하였으나 간접비와 효용비까지 고려한다.

예를 들어 정상시간(P)이 20일, 특급시간(I)이 15일이고, 정상비용(J)이 100,000원, 특급비용(K)이 150,000원일 때, 1일 단축하기 위한 증분비용은 10,000원이 추가된다. 증분비용(ph)의 계산 공식과 도표를 표시하면 다음과 같다.

$$PH = \frac{\text{특급비용(K)} - \text{정상비용(J)}}{\text{정상시간(P)} - \text{특급시간(I)}} \quad \cdots\cdots \text{(식 1-9)}$$

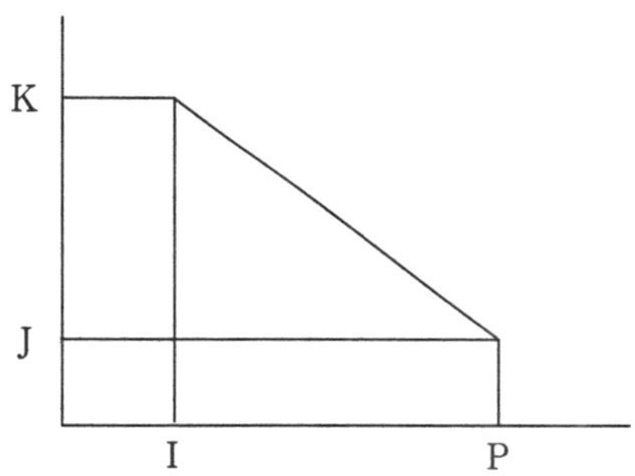

<그림 9-5> 증분비용의 공식과 모형

제4절 병원예산통제

병원예산이란 병원조직의 운영관리에서 효율적인 도구로서 사전에 예상되는 수익과 지출에 관한 운영계획안을 말한다. 운영계획안은 병원회계를 구체화한 것이다. 병원예산통제는 병원예산과 운영실적을 분석 및 검토하고, 병원사업을 효율적으로 증진하고자 하는 것이다. 병원예산통제를 실시하는 목적은 병원사업계획의 효율성을 제고하기 위해서이다. 따라서 병원계획과 병원통제는 서로 조화되어야 한다.

병원예산은 국가공공예산과 형식적으로 비슷하지만, 본질적으로 다르다. 공공예산은 단순한 국가운영의 지침이며, 국회가 정부에게 재정권을 부여하는 형식이다. 그러나 병원예산은 병원사업활동의 효율을 증진시키기 위해 병원경영관리의 도구로서 병원사업활동의 목표가 된다. 그러나 병원관리운영이 국가공공예산의 적용을 받더라도, 병원사업의 예산제도를 운영할 수 있다.

1. 병원예산통제의 고려사항

병원예산통제를 실시할 때 고려해야 할 사항은 다음과 같다.

(1) 병원조직을 부분별로 명확하게 해야 한다. 왜냐하면 병원의 부분별 조직을 바탕으로 각 부분마다 예산이 편성되고, 이것을 종합하여 총 병원예산을 수립하기 때문이다 (2) 병원예산을 통제하기 위해 적합한 병원회계제도를 실시해야 한다. (3) 병원예산과 병원운영실적의 비교를 용이하게 하기 위해 부기계산과 일치시킨다. (4) 병원예산통제의 조직, 예컨대 병원예산위원회를 구성한다. 종합적인 병원예산은 병원기획실에서 편성한다. 병원예산위원장은 병원장으로 하고, 예산편성책임자는 각 부분의 책임자로 한다.

2. 병원예산편성 및 집행과정

병원예산편성 및 집행은 다음과 같이 예산편성·예산실행·예산수정·예산보고·예산차이분석 등으로 이루어진다.

(1) 병원예산기간은 원칙적으로 1년 이하로 한정한다. 일반적으로 병원회계기간은 1년으로 하고 있으며, 연간 예산을 기본예산으로 한다. 단, 실행예산은 분기별로 편성한다.

(2) 병원예산편성은 병원조직단위를 바탕으로 부분예산을 종합한다. 각 부분예산은 상호 밀접한 관련성을 가지고 있으므로 각 부분예산은 균형과 조정이 이루어져야 한다. 병원예산편성 책임은 병원운영계획을 바탕으로 종합병원에서는 기획실장이, 의원급에서는 사무국장이 지는 것이 일반적이다. 최종적으로 병원예산위원회를 거쳐 병원장이 승인한다.

그리고 예산편성 방침에 따라 부분별 예산을 작성하여 일정기간 안에 기획실장이나 사무장에게 제출한다. 기획실장은 이를 검토하여 각 부분의 예산안을 상호 조정한 후에 집계하며, 기획실에서는 관리부예산(안)·자본지출예산(안)·현금지출예산(안) 등을 작성하여 종합예산안을 편성한다. 자본지출예산(안)은 설비예산과 투자예산으로 나누어지며, 설비예산은 자본적 지출이 있는 예산으로 자산신설·설비개량에 관한 예산이다. 자본적 지출은 병원의 재정상태에 영향을 주게 되므로 신중한 배려가 요구된다. 현금지출예산(안)은 현금예산으로서 월별 현금수입과 지출을 적정하게 계획한 것이다.

(3) 병원예산실행은 편성된 예산이 기본예산이므로 기본예산에 따라 4분기로 실행예산을 편성한다. 예산의 수정이 필요한 경우, 기본 예산은 그대로 유지하고 실행예산을 수정한다. 실행예산을 월별로 분리하여 월별예산을 작성하고, 매월 예산과 실적을 비교 및 검토할 수 있도록 한다. 병원예산의 실행을 기록할 때, 장부를 준비해야 한다. 물품주문이나 지출예산을 통제할 때, 예산 상태를 명확히 할 수 없기 때문이다.

(4) 병원예산수정은 분기마다 실행예산에 삽입되는 것으로서 예산의 탄력성을 부여하기 위해서는 예산의 유용방법을 잘 검토해야 한다. 유용할 때에는 과목을 한정하거나 유용금지과목을 설정해 두고 이외의 과목은 자유롭게 유용하는 것이 좋다. 예산수정은 분기별 실행예산에 삽입되는 것이지만 원칙적으로는 예산편성과 같은 절차를 거쳐 결정되어야 할 것이다. 따라서 병원예산수정은 예산통제로 활용할 수 있다.

(5) 병원예산집행상황은 병원예산통제의 목적을 달성하기 위해 예산실적 보고서를 월별로 작성할 필요가 있다.

(6) 병원예산차이분석은 예산기간이 끝났을 때 각 예산에 대한 실행예산과 실적예산과의 차이를 조사·분석하여 차액발생의 원인을 규명해야 한다. 특히, 예산차이 분석은 예산 집행 책임자가 차액발생 이유에 대한 설명서를 제출하던가, 차이기준을 세밀히 정하여 허용한계를 초과한 경우 이유서를 요구하는 것이 합리적이다.

제5절 병원회계감사

회계감사는 국가나 지방 공공단체 및 일반 기업체와 마찬가지로 병원에 있어서도 필요불가결하다. 회계감사의 대표적인 예로 감사원의 검사·국세청의 조사·공인회계사의 감사 등을 들 수 있다. 회계감사의 대상은 회계기록이며, 회계기록은 타인이 작성해야 한다. 회계감사란 이렇게 작성된 회계기록의 적부에 관한 비판적 검증이라 할 수 있다. 회계감사를 실시하는 목적은 병원의 재정상태를 분석 및 평가와 경영성적을 판정하기 위한 데 있다.

회계감사의 종류에는 정밀검사·대차대조표감사·재무제표감사·특수감사 등이 있다. 또한 회계감사를 실시한 사람에 따라 내부감사와 외부감사로 나눌 수 있다. 회계감사 결과는 감사가 끝나는 대로 내부 감사의 경우에는 경영자에게, 외부감사의 경우에는 의뢰한 사람에게 보고한다.

병원회계감사는 병원회계 원칙에 따라야 한다. 현재 우리나라는 병원회계준칙(안)에 따라 병원회계원칙을 권장하고 있다. 병원은 기업경영의 원칙을 도외시할 수 없기 때문에 일반 기업회계에 대한 감사와 병원회계 원칙에 의한 감사를 중심으로 실시하는 것이 합리적이다. 그러나 병원은 비영리적인 단체이므로 병원의 공공성을 감사하는 데 대한 배려가 있어야 한다.

제6절 병원비용의 통제

병원의 발상지인 서구는 의료수요의 양적 증대·질적 변화·의료비의 앙등과 의료인력의 부족 등으로 인해 위기를 겪고 있다. 국가가 부담하는 총 의료비 중에서 병원의료비가 차지하는 비율이 50%를 상회하고 있고, 병원의료비는 소비자 물가상승률보다 훨씬 높은 비율로 증가하고 있다.

우리나라에서도 최근 10년간 의료비상승률은 소비자 물가 상승률의 2.5배에 달했다. 또한 우리나라 의료기관 100병상당 총 인력 평균은 150명으로서 병원의료비 중 인건비가 차지하는 비율이 약 50%, 재료비의 비중이 30%, 관리비가 20%를 차지하고 있다. 병원의료비의 증가추세는 병원이 의료비 증가를 주도하고 있음을 시사하고 있다. 총 의료비 중에서 병원의료비가 차지하는 비율이 이렇게 큰만큼 병원의료비의 절감을 위해 병원의 합리적인 운영방법을 모색하는 것이 중요한 과제라고 할 수 있다. 이러한 견지에서 병원비용의 통제방안을 일반적인 비용통제와 구체적인 비용통제 방안을 중심으로 알아보고자 한다.

1. 병원비용통제 방법

일반적인 병원비용통제 방법으로는 예산제도·의료서비스통합·구매조절·운영방법개선·직원감축·위원회 활동 등을 들 수 있다. 병원예산제도의 통제방법으로는, 효과적인 예산 수립을 위해 예산시한을 각 부서장의 책임하에서 수립하여 예산통제부에서 조정·집계하는 것을 예로 들 수 있다. 이때 예산과 실제집행 사이에 차이가 발생하면, 예산변동보고서를 작성하여 검토해야 한다.

병원서비스 통합은 장기적인 안목에서 세밀히 분석한 후 결정한다. 병원 내에 서비스통합은 원래 계획된 능력에 비해서 이용률이 현저히 낮아서 적자 발생요인이 되고 있을 때, 폐쇄시키거나 비슷한 업무를 행하는 다른 부서로부터 두 가지 업무를 담당하게 한다. 예를 들어 야간응급실 수급요원과 경비요원을 겸직시킨다. 또한 2개 병원간의 서비스를 통합시키는 방법은 세탁물 처리시설의 공동이용·컴퓨터의 공동이용·의료기기의 공동이용·공동구매 등을 들 수 있다.

구매조절은 비싼 의료장비를 구매할 때 개개의 구매항목별로 세부검토가 선행되어야 한다. 구매품목의 우선 순위를 결정하는 일반수칙과 자금운영계획 등이 마련되어야 한다. 또한 구매자금을 절약할 수 있는 방법은 공개경쟁입찰과 정기적 주문량을 활용한다.

운영방법개선을 통한 병원비용 절감을 위해서는 사전에 운영방법개선에 관한 충분한 분석과 고찰이 필요하다. 병원직원감축을 통한 병원비용 절감이 좋은 예가 된다. 병원직원감축 계획은 개별여건을 중심으로 철저하고 조심스러운 분석이 조직과별로 행해져야 한다. 병원직원의 적정수준의 결정은 병원의 전반적인 사항과 일치되어야 하기 때문에 병원인력을 채용하기 전에 적정수준을 결정하는 것이 최선의 인력감축방법이 된다. 인건비는 비용절감 방법의 가장 중요한 요소이므로 신규채용의 요구가 있을 때 현재인원을 최대로 활용하는 방법도 모색해야 할 것이다.

위원회는 병원비용 통제를 위해 구성하는 만큼 위원회의 효과적인 운영을 위해서는 구체적인 문제를 제기시켜 빠른 기간 이내에 구체적인 해결방법을 얻을 수 있도록 한다.

<표 9-1>은 병원비용 절감사례를 나타내고 있다. 표를 통해, 병원비용통제는 구매조절과 위원회 활용을 통한 방법이 많고, 서비스 통합이 가장 적으며, 병원경상비용의 절감방법은 재료비를 통한 사례가 가장 많다는 것을 알 수 있다.

<표 9-1> 병원 비용 절감 사례

예산제도	서비스통합	구매조절	운영개선	위원회	직원감축	인건비	재료비	관리비
58.3	41.7	83.3	66.6	83.6	58.3	38.9	61.7	50.0

2. 병원경상운영비용 통제방법

병원경상비용인 인건비·재료비·관리비 등에 대한 통제를 통해 병원비용을 절감할 수 있다.

인건비는 병원행정전문인사 담당자를 채용하여 병원인사위원회를 통해 병원인력을 적재적소에 배치하여, 최소한의 필요인력으로 운영함으로써 절감할 수 있다. 그리고 기존인력을 최대로 활용하되, 환자가 방문이 집중되는 시간은 환자들의 병원방문시간을 적정인력에 맞게 조정하면서, 예약제도를 실시하는 것이 바람직하다.

또한 방문하는 환자 수를 조절하는 방법으로는 직원의 근무시간을 달리하거나, 방문한 날짜에 몇 시간을 기다릴 것인가, 아니면 예약을 하고 다음날에 즉시 진료를 받을 것인가 선택권을 주는 방법도 있다. 또는 외래환자에게 접수와 동시에 포켓 벨(휴대용 호출기)을 지급하여 병원근처에서 개인의 일상적인 생활을 할 수 있도록 하고 진료시간에 호출하는 것도 한 방법이다.

그러나 가장 중요한 것은 최소한의 병원의 필요인력이 얼마인가를 연구 검토하여 적정인력을 유지하는 방법이다. 한 연구에 의하면 100병상당 총 병원인력은 150명으로 의사 28.7명, 간호사 57.5명, 약사 2.8명, 의료기사 8.6명, 관리지원 51.5명인 것으로 보고되고 있다.

재료비를 통한 병원비용을 절감 방법은 다음과 같다. (1) 구매계약은 공개경쟁입찰을 원칙으로 한다. (2) 간단한 물품부터 2개 병원 이상이 공동구매제도를 도입한다. (3) 대한병원협회 산하에 구매조합을 설치하여 운영한다. (4) 의료장비를 구입할 때 사후정비를 반드시 규정해 둔다. (5) 물품가격 및 구매조건에 대한 시장조사와 정보교환을 강화한다. (6) 의료품을 품목별로 합리적인 발주 계획서를 작성한다. (7) 약사위원회를 통한 약품선정에 공정을 기한다. (8) 위생재료물품 중 재생 가능한 품목을 조사하여 재생여부 및 경제성을 검토하여 재생하여 사용한다. (9) 표준소모품을 정하여 소모량의 적정여부를 통제한다. (10) 처치용 물품의 청구는 처치 처방에 의하여 물품을 절약한다. (11) 재고조사는 ABC관리법으로 한다.

관리비를 통하여 병원비용을 절감시킬 수 있는 방법으로는, 우선 에너지 비용을 절감하기 위해 최초의 건축비와 차후 운영비를 비교·분석하여 과감한 투자를 하는 방법을 생각할 수 있다. 또한 자체 지하수를 개발하여 수도요금을 절약하고, 전기요금을 절약하기 위하여 소등할 수 있도록 스위치를 많이 설치한다. 그밖에 연료비를 절감하는 방안들을 연구 검토해야 한다. 이런 방법 이외에도 직원들을 대상으로 한 원내 교육과 전략에 대한 보상 제도가 큰 효과를 발휘할 것으로 사료된다.

제7절 병원원가 통제계획

원가란, 환자에게 의료를 제공하기 위해 소비된 경제가치를 말한다. 보통 화폐가치로 표시하는데, 직접 의료에 사용한 가치 및 의료의 보조업무와 병원운영의 관리비용을 포함한다.

원가계산을 실시하는 목적은 병원의 운영능률을 증진시키고 견제성을 실현하기 위하는 데 있다. 원가계산은 병원 내부 관리에서 진료보수 형성의 자료제공을 위하여 실시한다. 이를 통해 얻어진 자료는 예산 편성에 큰 도움이 된다.

원가계산은 사후원가계산과 개별 및 종합원가계산으로 나뉜다. 실제의 소비가치를 기초로 하여 계산한 것이 사후원가계산이다. 소비된 원가를 직접 계산한 것을 개별원가계산이라 하고, 일정한 기간동안의 소비된 원가를 계산하고 이를 그 기간의 총 생산량에 대하여 단위당 평균 원가를 구하는 방법이 종합원가 계산이다.

완전히 원가계산을 행하는 기간은 1년이다. 이를 회계연도로 보는 것이 통례이고, 일반적으로 원가 계산기간은 1개월로 한다.

원가계산은 단위별로 원가를 계산한 것으로서 먼저 원가를 요소별로 파악하고 그 다음에 부분별로 집계한 후 마지막으로 단위별로 계산한다. 원가요소는 인건비 · 재료비 · 관리비로 분류되지만, 이는 다시 재무회계의 개정과목에 따라 세분화된다.

인건비는 의료행위를 하는 데 직접 · 간접으로 소비되는 노동력의 원가이며, 일반적으로 임금 · 직원상여수당 · 퇴직금 · 교육훈련비 등이다.

재료비는 의료행위를 위해 직접 · 간접으로 소비되는 물품의 원가를 말하며, 진료 보조비 · 약품비용 · 의료소모품비용 · 급식재료비 · 연료비 등이다.

관리비는 일반적으로 인건비와 재료비를 제외한 원가요소를 관리비라 할 수 있다. 감가상각비는 건물 · 기계 · 차량 · 비품 등이 대상이다. 원가부분은 각종 원가요소를 그 발생 장소마다 집계하기 위해 설정된 계산상의 구분인데, 원칙적으로 병원의 조직단위에 기초를 둔다.

예를 들어 병원조직을 단위로 원가부분을 보면 환자부분, 진료부분, 업무부분 등으로 나눈다. 부분별 계산은 귀속 가능성에 따라 개별 비용과 공통 비용으로 나뉘어지는데, 일반적으로 발생하는 것을 공통 비용이라 한다.

원가단위는 병원의 원가계산에 매우 중요하며 어려운 문제이다. 따라서 원가단위 결정은 통일적으로 선정되어야 한다. 실천 가능한 것을 선택해야 하고 여러 측면에서 원가단위를 설정해야 한다. 마지막으로 특수원가 조사는 원가계산에 대한 보충적인 원가 분석인데, 일반적으로 새로운 기술을 도입하고자 할 때 또는 전체적인 원가를 사용하여 작업능률을 판단하려고 할 때 사용한다.

제8절 사례연구

(사례연구 1) 손익분기점 분석

다음 공공병원은 병원경영에 대한 손익분기점을 산출하고자 한다. 고정비용은 2,000,000원이고, 단위당 변동비용은 15원이며, 단위당 판매가격은 20원이다.

1) 공공병원의 총수익은 얼마이며 손익분기점의 총 매출 수량은 얼마인가?

2) 또한 공헌이익률은 얼마인가?

(사례연구 2) 재고관리

공공병원이 AF 약품의 경제적 주문량을 결정하고자 한다. AF 약품에 대한 연간 수요량은 6,400개이며, 연간 단위당 재고유지비는 100원, 1회 주문당 비용은 50원이다. 또한 공공병원의 연간 의료 서비스 일수는 365일이며, 주문일로부터 제품창고에 도착하는 데는 3일이 소요된다고 한다.

1) 총재고 비용을 최소화하기 위한 경제적 1회 주문량(EOQ)를 계산하라.

2) 재 주문점, 즉 주문시점에서의 AF 약품의 재고 수준은 몇 개인가?

3) EOQ를 토대로 한 연간 총 재고비용은 얼마인가?

(사례연구 3) PERT-CPM

공공병원의 증설계획인 프로젝트의 진행 계획표는 <표 9-2>와 같다.

<표 9-2>

진행계획표	기 간
1~2	5 일
1~3	8 일
1~4	9 일
2~4	6 일
3~4	7 일
3~5	13 일
4~5	10 일

1) 진행계획표를 PERT network 모형으로 작성하라.

2) 각 단계의 TE와 TL, Slack을 계산하고 익로경로(critical path)를 찾아라.

(사례연구 4) 병원비용 절감

A종합병원의 병원장은 병원경상운영비가 B종합병원에 비해 2배 정도로 과다하게 지출되는 것을 인지하고 긴급간부회의를 소집했다.

1) 병원비용을 절감할 수 있는 사례를 연구해 보자.

2) 병원경상운영비중 관리운영비를 절감할 수 있는 방법을 제시해 보자.

3) 병원비용통제 방법에서 병원서비스통합과 구매조절의 사례를 제시해 보자.

(사례연구 5) 면회시간 통제

A공공종합병원은 1일 4시간 이외의 면회시간을 엄격히 제한하고 있다.

1) 문병객들의 면회시간을 제한하고 있는 가장 중요한 이유를 설명해 보자.

2) 문병객과 환자의 입장을 각각 생각해 보자.

3) 노약자와 어린이의 문병객은 제한하는 이유도 생각해 보자.

Q. 면회시간 왜 제한하나?

대부분의 병원이 하루 4시간 가량의 면회시간 외에는 문병객들의 면회를 제한하고 있다. 모두가 바쁘게 살아가는 요즈음, 아무때나 와서 면회할 수 있게 하지 왜 굳이 면회시간을 제한하는 걸까?

가장 중요한 이유는 환자의 안정을 위해서다. 문병을 오는 사람들이 모두 환자를 걱정해서 오는 것은 사실이지만, 환자 입장에서 문병객은 어쨌거나 손님이라서 부담스럽게 마련이다. "그냥 누워 있으라"는 문병객의 인사말은 진심이겠지만, 손님이 오면 자리에서 일어나거나 대접을 해야 한다고 생각하는 것은 환자들도 마찬가지이다. 그로 인해 환자의 휴식과 안정은 빼앗기게 된다.

A. 환자의 휴식·안정 필요, 세균 감염위험 억제

면회로 인해 환자가 받는 정신적 스트레스도 생각 외로 크다. 환자가 된 자신의 모습을 초라하거나 부끄럽다고 생각하여, 되도록 다른 사람에게 보이지 않으려는 환자도 많다.

게다가 2~6명의 환자가 함께 한 병실을 쓰는 경우가 대부분이라는 점도 고려해야 한다. 자신을 위해 찾아온 손님이야 고맙겠지만, 옆 침상의 환자를 만나러 온 손님까지 반가울리는 만무하다.

또 여러 사람이 들락거리는 것은 세균감염의 위험도 높인다. 면역력이 약한 어린이나 노약자는 면회를 위해 병원에 왔다가 오히려 병을 얻을 수도 있다.

/ 박재영·의사·'청년의사' 편집주간

제3편 병원관리 각론

제10장

병원인사관리

제1절 병원인사관리의 개념

1. 병원인사관리 정의

T. G. Spates는 인사관리(personal administration)를 "각 개인이 그의 능력을 최대한으로 발휘함으로써 자기 자신과 자기와 같이 일하는 집단의 최대 성과를 올릴 수 있도록 사람을 조직하고 다루는 제 기술의 규칙"이라고 정의하고 있다.

그리고 P. Pigors와 C. A. Myers도 인사관리를 이와 유사하게 정의했는데, 이들에 의하면, "훌륭한 인간관리(good personnel management)란 각자의 능력을 최대한으로 발휘시켜 개인이 그 자신의 작업에서 최대의 만족을 얻고, 근로집단의 일원으로도 만족을 얻을 수 있도록 조력하는 것"이다. 또한 Dale Yoder의 정의도 거의 같다. 그는 인사관리를 "사람들로 하여금 그들의 직장에 대하여 최대의 공헌을 하게끔 하고 또한 최대의 만족을 할 수 있도록 조력하고, 지도하는 기능 내지 활동"이라고 정의하였다.

병원 역시 인간조직의 하나이므로 이러한 인사관리의 정의를 병원의 인사관리에도 그대로 적용할 수 있다. 즉, 병원의 인사관리란 병원조직의 구성원들로 하여금 그들에게 인간적 만족감을 얻게 하고 잠재적인 능력을 스스로 최대한 발휘하도록 하여, 그가 속한 병원조직이 지향하는 목적달성을 위해 효율적인 것이 될 수 있게끔 공헌하도록 지도하며 육성하는 방법이라고 할 수 있다. 말하자면, 병원인사관리는 인간관리과정에서 병원인력의 잠재적인 능력이 최대한 발휘될 수 있도록 인력을 효율적으로 활용하고, 그로부터 발생되는 병원조직 내의 제반 인사문제를 효과적으로 방지 및 해결하기 위한 병원관리기능이라고 할 수 있다.

2. 병원인사관리의 역할

인사활동의 조직은 병원장을 중심으로 인사과장 산하에 교육훈련 · 복리후생 · 임금관리 · 노사관계 · 채용 및 제도 · 인사조사 등을 둔다. 교육훈련은 병원인력의 교육훈련 프로그램 및 훈련내용 · 훈련방법 · 훈련평가 등을 실시한다. 복리후생은 휴게실 및 탈의실 제공 · 우편 및 은행지점 신설 · 기숙사 시설 · 차령운행 및 건강관리 · 근무시간 조정 및 휴가 등을 실시한다. 임금관리는 직무분석 및 직무평가 · 업무표준설정 · 임금조사 · 적정임금관리 등에 관한 업무를 담당한다. 노사관계는 집단교섭 · 사기조사 · 제한제도 등을 실시한다. 채용 및 제도담당은 모집 · 면접시험 · 배치 · 신입사원의 예비교육 등에 대한 것을 실시한다. 인사조사담당은 기록 및 보고 · 통계분석 · 인사제도 · 인사조사 · 인사감사 등을 실시한다.

인사활동의 관리부서가 병원인력을 직무분석 및 평가에 따라 채용관리하고, 채용된 인력을 배치하는 것은 <그림 10-1, 10-2>와 같다. 그리고 인사고가에 따라 승진 또는 징계 및 해고를 실시하는 것 외에 병원인력의 교육훈련과 병원인의 임금관리 및 복리 후생시설을 관장하는 병원인사조직의 역할이다.

병원인사행정체계는 병원의 인사방침 및 인사법령에 따라 채용하기 위해 병원인력을 모집 · 시험 · 배치하며 병원인력의 능력발전을 위하여 훈련 · 근무평정 · 승진 · 전보 등을 실시한다. 더 나아가, 근무의욕을 앙양시키기 위해 보수 · 인간관계 · 자기완성을 실현할 수 있는 인사행정을 도모한다.

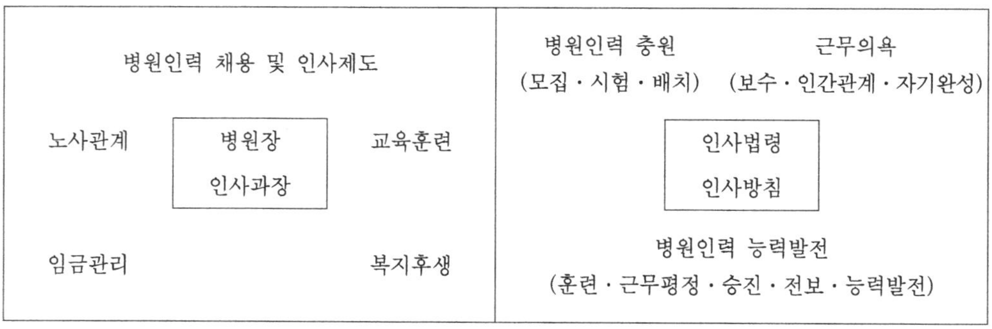

<그림 10-1> 병원인사관리부서의 조직활동 <그림 10-2> 병원인사행정체계

제2절 병원인력의 직무분석과 인사관리

병원은 그 규모에 따라 전반적인 고용계획을 수립한다. 이 계획에 의거 채용・훈련・배치・승진・해고 및 퇴직 등의 통제방법과 그 절차가 수립된다. 병원인사관리는 채용부터 시작한다. 각 병원조직의 활동이 시작되거나 기존 조직의 증원・공석을 보충하려면 병원인력을 채용해야 하기 때문이다. 따라서 병원은 유능한 병원인력을 채용하여 적합한 직위에 배치함으로서 병원진료생산성을 향상시킬 수 있다. 이를 위해 직무분석을 실시하여 각 직무의 성격을 결정해야 한다. 이에 따라 채용절차・배치・이동・승진 및 퇴직 등이 이루어진다. 그러므로 효율적인 병원인사관리가 수행되기 위해서는 직업분석이 선행되어야 한다.

1. 병원인력의 직무분석

(1) 직무분석의 개념

D. Yoder는 "직무분석이란 각 직업에 관한 제 사실(the facts with respect to each job)을 발견하여 기술하는 절차"라고 정의했고, J. F. Mee는 "직무분석을 특정 직무를 위해 기본요건을 조직하는 방법"이라고 정의했다.

이를 정리하면, 직무분석은 각 직무의 직위기술・권한과 책임・직원의 자격・직무가 요구하는 상태・임금・승진기회 등을 분석 검토하여 그 직무의 성격을 결정하는 것이라고 할 수 있다. 따라서 병원인사담당자는 직무분석의 실행을 위해 직무분석 방법・직무평가 등에 관하여 사전에 인식할 필요가 있다.

(2) 병원직무분석의 방법

직무분석은 직무의 능률적인 수행에 필요한 병원인력의 자격요건을 명확히 제시한다. 이런 취지에 따라 직무를 분석하자면 다음 공식을 고려해야 한다. 병원인력이 (a) 무엇을 해야 하는가 (b) 어떤 방법으로 하는가 (c) 왜 하는가 (d) 직무를 수행하는 데 필요한 숙련은 무엇인가 등을 명확하게 해야 한다. 이들 네 가지 요건은 직무분석으로 공식화되어 있다. 일반적으로 이를 직무분석 공식이라고 한다.

직무분석 방법으로는 면접방법, 질문서방법, 종합방법이 있다. 면접방법은 숙련된 직무조사원이 개개의 감독자나 직원을 면접하고 관찰을 병용해서 직무를 분석하는 방법으로 오늘날 가장 널리 알려진 방법이다.

질문서방법은 직무에 관한 지식을 얻기 위해서 직무의 모든 국면과 직무가 수행되는 환경에 대하여 질문서를 작성하여 해당 직무의 병원인력으로 하여금 직접 기입케 하는 방법이다.

종합방식은 면접방법과 질문서방법을 종합하여 양자가 지니는 장점을 살리고 단점을 제거하는 방법이다. 그러나 이 경우 질문서방법에 중점을 두고 면접방법을 경시하는 경우가 있어 주의를 요한다.

(3) 직무분석의 목적

직무분석의 목적은 직무평가의 기초자료를 제공하고, 권한과 책임의 한계를 명확히 제공하며, 직무분석을 통해 직무기술서나 직무명세서를 작성하여 직무를 평가하는 데 있다. 즉, 직무평가의 자료제공, 책임과 권한 확정, 승진 및 임용의 기초, 교육훈련의 자료, 업무개선 등이 그 목적이다.

(4) 병원직무기술서와 직무명세서

직무분석의 방법에 따라 육하원칙에 의해 조사·분석하면, 그 결과를 직무조사서에 기입한다. 이를 직무기술서라고 한다. 직무기술서는 직무분석 결과 얻어진 직무에 관한 중요한 사실과 정보자료를 모든 사람이 이해하기 쉽도록 간략하게 정의하여 기록한 서식이다. 즉, 채용·급여결정·승진·배치 및 훈련 등을 기록한 인사관리의 기초자료이다. 그 내용은 직무의 성격과 직무에 필요한 인적 요건으로 구성된다.

간호감독의 직무기술서를 예로 들어보자. 직무기술서는 직무기능·임무와 책임·교육 및 경험 등을 서술하는데, 직무기능은 해당 진료의 내과 간호감독의 업무를 전반적으로 관리하는 책임을 진다고 서술한다. 임무와 책임은 환자와 간호요원에게 병원방침을 알려주고 간호요원의 지도 및 업무를 수행·평가한다는 것을 서술한다. 교육은 간호학사 학위를 소지한 면허 간호사이어야 하고, 경험은 내과 간호감독의 경우 주로 성인내과 환자간호분야에서 2~3년 경력의 소유자로 한다고 서술한다.

병원직무분석

모든 직무에 관련된 사항을 수집하는 과정

↓ (직무기술서 작성)

병원직무기술서

- 직무 명칭
- 지 위
- 직무요약
- 임 무
- 의료장비
- 사용될 자료와 양식
- 감 독
- 작업환경
- 위험성

↓ (직무수행에 필요한 자격은 직무명세서에 따라 결정 및 기술됨)

병원직무명세서

- 교 육
- 경 력
- 훈 련
- 판 단
- 동 기
- 창의력
- 책임성
- 신체적 노력
- 대화 기술
- 감정 특성
- 시력 또는 청력 등

<그림 10-3> 병원직무기술서와 직무명세서

직무명세서는 직무기술서를 작성한 후 최종적으로 각 직무에 필요한 자격요건을 직무기술서에서 찾아내어 더욱 상세하게 기술한 것이다. 말하자면, 직무의 내용보다도 직무에 요구되는 인적 요건에 중점을 두어 정리한 인사문서이다(직무명세서의 구체적인 사례는 제5

절 병원인력의 자격요건 참조).

요즘은 직무기술서와 직무명세서를 혼합한 방식을 많이 사용하고 있다. 직무기술서와 명세서의 관계를 그림으로 표시해 보면 <그림 10-3>과 같다. 먼저 직무분석이 실시된 다음에 직무기술서를 작성하는데, 여기에는 직무지위 · 직무의 개요 · 임무 · 작업조건 등을 기술한다. 직무명세서는 직무기술서를 작성한 다음 직무기술서를 기초로 더욱 상세하게 인적 요건을 기술한다. 즉, 교육 · 경력 · 훈련 · 판단 · 창의력 · 숙련 · 책임성 등을 기술한다.

(5) 병원직무평가

A) 병원직무평가의 개념

Pigors와 Myers는 직무평가를 어떤 조직에 있어서 개개의 직무의 가치를 동일 조직내의 다른 업무와 관련하여 결정하는 체계적인 방법이라고 정의하고 있다. 또한 C. W. Lytle은 조직분석의 연장으로서 그 의의가 있고 직무의 상대적 가치를 결정하여 적정한 임금구성에 반영시켜 조정하는 것에 대한 표준절차라고 한다.

병원직무평가도 이러한 직무평가의 기본 개념과 다르지 않다. 즉, 병원직무평가란 병원직무가 요구하는 지식 · 숙련 · 노력 · 책임 · 직무조건 등을 평가요소로 하여 각 병원직무의 상대적 가치를 체계적으로 평가하는 것이라고 할 수 있다.

그리고 E. Lanham에 의하면, 직무평가는 다음과 같은 과정을 포함한다. (a) 직무에 관한 사실을 파악 및 분석하고 (b) 이들 사실을 직무기술서에 정리한다 (c) 그 직무기술서를 기초로 하여 평가방법에 의해 직무를 평가하고 (d) 그 평가를 기초로 하여 직무보수를 결정하는 과정이다.

병원이 이러한 병원직무평가를 실행하는 주된 이유는 병원인력간의 임금격차를 보다 합리적으로 결정해야 하기 때문이다.

B) 직무평가 요인

직무평가의 요소로 가장 대표적인 것이 '라이틀'의 요소이다. 이는 현재 미국에서 널리 보급되어 거의 표준화되어 있는 평가요소이다. '라이틀' 요소는 숙련·노력·책임·작업조건 등을 포함하고 있다. 이 이외에 '오티스' 직무평가 요소도 있다. 현재 '라이틀' 평가요소가 직무의 모든 면을 포괄하면서 비교적 간편하기 때문에 미국에서 가장 널리 활용되고 있고, 우리나라에서도 많이 사용하고 있다.

C) 병원직무평가 방법

직무평가 방법에는 서열법·분류법·점수법 등이 있다. 서열법은 포괄적인 판단에 의해 직무가치를 판단하는 방법으로 등급법이라고도 한다. 각 병원직무의 중요도에 따라 서열을 매기는 방법이다. 서열법은 등급을 곧바로 매길 수 있는 장점과 등급을 매기기 위한 표준이 없다는 단점이 있다.

분류법은 먼저 각 병원직무를 사전에 병원조직내의 가장 중심이 되는 10종 전후의 기본직무를 선정하고, 이를 요소별로 분류하여 점수 대신에 보수의 금액으로 평가하며, 다른 모든 병원직무는 이 기준의 직무와 비교하여 각각의 보수를 결정하는 방법이다. 근무평정척도를 설정해 놓으면 타 직무를 평가하는 데는 유용하지만 많은 시간을 요구한다는 단점이 있다.

점수법은 앞의 평가방법처럼 병원직무를 전체적으로 파악하여 직무를 결정하는 것이 아니라, 이들 병원직무를 각 요소로 분류하여 숫자를 사용함으로서 보다 구체적으로 병원직무의 가치를 결정하는 것이다. 근무평가척도는 신뢰성에는 장점이 있는 데 반해 직무의 상대적 가치를 위해서는 고도의 숙련이 필요하다는 단점이 있다.

2. 병원인력의 채용관리

병원인력 채용관리는 병원인사관리에서 첫번째 관리 기능으로서 직무분석을 통해 채용기준을 수립한 다음 병원경영에 필요한 의료인력을 소요인력 만큼 채용절차에 따라 모집·선발하는 과정이다.

병원소요인력 추정과정은 <그림 10-4>와 같다. 제1단계는 소요인력을 추정하여 선발한다. 소요인력의 추정절차는 월별·분기별·년별로 의료수요를 추정한다. 제2단계는 병원건축·의료장비·병원조직인력·경상운영·적정병상규모·진료시설·진료과목 등의 전반적인 의료계획을 설정한다. 제3단계는 장기적으로 의사·간호사·약사·의료기사·병원행정직·기능직·노무직 등 직종별로 소요인력을 산출한 후에 보유인력을 추정한다. 이때 이직률, 연령률 등을 고려하여 퇴직자 수·승진자 수·결근자 수로 소멸된 인력을 추정하고, 직종별 부족인력이나 잉여인력을 추정한다. 마지막 제4단계는 병원조직별·병원직종별로 과부족의 병원인력을 조정한다. 조정방법은 배치전환·승진·휴직·고용 등을 고려하여 매주·매달마다 병원인사계획을 수립한 다음에 조정계획을 결정한다

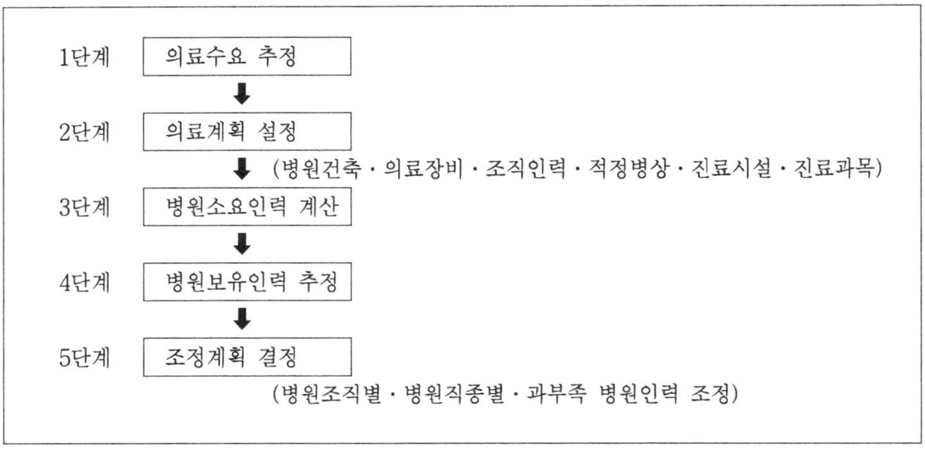

<그림 10-4> 병원 소요인력 추정 과정

병원인력 채용관리에서 중요한 점은 채용기준을 합리적으로 설정해야 한다는 것이다. 이를 위해서는 직무내용을 명료화해야 한다. 즉, 직무명세서를 자료로 하여 적정기준을 확정하고 직무요원 수를 확정한다.

병원인력의 합리적인 채용방법의 선택은 경험적 방법·절충적 방법·과학적 방법 등이 있다. 경험적 방법은 이력서·면접시험·신체검사 등을 통하여 병원인력을 채용하는 방법이다. 과학적 방법은 이력서·필기시험·적성검사 등의 종합적인 판단으로 선별한다. 절충적 방법은 경험적 방법이 객관적인 방법이라고 할 수 없기 때문에 경험적 방법과 과학적 방법을 혼합하여 실시하는 방법이다.

병원인력의 채용과정은 <그림 10-5>와 같이 응시자 접수·예비면접·최종선발·신체검사·채용 및 배치 등으로 이루어진다. 채용절차를 거쳐 선발된 병원인력은 여러 가지 직무

소개와 상급자 및 동급자의 소개 · 병원 운영방침 소개 · 직무의 검토 등의 과정을 거친다. 직무의 검토는 신입사원의 실적 · 적성 · 흥미 등을 파악하기 위해 신입사원이 현 직무에 흥미를 가지고 있는지, 적합한지, 1년에 한 번 또는 수시로 조사하여 병원인사고과에 반영시키는 인사기능을 말한다.

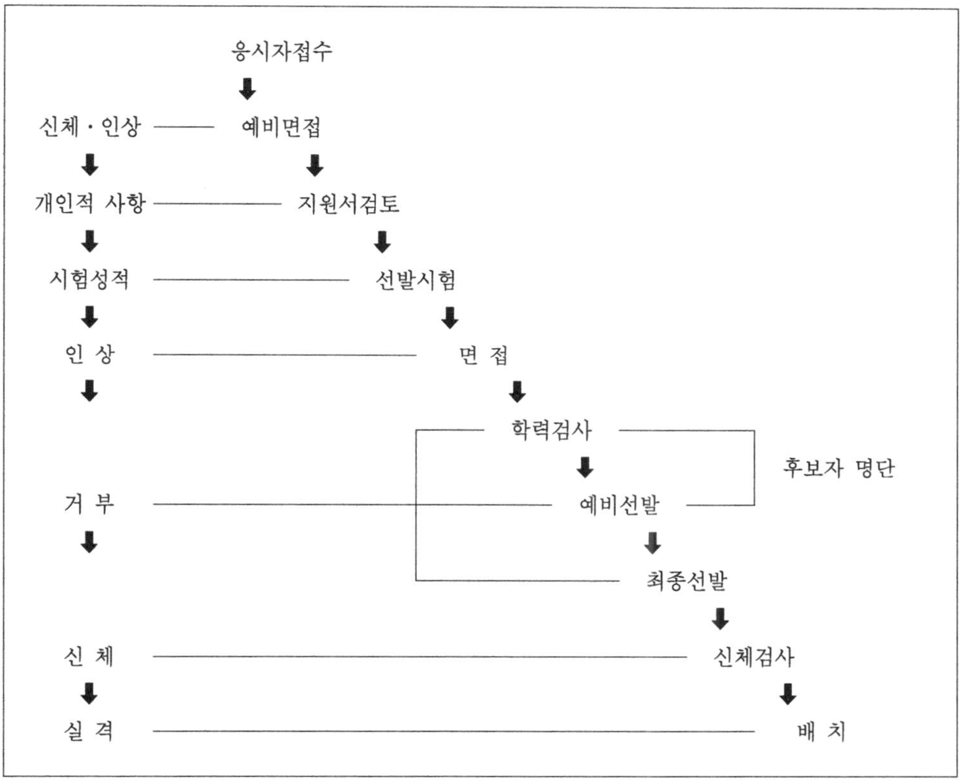

<그림 10-5> 병원인력의 채용과정

3. 병원인력의 배치

병원직무분석을 기초로 필요하다고 판단된 병원인력은 <그림 10-5>와 같은 채용과정을 거쳐 최종 선발된다. 최종 선발된 병원인력은 그 능력에 따라 배치된다. 즉, 기술 · 지능 · 경험 · 연령 · 직무의 임금 · 조건 · 권한 · 책임 등을 고려하여 가장 적합한 직무에 채용된 병원인력을 배치하는 것이다. 이는 직무의 요건과 사람의 요건에 따라서 적재적소에 배치하는 것을 의미한다. 만약 부적격자가 발생하면, 재교육 실시 · 생활지도 · 작업환경개선 · 배치전환 등의 조치를 취한다.

4. 병원인력의 인사고과

병원인사고과는 병원인력의 능력 · 근무성적 · 임금 · 태도 등의 상대적 가치를 객관적으로 평가하는 과정이다. 즉, 병원인사고과는 병원인력이 채용되어 병원직무에 배치된 다음에 그 병원인력에 대한 실적 · 능력 · 성격 등을 제도적으로 기술하고 평가하는 것을 의미한다. 또한 병원인사고과는 승진 · 전보(轉補) · 해직 등의 인사이동의 기준으로서 공평 · 공정한 대우와 병원행정능률을 향상시키는 병원인사정책 수행의 기본적 자료가 된다.

병원인사고과를 실시하는 목적은 병원인력들간의 능력비교 · 잠재적인 재능의 발견 · 임금관리 · 인사이동 · 교육훈련 및 지도의 기초자료로 활용하고자 하는 데 있다.

그리고 병원인사고과를 실시하는 방법으로는 대인비교 · 도식평정척도 · 강제배분 · 항목채점 · 산출기록 · 서열 등이 있다. (1) 대인비교법은 모든 병원인력 중에서 지식 · 능력 · 태도 등이 가장 뛰어난 사람, 보통 사람, 뒤떨어진 사람을 표준적으로 선정하여 평가하는 방법이다. (2) 도식평정척도법은 병원인력의 특질 · 근무행위에 대한 평가요소 등을 결정하고 이를 판단하는 등급을 별도로 표시한 척도로 체크하여 수량화함으로서 총점수로 고과하는 방법이다. (3) 강제배분법은 규모가 큰 종합병원에서 일시에 많은 병원인력을 평가하고자 할 때, 몇 개의 척도를 미리 정해 놓고 강제로 같은 항목에 맞춰 병원인력의 비율을 배분하는 방법이다. 특히 공무원 평정에도 많이 사용하고 있다. (4) 항목채점법은 병원인력의 일상직무의 수행상태를 보고 이미 작성된 체크 리스트 가운데에서 해당 항목에 체크하는 방법이다. (5) 산출기록법은 능률에 대한 판단을 필요로 하지 않는 병원업무에 사용되는 방법으로 일정한 시간 동안에 달성한 성과를 측정하는 방법이다. (6) 서열법은 근무성적이나 능률에 대해서 순위로 서열을 매기는 방법이다.

병원인사고과를 실시하는 데서 나타나는 문제점으로는 병원인사고과 평정자의 태도와 병원인사고과요소의 합리적인 선정을 들 수 있다. 특히, 직무분석을 하지 않고 인사고과 요소를 선정한다는 것은 무의미하다. 이는 병원인사고과자의 편견과 연공서열주의에 대한 집착에 의해 나타난다.

우리나라의 병원 인사고과자는 인사고과에 대한 경험과 훈련이 부족하고, 인사고과 요소의 선정과 직무분석의 정확성 결여되어 있다. 따라서 병원 인사고과자는 병원인사고과에 대한 새로운 인식전환과 인사고과 결과를 공개하는 자세가 필요하다. 또한 병원경영자는 병원인사고과자의 지속적인 훈련과 일선 부서장에게 인사권을 위임하는 병원인사경영 마인드를 가지고 병원조직별로 성과를 측정하여 차별적인 보상제도를 장려하는 것이 바람직하다.

5. 병원인력의 승진

승진이란, 병원인력이 보다 유리한 병원직무에 옮겨 승격된 경우를 말한다. 유리한 병원직무란 직책·위신·임금 등이 상승된 것이다. 그리고 승격은 동일한 병원조직 단위에서 기능의 수준이 높은 직무로 옮겨가는 것이다. 이런 의미로 보면 소규모의 승격이라 할 수 있다. 예를 들어 기능직 1급이 기능직 2급으로 옮겨가는 것이 승격인 것이다.

병원인력의 승진 방침에서 가장 중요한 사항은 능력과 선임권 중에서 어디에 상대적 무게를 주느냐 하는 것이다. 즉, 병원에서 장기 근속한 병원인력이 반드시 우수한 병원인력이라고 할 수 있는지, 또한 병원근속기간에 따라 자동적으로 승진이 된다면 과연 병원인력의 능력을 촉구하는 자극제가 될 수 있는지 의문인 것이다.

따라서 선임권을 기초로 승진후보자가 승진예정 직무에 대한 자격요건이 동등한 경우, 능력을 우선적으로 보아야 할 것이다. 또한 병원근무성적의 기록이나 인사고과를 기초로 누가 보아도 분명히 우수하다고 생각될 때 승진을 시켜야 한다. 그러나 능력이 우수한 자를 승진시킬 때 반드시 과장이나 감독자는 사유를 첨부하여 병원장에게 제출해야 한다.

선임권 결정의 문제는 선임권을 어떤 병원조직단위에서 결정할 것인가 하는 것이다. 예를 들어, 병원경력이 15년이고 현재병원에서 2년 근무한 사람과 병원경력이 12년이고 현재병원에 10년을 근무한 병원인력이 있다면, 후자를 선임권으로 기용한다. 그리고 동일한 병원직종에서 선임권의 선정방법은 최초로 임용된 일자, 이동이나 일시해고, 휴직된 일자를 제외하고 가장 최근에 그 병원직종에 임용된 일자부터 계산한다.

이와 같이 승진방침은 능력중심주의와 선임권제도가 가장 중심적인 문제다. 이외에 고려해야 될 승진방침은 다음과 같다. 보수수준이 높고 보다 좋은 직무에 대한 병원인력의 충원은 외부고용에 의하지 않고 내부승진에 의하여 충원한다는 방침이 필요하다. 이를 위해 병원조직 내부승진에 대한 직급을 설정해야 한다. 승진에 관한 방침에 이의(異意)가 있을 때에는 인정하도록 해야 한다.

또한 병원인사 승진방침에서 중요한 것은 승진에 의한 공석을 미리 공지(公知)하여 전임자의 이직(移職) 이전에 1주일 정도의 희망자를 받아 후임자를 선정해야 하며, 승진준비를 위한 훈련을 사전에 실시하여 새로운 병원직무에 대한 지식이나 기능을 인지하게 함으로써 승진 후에 병원직무의 능률저하를 사전에 대비해야 한다. 그리고 우수한 병원인력이 병원 내외에서 보다 나은 채용의 기회가 있다면 본인 희망대로 할 수 있도록 하여야 할 것이다.

6. 병원인력의 징계 및 해고

병원인력에 대한 징계는 필요하다. 병원이 정해놓은 규칙을 지키지 않은 소수자의 행위가 다른 대다수의 병원인력의 사기를 저하시킨다면 그 소수자에 대한 명확한 벌칙을 갖는 징계방침이 요구되기 때문이다. 병원인력의 징계는 자기억제를 위한 틀을 명확하게 하고 규율을 위반하는 소수자에게 신속한 조치를 강구하는 데 그 목적이 있다.

징계방침을 주지하는 방법은, 병원게시판에다 이용하면 병원직원들에게 형식적인 냉혹한 인상을 주므로 병원장이 개개인의 질문에 답하여 병원신입직원의 교육 때 상세하게 설명하는 것이 바람직하다.

병원규칙을 위반했을 때의 지도 요령은 정기적으로 평가 결과를 알리고 규칙을 위반했을 때 곧 마음을 돌릴 수 있도록 설득하는 방법이 바람직하다. 예를 들어, 병원 원무과장이 "내가 가끔 소리를 치지 않는 한 당신의 근무상태가 좋은 것으로 생각하시오"라고 주의를 준 후 3년 후에 그 원무과 직원이 말하기를 "누구도 나에게 훌륭한 직무를 수행하고 있는가의 여부를 말해 주지 않았는데, 내 근무상태가 좋은지 나쁜지 도무지 알 수 없다"고 말한 적이 있다고 가정할 때, 큰소리로 야단을 쳐서 반감을 사는 것보다 설득을 통하여 병원규칙위반을 지도하는 것이 좋다는 것이다.

징계처분 방법은 어떻게 하는 것이 좋은가? 먼저 구두나 계고로 경고한 뒤, 위반행위를 거듭한 경우에 서면계고로 징계한다. '블랙리스트'를 작성하는 것은 삼가야 한다. 그리고 병원징계위원장은 서면계고로 징계를 했는데도 불구하고 계속적으로 위반행위를 했을 때, 소속된 병원조직의 과장에게 통지하여 일시해고나 출근정지로 징계한다. 그래도 안될 경우

강등이나 강직을 시키고, 최후의 수단으로 해고를 시킨다. 해고를 시켰을 경우 해고의 이유에 대하여 명확한 리스트를 작성하여 철저히 주지시키고, 병원조직의 책임자는 병원직원의 해고에 대한 1차적인 권한을 갖지만 병원최고경영자의 승인을 얻어야 한다.

해고통지를 받은 병원직원은 병원현장을 즉시 떠나야 한다. 만약 떠나지 않으면 그 자체가 해고의 이유가 된다. 최종적으로 해고의 결정은 재검토하는 절차를 두어 부당한 처분을 당한 경우 구제할 수 있는 기회를 준다.

최근 병원구조조정으로 인하여 병원인력의 해고가 증가되고 있지만, 징계에 의한 해고는 감소되고 있다. 그러므로 병원인력에 대한 징계는 병원신규인력을 채용했을 때 시간이나 훈련감독 등에 많은 비용이 요구되기 때문에, 가급적이면 징계로 마무리를 하고 최후의 수단으로서 해고를 선택하는 것이 바람직하다.

제3절 병원인력의 교육과 훈련

1. 병원교육훈련의 개념

병원인력의 교육훈련은 병원 신입직원이 자기가 맡은 직무를 효과적으로 수행할 수 있도록 할뿐만 아니라 이미 채용된 병원직원에게도 기술과 능력을 증진시키기 위해 실시한다. 최근에는 개개의 병원직원뿐만 아니라 병원인력 집단의 능력을 발전시키는 병원조직개발(hospital organizational development)이 병원교육훈련의 과제로 대두되고 있다.

병원교육훈련은 다양한 전문인력의 집합체인 병원조직에 있어서 매우 중요한 일이다. 왜냐하면 의료행위에 관한 새로운 사실·법칙·절차·기술·관리능력 등의 발전을 도모하고, 병원의 업무수행에 있어서 병원인력의 근무태도·습관 및 행위 등에 관하여 영향을 주기 때문이다.

2. 병원교육훈련 유형 및 내용

병원교육훈련의 유형은 병원 신규채용자 과정·병원실무자 과정·병원중간관리자 과정·

병원최고경영자 과정 등이 있다. 그리고 병원교육훈련은 교육 훈령 중에서 어떤 것에 중점을 둘 것인가, 어느 계층의 교육부터 실시한 것인가, 교육훈련의 결과를 병원 인사고과에 반영할 것인가 등에 관한 '병원교육훈련 방침'을 결정해야 한다.

(1) 병원신규채용자 과정

병원신규채용자의 교육은 업무담당에 필요한 예비지식과 새로운 환경에 신속・정확하게 적응시키도록 실시하는 과정이다. 병원신규채용자의 교육훈련 기간은 병원규모에 따라 다르지만 일반적으로 3~4일간 실시된다.

병원신규채용자의 교육훈련 내용은 병원설립 목적과 기능・병원방침・병원조직과 책임 및 권한의 체계・각 병원조직부서와 관계・병원 각 조직부서의 설명과 관리자 소개・병원 인사정책 및 병원행정에 관한 설명・처음 배치된 병원행정부서 및 진료실과 병동에 대한 전반적인 소개 등이다.

(2) 병원실무자 과정

병원실무자를 위한 교육은 현재 근무중인 병원인력을 중심으로 실시하는 현장교육이다. 즉, 병원실무자 과정은 간호과장・의약국장・의료기사실장・의료보험과장・원무과장 등을 대상으로 병원실무자들이 평소 희망하거나 부족하다고 느끼는 것에 초점을 두어 실시한다. 교육내용은 병원업무에 대한 새로운 이론・새로운 의약품과 의료기술의 사용법 등이다.

(3) 병원중간관리자 과정

병원중간관리자 과정은 사무국장・진료지원부장・행정관리부장 등을 대상으로 실시하기 때문에 병원하급관리자에게 영향을 미친다. 그러므로 병원관리자 과정은 인간상호간의 내적인 협력관계를 교육목표로 한다. 병원관리자 과정의 교육내용은 일선 병원실무자를 지휘하기 위한 방법・그 지휘의 새로운 방법・창의적인 방안을 마련하는 방법・인간관계 등이다.

(4) 병원최고경영자 과정

병원최고경영자 과정의 교육대상은 병원장이다. 병원최고경영자 과정의 교육방법은 사례연구・모의연구・그룹토의 등이며, 교육내용은 병원건립계획과 병원운영계획・병원인사관리 · 병원업무 및 정보관리 · 건강보험관리 · 병원조직관리 · 병원비용절감관리 · 병원경영분석 · 재무관리 · 물자 및 원가관리 등이다.

3. 병원교육훈련의 계획

병원교육훈련의 계획은 교육훈련계획 입안 · 교육훈련 담당자 · 교육훈련 시기 · 교육훈련 장소 등을 결정하는 것이다. 교육훈련계획의 입안은 장기적이며 조직적으로 입안하여 교과 과목별로 교육목표 · 교육수준 및 순서 · 시간 수 · 교육내용 · 지도 유의사항 등의 교육과정을 편성한다.

교육훈련은 대규모 병원에서는 중앙교육 담당 부서에서 실시한다. 훈련담당자는 병원의 고유 전문분야의 지식과 경험을 갖고 피훈련자로부터 존경과 신뢰를 받아야 하며, 탁월한 교습법과 교육에 지대한 열의와 인내를 가진 사람이어야 한다.

교육훈련의 시기는 신규채용자는 실무를 수행하기 전 10일 정도의 초보교육을 마친 후에 배치하고, 선배직원과 함께 수습근무를 한 다음 1년이나 6개월 후에 고도의 훈련을 시키는 것이 바람직하다. 그리고 훈련시기는 훈련의 목적 · 병원의 운영방침 · 훈련장소 · 피훈련자의 능력을 조사하여 결정한다. 교육훈련 장소는 집단훈련일 경우 강의실이나 시청각을 이용하고, 개별훈련은 사무실에서 실시한다.

4. 병원교육훈련의 방법

병원교육훈련의 방법에는 통신교육 · 강의실교육 · 시청각응용교육 · 직장순회교육 · 사례연구 · 회의방식교육 · 역할연기 방법 등이 있다.

통신교육은 하나의 장소에 집합시켜 교육시키기가 곤란한 경우 또는 원거리의 분원 직원을 위한 복습교육의 방법으로 활용된다. 반드시 매뉴얼이나 핸드북과 같은 교재가 준비되어야 한다.

강의실교육은 일방적으로 강의를 실시하는 것으로서 지식이나 기술의 교육수단으로 좋으나 가끔 토의식 방법을 가미하는 것이 좋다.

시청각응용교육은 강의식 교육에 교재를 사용하는 것으로서 영화 · 슬라이드 · 텔레비전 ·

오버헤드 프로젝터 등의 교재를 사용하여 주로 의료 기기 부품의 설명이나 수술과정 등에서 사용한다.

직장순회교육은 병원행정직의 경우 일정한 교육훈련에 따라 직장을 순서로 교대시킴으로써 병원경영 전체의 견지에서 직무를 이해시키고, 직무의 상호관계를 터득하게 함으로써 지식과 경험을 높이는 방법이다.

사례연구는 일상병원업무에서 일어나는 실제문제를 중심으로 교재를 준비하여 토론자료를 가지고 강의하는 것이다. 먼저 사례를 예시하고, 해결의 전제가 되는 자료나 정보를 수집한다. 그리고 집단토의를 통해 해결책을 모색하고 해결방안을 검토한다.

회의방식 교육방법은 강의식 방법을 보충한 것으로서 다른 사람의 의견을 듣고 그 의견을 참고로 토의를 전개한 뒤, 회의 지도자가 결론을 종합하는 것이다.

역할연기법은 심리극이라고도 한다. 피훈련자를 실제로 경험시키는 것인데, 이 과정에서 놀랄 만한 아이디어가 나올 수도 있다.

5. 병원교육훈련의 기대효과

병원교육훈련의 가치는 교육의 성과에서 찾을 수 있다. 병원교육훈련을 실시하는 이유는 병원비용의 절감과 의료사고를 감소시키고, 병원업무의 방법을 개선과 병원업무의 습득시간을 단축하고, 의사소통의 개선 및 병원인력의 사기를 향상시키는 것 등을 기대할 수 있기 때문이다.

그러므로 병원교육훈련의 성과는 (1) 병원신규인력이 짧은 시간에 병원조직환경에 대한 친근감을 느낄 수 있고 (2) 단시간 내의 맡은 바 병원직무를 수행하여 병원조직의 이익을 증대시킬 수 있으며 (3) 병원 부서 이동 및 승진을 위한 자격과 능력을 향상시키고 (4) 의료사고와 병원비용손실을 감소시키고 (5) 새로운 의학지식 및 기술·병원의료정보처리 등을 신속히 적용하는 기대효과가 있다.

이러한 병원교육훈련의 기대효과는 병원최고관리자의 역할도 중요하지만, 병원조직의 각 부서장의 책임하에서 병원교육담당자가 지속적이며 체계적으로 병원교육훈련을 실시함으로서 기대효과를 제고할 수 있을 것이다.

제4절 병원임금관리

1. 병원임금의 개념과 기능

병원임금이란 넓은 의미로 병원에서 노동을 하여 얻은 소득이다. 병원경영자(사용자)가 노동의 대상으로 병원인력(노동자)에게 임금·봉급·기타의 어떤 명칭으로든지 지급하는 일체의 금품이라고 정의할 수 있다.

병원임금은 병원경영자에게 병원비용을 구성하는 중요한 요소가 되지만, 병원인력에게는 수입의 원천이다. 병원경영자는 병원목적 달성을 위해 능률에 따라 합리적으로 지급하려고 하는데 반해 병원인력은 언제나 더 많은 임금과 안정된 임금을 요구한다. 이로 인해 병원경영자와 병원인력간에 임금에 관해 마찰이 일어나며, 더 악화될 경우 병원의 존립에까지 영향을 미친다. 그러므로 병원에서의 임금관리를 어떻게 체계화하여 합리적으로 지급할 것인가 하는 것은 중요한 문제가 된다.

또한 병원임금은 수입을 안정시키고 생활수준을 향상시키며, 경영사회에 있어서의 물질적 처우를 공정하게 하고 근무의욕을 자극하는 기능을 한다.

병원임금관리의 목적은 병원의 각 전문직종별로 우수한 인적 자원 질을 확보하고, 병원인력의 노동력 재생산의 확보와 병원조직의 안정화를 기하는 데 있다.

2. 병원임금의 체계

병원임금은 기본급여·기본급여 외 제 급여·상여금·퇴직금·복지후생비 등으로 구분할 수 있다. 병원임금체계는 <그림 10-6>과 같다.

그림에서 보듯이 병원임금은 기준내 임금과 기준외 임금으로 나뉜다. 기준내 임금은 기본급여로서 직무급여·경력급여·능률급여·가족수당 등으로 구성된다. 기준외 임금은 제 급여수당으로 상여수당 초과노동시간 수당·복지후생비 등이다. 기본급여의 직무급여는 직무분석표와 직무명세서에 따라 지급되고, 기본급여의 능률급여는 인사고과에 의해서 지급된다.

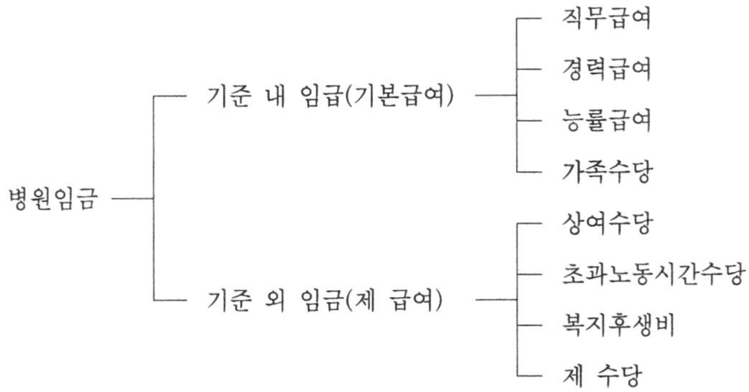

<그림 10-6> 병원임금체계

3. 병원임금의 형태

병원임금은 시간급과 능률급이 있다. 시간급여는 근무시간에 따라 지급되는 임금으로서 실제 노동 시간 수에 시간당 임금을 곱하여 산정된다. 예를 들어 시간급·일급·주급·월급·연금 등이다. 시간급여는 노동성과를 직접적으로 명확하게 파악하기 어려운 경우, 병원 고급간부나 병원관리자 또는 초빙 전문의료인력에게 적용한다.

능률급여는 병원인력의 작업량에 따라 임금을 지급함으로써 작업능률을 자극하는 제도이다. 능률급제도는 열심히 일한 병원인력에게는 그만큼 임금을 더 지급하여 노력을 인정해 주고 노동생산성을 향상시키는 데 주목적이 있다.

4. 병원임금수준의 결정요인

병원임금수준이란 직종별 병원전문인력에게 급여되는 평균임금이다. 예를 들어 의사 1인당 평균임금이 의사임금수준이다.

병원임금수준을 결정하는 요인으로는 병원임금수준의 사회적 균형·병원인력의 생계비 보장·병원의 지급능력 등이 있다.

병원임금이 사회적으로 균형을 유지해야 한다는 것은 최소한 전국병원의 평균치를 기준으로 병원임금수준이 사회적 균등에 맞게 조정되어야 한다는 것을 의미한다. 예를 들어 간호사의 경우, 한 연구 논문에 의하면, 조사대상 전국 80개 병원 중에서 54%가 정규 간호사 대졸 평균 초임급여의 이하로 급여가 주어지고 있는 것으로 나타났고, 정규 간호사 대졸의 경우 초임급여의 최고와 최저의 격차가 심한 것으로 나타났는데, 역시 사회적 균형이 주요 관심사임을 알 수 있다.

병원인력의 생계비를 보장해 주어야 한다는 것은 5인 가족을 기준으로 최저생활을 할 수 있도록 생계비를 지급해야 한다는 것을 의미한다. 예를 들어 정규 간호사의 경우 야간근무 수당이 최저생활비도 안 되는 수준에서 지급되고 있다면, 야간근무에 대한 불만이 간호사 이직의 중요한 이유 중 하나가 된다. 따라서 근무수당을 현실화함으로서 병원인력의 생계비를 보장해 주는 것이 우선적이다.

병원이 사회적 균형이나 생계비를 보장해 주고자 해도 지급능력이 불능이라면, 병원인력의 임금수준 결정은 한계점에 도달할 것이다. 그러므로 병원의 임금지급능력은 병원환경·의료수요·의료인력의 공급·대체병원인력·병원근로조건 등을 고려해야 한다.

즉, 병원환경은 병원운영주체·병상규모·소재지역 등이고, 의료수요는 평균 1인당 지방세·인구 100만명당 의사 수·1일 평균 입원환자 수 등이다. 병원인력의 공급은 병원환경의 안정도·단체교섭·인구 1만명당 병원인력의 대학 졸업자 수 등이고, 대체병원인력은 대체인력의 초임급여·노무직의 초임급여 등이다. 병원근로조건은 기숙사의 유무·정기휴가일수·임산부 휴가일수 등을 고려하여 초임급여수준을 결정한다. 이와 같은 병원임금의 지급능력의 함수관계는 다음과 같다.

$$Ha(Hm) = (He, Md, Ms, Rm, Hc) \quad \cdots\cdots\cdots \text{(식 10-1)}$$

단) HA : 병원임금의 지불능력 　 Hm : 병원인력의 초임급여
He : 병원환경 　 Md : 의료수요
Ms : 의료인력 공급 　 Rm : 대체병원인력 　 Hc : 병원근무조건

한편, 병원임금수준을 결정하는 요인은 <그림 10-7>에서 보는 바와 같이 병원인력의 생계비 보장·병원지불능력·사회적 균형 등이 3면등가의 원리로 성립되어야 한다.

왜냐하면 생계비 보장이나 사회적 균형의 원리에 따라 임금의 수준을 결정한다면, 병원

의 지불능력을 고려하지 않은 것으로서 병원의 경영수지에 압박을 가져오기 때문이다. 또한 병원의 지불능력과 생계비를 보장한다면, 임금의 기능이 경영사회에 있어서 물질적 처우를 공정해야 한다는 사회적 대의명분에서도 그렇고, 동일한 능력과 동일한 노동에 동일한 임금을 적용해야 한다는 임금원칙에서도 사회적 균형에 초점을 맞춰야 하기 때문이다. 그리고 병원지불능력과 사회적 균형만을 고려한다면, 생계비의 보장을 소홀히 취급하여, 결국 병원임금은 생활유지를 향상시키고 수입의 안정의 기한다는 병원임금의 기능에 역으로 작용하므로, 최소한의 물가수준에 맞는 생계비를 보장하는 수준에서 임금을 지급해야 하기 때문이다.

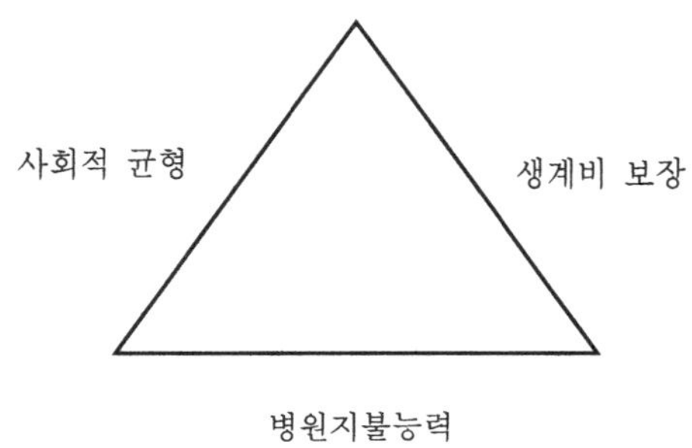

<그림 10-7> 병원임금수준의 결정요인에 대한 3면등가 원리

그리고 병원의 지급능력을 고려해야 한다면, 환경요인의 운영주체는 국·공립병원·법인병원·개인병원 등으로 구분하고, 병상규모는 50병상·100병상·150병상 ·200병상·300병상 이상 등으로 분류하여 고려한다. 소재지역은 대도시·중소도시·군 지역 등으로 구분한다. 의료수요는 평균 1인당 지방세·인구 백만명당 의사 수·1일 평균 입원환자수의 증감에 따라 영향을 받는다. 의료인력공급은 병원의 안정도·단체교섭의 유무·인구 1만명당 병원인력의 대학졸업자수의 증감 등으로 구분한다. 병원대체인력은 대체인력의 초임급여수준을 고려한다. 병원근무조건은 기숙사시설의 유무 등에 관해 병원지불능력에 영향을 미친다.

참고적으로 정규간호사의 초임급여에 관한 다단계 중 회귀분석 결과를 보면 <표 10-1>과 같다.

<표 10-2> 우리나라 정규간호사의 초임급여에 대한 회귀분석 결과

요 인	coefficients	S-square
운영주체	27488.86**	22106
간호조무사 초임급여	0.4719230**	36005
임구 백만명당 의사수	810.2877**	464759
노무직의 초임급여	0.3677286**	50269
연금제도	-1079.14	51779
정기휴가일수	1553.952**	53104
인구 백만명당 간호대 졸업생수	-14888.32	54526
기숙사 시설 유무	-11270.76	55980
임산부 휴가일수	-314.0532	56740
평균 1인당 지방세	7.603496*	57467
단체교섭	14042.04	58124
기숙사 1실 간호사수	3564.438	58996
1일 평균 외래환자수	-18.28846	59669
간호교육 보조비	7025.367	59833
병원환경 안전도	-7684.367	60000
야간근무수당	3.098116	60131
소재지역	6438.243	60214
지역별 병상보유율	419.7391	60287
병상규모	-133.1844	60350
1일 평균 입원환자수	133.4520	60926
유기관과의 제휴관계	2452.191	60967
정규간호사와 수간호사의 권한	2521.049	61003

constant (101651. 9)
multiple R (0. 78104)
R-square (0. 61003)
F(22. 25)=4.. 05297**

* 5% 유의수준 ** 1% 유의수준

(자료) 김종인, 「간호사의 적정 임금결정에 관한 조사연구」, 대한 간호협회 학술연구지원 보고서, 1982(학술 400-593호)

병원의 임금지불능력은 병원운영주체 · 간호조무사의 초임급여 · 인구백만 명당 의사수 · 노무자의 초임급여 · 정기휴가일수 · 평균 1인당 지방세 등이 유의한 변수로서 작용하고 있다.

즉, 간호사의 초임급여에 영향을 주는 것은 운영주체의 경우 공공병원보다 민간병원의 초임급여가 높고, 의사수가 많고, 후생복지제도가 잘 되어 있으며, 의료수요지역의 경제수준이 높은 곳에서 초임급여가 높은 것으로 이해된다. 병원의 의사수가 많다는 것은 의료수요가 높다는 것을 의미한다. 의료수요지역의 경제수준이 높은 것은 미수금 발생요인이 적고 오히려 특급병실이나 특진 등으로 의료수요를 고급화하기 때문에 그만큼 병원경영의 수익을 제고함으로서 병원복지후생 및 시설 등에 과감한 투자를 하고 있는 것으로 이해된다.

5. 병원임금수준의 격차

병원임금수준의 격차는 병원인력의 각 직종별로 임금의 격차를 조사 연구하여 병원임금관리 및 병원임금정책의 기초자료로 제공된다. 예를 들어 병상규모별 · 운영주체별 · 직종별 · 병원조직별 · 남녀별 · 지역별 · 학력별 등으로 임금격차를 조사 연구할 수 있다. 참고적으로 우리나라 간호사의 학력별 임금격차를 보면, 중 · 고졸 이상의 간호조무사 초임급여 100를 기분으로 4년 대졸이 182 · 3년 전문대 졸이 168로서 고졸과 대졸의 경우 82의 임금격차를 나타내고 있다(표 10-2 참조).

<표 10-2> 우리나라의 간호사의 평균초임의 임금격차

	평균초임 기본급여	부가급여 포함 평균초임
정규간호사 4년 대학 졸	168.3	182.0
3년 전문대졸	159.0	168.0
간호조무사 3년 고 졸	100.0	100.0

6. 의사의 보수지급 방법

의사에 대한 보수지급은 매우 중요한 문제이다. 왜냐하면 의사의 보수지급 방법은 의료보험재정과 의료기관의 경영수지에 직접적인 영향을 주고, 의료의 질과 양·의료자원의 분포·의료전달체계·환자와 의사와의 관계·의학교육·의사의 직업윤리 등에 대해 지대한 영향을 주기 때문이다.

현재 우리나라에서 실행하고 있는 행위별 수가제도를 중심으로 기술하되, 기타 봉급제도 및 인두제도 포함하여 설명하면 다음과 같다.

(1) 행위별수가제

행위별수가제는 성과급제도 또는 시술점수제라고 한다. 현재 우리나라 의료보험방식에서 채택하고 있는 의사 보수지급 방법이다. 이는 의사의 시술내용에 따라 진료량 만큼 의료수가를 결정하여 보수를 지급하는 것이다. 즉, 진료의 소요시간이 길고 특별한 의료기술을 요하는 경우 의료수가가 높고, 그 반대로 진료시간도 적고 특별한 시술을 필요하지 않는 일반적인 질환은 의료수가가 낮게 책정된다.

행위별수가제도의 장점은 의사의 능력이나 노력을 반영할 수 있어 자본주의제도에서 합리적인 방법이다. 특히 의료수가를 수시로 조정하여 의학의 발달 및 변천하는 진료의 내용에 쉽게 적응할 수 있어 의사들로부터 환영을 받는다. 단점은 의료기관과 의료보험자간에 납득할 만한 의료수가를 결정하기가 곤란하고, 의료수가의 점수가 많으면 많을수록 의료수입이 많기 때문에 과잉진료를 할 수 있다. 이를 방지하기 위해 의료보험 청구심사 및 조사 등에 많은 인력이 동원됨으로써 의료비를 상승시키는 요인이 된다. 주로 자본주의 국가에서 시행하고 있다.

현재 우리나라는 행위별수가제의 단점을 보완하기 위해 유사한 질병들을 묶어 하나의 질병으로 분류하여 의료수가를 산출하는 '포괄수가제도'를 시범사업으로 시행하고 있다.

(2) 봉급제

봉급제도는 의사의 근무경력·기술수준·직책 등에 따라 보수 규정을 정하고, 그 규정에 따라 월 또는 연간으로 기간을 정하여 지급하는 방법이다. 봉급제의 단점은 직책의 승진에만 관심이 있고 환자의 진료에는 성의가 없기 때문에 결국 양질의 의료를 제공받지 못한다는 점이다. 그렇지만 보건의료는 포괄적인 양질의 보건의료서비스를 제공해야 한다는 면에서 보면, 치료뿐만 아니라 예방활동에 역점을 두고 자원의 효율적인 활용과 의료시설의 지역적인 균형을 유지할 수 있는 장점이 있다. 일반적으로 봉급제도는 주로 사회주의국가에서 채택하고 있다.

(3) 인두제

인두제도는 개업의에게 등록된 환자나 사람 수에 따라 1인당 얼마씩 보수를 정하여 지급하는 형식이다. 인두제는 진료 횟수에 관계없이 등록된 환자 수에 따라 수입이 결정되기 때문에 의사의 수입이 안정적이다. 즉, 질병의 경중도 또는 남녀노소에 관계없이 진료했을 때 오직 1인당 진료비가 지급되기 때문이다. 그러나 중환자가 방문한다면 2~3차 의료기관으로 후송을 의뢰한다. 따라서 환자의 방문 횟수가 많다고 할지라도 오직 환자수로 의사의 보수가 결정되기 때문에 의료수준이 낮고 진료범위가 좁다는 단점이 있다. 인두제도는 주로 1차 의료기관(개업의)에서 시행하고 있다. 대표적인 국가가 영국이다.

제5절 병원인력의 자격요건

병원인력은 병원장을 중심으로 의료전문직 · 간호사 · 의료기사 · 병원행정관리 등으로 나누어 볼 수 있다. 이들의 자격요건은 다음과 같다.

1. 병원장

병원장은 병원업무의 총괄책임자이기 때문에 '병원관리전문가'를 임용해야 한다는 것이 원칙이다. 의사출신은 병원관리의 전문적인 지식을 습득한 경우 임용하는 것이 바람직하다. 병원장은 병원관리의 전문적인 지식을 갖춘 자로서 병원에서 10년 이상 근무하고, 보건의료분야에서 박사학위를 소지하고, 병원경영 전반에 관하여 해외훈련 경험을 쌓은 사람이 바람직하다고 볼 수 있다.

2. 의 사

우리나라의 의사는 의사면허 소지자에 한한다. 내과·외과 과장은 전문의 자격소지자로서 자격 취득 후 7년 이상 된 사람으로 1회 이상 해외훈련 경험이 있고, 대학병원의 경우 조교수 이상의 경력을 가진 사람이 바람직하다. 각 진료 과장급은 전문의 자격을 취득한 후 5년 이상 경과된 사람으로 대학병원의 경우 전임강사 이상의 자격을 가진 자가 바람직하다. 건강관리과 과장은 전문의 자격 소지자로서 예방의학 분야에서 3년 이상 경력이 있어야 한다. 각과 전임의사는 각 분야의 전문의 자격이 있어야 한다. 레지던트는 국내 의사면허 소지자로서 인턴과정을 마친 자로 한다. 인턴은 국내면허 소지자로서 의과대학을 우수한 성적으로 졸업한 자 중에서 선발하는 것이 바람직하다.

3. 간호사

간호과장은 간호대학에서 학사학위를 받고 간호사 면허를 취득한 자 중에서 병원근무 경력이 10년 이상인 자로서 수간호사 직위에서 5년 이상 근무한 사람이어야 한다. 수간호사는 간호대학 출신으로 간호사 면허를 취득하고 5년 이상 병원근무 경력을 가진 사람으로 한다. 일반 간호사는 간호사 면허를 취득한 자로 한다. 간호조무사는 간호조무사 자격증을 소지한 자 중에서 성실한 사람을 선발한다.

4. 의료기사

의료기사에는 의무기록·임상병리·방사선·치과위생·물리치료·치과기공 등이 있다. 이들은 대학을 졸업하고 정부에서 발행하는 의료기사 면허를 받은 자이다. 의료사회사업가의 요원은 대학의 사회복지학과 출신으로 병원에서 근무한 자로서 성실한 사람을 선발한다.

5. 병원행정관리자

병원행정관리 요원은 부장·과장(팀장)·계장·병원행정요원 등으로 구분된다. 병원행정관리 부장은 사회과학대학 또는 보건과학대학에서 보건행정학·병원관리학을 전공하고 보건대학원에서 병원관리를 전공한 사람으로서 보건행정기관에서 10년간 업무경력과 그 중 2년은 책임자로서 경력을 가지고 있는 사람이 바람직하다. 과장은 정규대학에 보건행정학·병원관리학을 전공하고 다년간 병원행정업무의 경력을 가지고 병원운영에 관한 이해와 연구를 한 사람으로서 해당과 업무를 최소한 2년 이상 경험한 사람이 바람직하다. 계장 및 병원행정요원은 정규대학에서 보건행정학·병원관리학을 전공한 사람으로 근면하고 성실한 사람을 선발한다.

제6절 병원인력의 복지후생시설

병원인력의 복지후생시설은 병원인력이 병원에 대한 호의적 태도나 충성심을 형성하게 하기 위한 물적·제도적 수단이다. 예를 들어 병원경영자와 병원인력간에 대등한 관계로 협조와 협력을 요구하는 근무조건·사회시설·사회보장·임금 등을 다른 병원보다 우수하게 제공하는 것이다.

병원복지후생시설은 근무조건·사무실 환경정비·안전후생·교육훈련의 쾌적한 복지조건·생활시설정비·제안제도·인사상담제도 등의 인간적인 병원서비스기능과 병원경영자와 병원인력들간의 협동적인 인간관계의 기능을 수행한다.

병원인력을 위한 복지시설을 예시하면 다음과 같다. (1) 병원인력이 휴식할 수 있는 휴게실과 (2) 유니폼을 갈아 입을 수 있는 탈의실을 제공한다. (3) 기숙사 생활을 하는 병원인력을 위해 우편시설을 설치하고, (4) 인턴이나 레지던트 및 간호사들이 활용할 수 있는 기숙사를 무료로 제공한다. (5) 병원인력의 출·퇴근을 도와주기 위해 차량을 운행하고 주차시설도 마련한다. (6) 노후보장을 위하여 연금제도를 운영한다. (7) 직원들의 건강관리를 위하여 정기 건강진단을 실시한다. (8) 근무시간은 병원이 24시간 가동되므로 효율적으로 업무를 수행하기 위해, 응급실을 제외하고 하루에 8시간씩 근무시간을 준수하고 하루에 3교대를 한다. (9) 휴가는 여름과 겨울철로 실시하되, 병원에서 실습하는 학생들을 활용할 수 있는 방안을 모색하여 효과적인 휴가관리제도를 실시하는 것이 바람직하다.

제7절 사례연구

A종합병원의 K원무행정과장은 병원경력 7년으로서 기획과의 총무계장으로 채용되어 최근에 원무행정과장으로 보직을 받아 근무하고 있다.

그런데, 밤 10시 30분에 인근 빌딩의 대형 화재사고로 A종합병원에 응급환자 9명이 응급차에 실려 왔다. 그러나 그 종합병원의 응급실의 당직 P의사는 저녁식사를 하고자 시내에 외출 중이고, C간호사는 오랜만에 만난 친구와 야식을 하기 위해 골목야식코너에 다녀오겠다고 나갔다. 전날 야근한 W의료기사는 다른 병실의 대기실에서 취침 중이었고, 야간 원무수납행정직 1명만이 자리를 지키고 있었다. 이로 인해 응급환자들은 아무 응급조치도 받지 못하고 30분 후에 B병원으로 후송되었다.

다른 모든 간호사, 의료기사, 병원행정직은 노조파업 중이다. 이들은 집회장소인 병원 대강당에서 다음날 병원장 및 이사장과의 임금협상투쟁을 결의하고 노조파업에 동참하여 철수한 상태이다. 그리고 모든 의사는 의약분업과 관련하여 약사와 약사법 개정문제로 협상을 거부하고 정부와 협상을 벌이기 위해 철야 긴급회의를 진행하고 있었다.

이 사실을 보고 받은 병원장은 긴급간부회의를 소집하였다. 그러나 밤 11시에 소집된 회의는 다수가 불참한 상황에서 K원무행정관리과장의 상황보고와 "근무지 이탈자는 징계해야 한다"는 건의를 받아들여, 병원장은 다음날 오전 9시에 긴급이사회를 개최하기로 하고 다음과 같은 사항을 병원게시판에 공고하도록 지시하였다.

"야간응급실 당직 P의사는 해고한다. 그리고 C간호사와 W의료기사는 6개월간 감봉조치하고, 긴급간부회의에 불참한 간부와 야간응급실 상황에 협조하지 않은 모든 병원인력은 1개월간 감봉 조치한다."

1) 위 사례는 실제 일어날 수 있는 상황인가?

2) 병원장의 응급실상황에 대한 인사조치는 타당한가?

3) 원무행정과장의 직무수행 정도는 어떠한가?

4) 본인이 이사라고 가정하고, 이사회에서 어떤 인사조치를 조언하겠는가?

5) 병원인력에 대한 급여수준을 조사하고 임금결정요인은 무엇인가 알아보자.

6) 응급실의 병원인력현황과 직무명세서를 기술해 보자.

7) 병원장과 병원행정관리자의 자격요건을 알아보자.

제11장

병원재무회계관리

당연한 말이지만, 병원이 건강증진과 의료서비스의 제공이라는 병원경영목적을 달성하자면 자금이 필요하다. 병원경영활동에 필요한 자금의 조달방법과 조달된 자금의 효과적 운용방법, 그리고 회계관리를 다루는 것을 병원재무회계관리라 한다.

여기서는 병원재무관리의 개념 및 기능, 자산과 자본의 관계, 병원재무계획, 자본조달 및 운용, 병원회계관리 등을 중심으로 병원재무회계관리에 대해 살펴보기로 한다.

제1절 병원재무관리의 기능

병원재무관리의 기본과제는 병원자금을 투자하는 데 관련된 업무와 절차 · 자금의 운영을 계획하고 통제하는 것이다. 특히, 병원자본계획 · 자본조달 · 자본운용 · 자본통제 등을 과학적으로 관리해야 병원자본을 가장 효과적으로 관리할 수 있다. 그 중에서 병원자본 조달과 자본운용이 가장 중요하다.

그리고 계속적인 병원지불능력을 유지하고 합리적인 병원운영수지를 영속적으로 유지시키려면, 병원자본계획 · 자본조달 · 자본운영 및 통제 등을 과학적으로 관리해야 한다. 이들이 병원재무관리의 네 가지 기능이다.

병원재무관리가 병원자본계획의 첫번째 기능이다. 재무관리는 병원재무활동을 효과적으로 수행하기 위해 수립된다. 또한 재무관리는 병원운영계획의 하나이다. 병원운영계획은 병원규모를 결정하고, 병원운영규모는 예산의 크기에 의해 결정된다. 병원예산은 자본계획으로 의료수요에 영향을 받으므로 장기계획과 단기계획을 수립해야 한다.

병원의 신설이나 증설 또는 병원경영으로 병원활동이 확대되어 부가적으로 소요되는 자본조달을 다루는 것이 병원자본조달이다. 소요자본을 언제, 어느 정도, 어떤 방법으로 조달할 것인가 하는 것이다. 병원자본조달의 유형은 병원이사회에서 출자하는 자기자본과 병원이 차입하는 타인자본이 있으며, 병원경영결과 병원 내에서 조달하는 자기금융 등이 있다.

병원자본운용은 조달된 자본을 진료활동 및 병원운영에 필요한 병원비용에 투자하고 자산을 관리하는 것이다. 조달된 자본은 토지·건물·의료 기기 등의 고정자산과 현금·예금·재고재산·미수금 등의 유동자산이다. 이를 투자하여 관리하는 것이 자산관리이다.

병원자본통제는 자금계획에 의하여 자본이 조달되고 운영되었는가를 검토하고 조정하는 것이다. 자본통제는 합리적인 자본계획을 수행할 뿐만 아니라 앞으로의 새로운 자본계획과 자본관리를 보다 더 효과적으로 하기 위한 것이다.

제2절 병원재무관리 방법

앞서 말한 바와 같이 재무관리의 방법으로는 자본과 자산을 구분하고, 이를 토대로 자본계획·자본조달·자본운용·자본통제 등이 있다. 이를 구체적으로 보면 다음과 같다.

1. 병원자본과 자산

자본과 자산의 상호관련성을 다음 <표 11-1>의 대차대조표에서 볼 수 있다. 대차대조표에 의하면, 병원운영에 소요되는 총 자산은 187,520원이고 부채 및 자본은 187,520원이다. 총 자산의 합계와 부채 및 자본의 합계는 동일한 금액이다.

대차대조표의 차변은 의료재료·의료 기기·생산기술 등의 물적 요소인 각종 자산을 가리키고, 대변은 병원경영활동을 운영하기 위한 부채와 자본을 항목별로 표시한다. 대차대조표의 자산은 병원자본운영이다.

병원자본은 또 부채와 자본으로 구분된다. 부채는 지불어음과 차익금이다. 부채는 타인의 자본이므로 일정기간이 만료되면 이자와 더불어 상환한다.

<표 11-1> 공공병원의 대차대조표(단위 : 만원)

자 산(차변)		부채 및 자본(대변)	
(유동자산)		(부 채)	
현금・예금	14,450	지불어음	11,420
진료미수금	440	차입금	99,720
약품・재료	8,110		
(고정자산)		(자 본)	
토지・건물	121,920	출자금	64,400
설 비	38,300	준비금	7,500
투 자	4300	잉여금	4,480
총 자산합계	187,520	부채 및 자본합계	187,520

그리고 자본금은 병원경영자자가 병원관리활동에 소요되는 자본을 출자한 것이다. 이것을 자기자본이라 한다.

잉여금은 병원 이익이 전부 배당되지 않고 일부분이 병원 내에 보유된 부가적인 자본이다. 잉여금에는 자산의 재평가에 의해 발생되는 자본잉여금도 있다.

준비금은 병원이익금의 일부가 병원경영주나 출자자에게 배당하지 않고 적립된 것이다. 출자금이나 잉여금 또는 적립금 등은 자기자본에 속한다.

병원자산은 유동자산과 고정자산으로 구성된다. 유동자산은 현금・예금・진료미수금・약품・재료 등이다. 고정자산은 토지・건물・설비 등과 같이 병원경영 활동을 하는 데 비교적 장기간 사용할 수 있는 자산을 말한다.

참고적으로 일본병원의 자산구성 비율을 보면(표 11-2 참조), 유동자산과 고정자산의 비율은 3 : 7 정도이다. 200~399병상 규모의 일본병원은 유동자산이 23.4%, 고정자산이 74.8%로 구성되어 있다.

<표 11-2> 일본병원 자산 구성비율

	총계	199병상 이하	200~399병상	400병상 이상
유동자산	25.4	30.0	23.4	26.5
고정자산	72.5	69.1	74.8	71.1

2. 병원재무계획

병원재무계획은 병원자본조달계획과 자본운영계획으로 구성된다. 병원재무계획은 병원자본의 조달계획과 그 운영계획이 핵심이다.

H. F. Scaff에 따르면, 재무계획은 단기 및 장기계획을 완성하는 데 필요한 것으로서 자금이란 말로 표시된 계획이다. 즉, 병원재무계획은 병원자금을 경제적인 방법으로 조달하고 그 자금의 지출에 대한 통제와 그 지출에서 얻어지는 결과에 대한 평가인 것이다. 병원재무계획을 수립하는 목적은 병원의 모든 경영활동을 조정하고 통제함으로서 병원의 목적을 달성하는 데 있다.

병원재무계획에 포함되는 각 요소의 상호관계 체계를 보면 다음과 같다. 병원재무계획의 체계는 자본계획과 손익계획으로 구분된다. 자본계획은 운전자금계획 · 설비자금계획 · 자금계획 및 현금수지계획 등으로 대차대조표로 작성한다. 이익계획은 수익계획과 비용계획으로 나누어 손익계산서를 작성한다. 수익계획은 의료수익 · 의료부대수익 · 의료 외 수익 등으로 나누고, 비용계획은 인건비 · 재료비 · 관리비 · 의료교육연구비 · 의료 외 비용 · 법인세 등으로 나눈다.

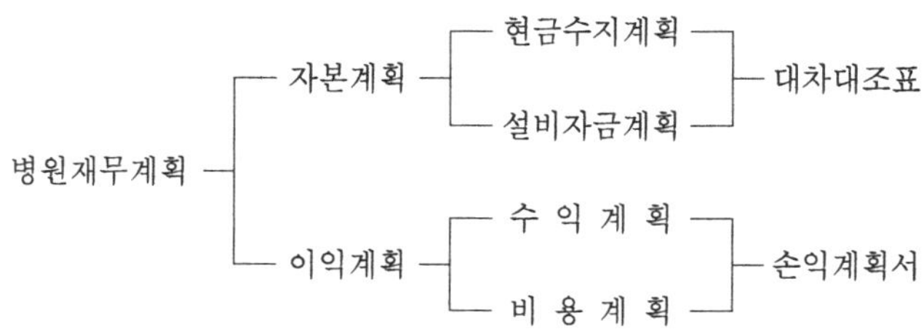

<그림 11-1> 병원재무계획체계

3. 병원자본조달

병원자본은 자기자본과 타인자본으로, 또 단기자본과 장기자본으로 나뉘어진다. 단기금융은 1년 이내에 상환되는 것이다. 단기금융은 1년 이내에 현금화될 수 있는 유동자산을 덜기 위해 주로 이용된다. 장기금융은 1년 이상에 걸쳐 상환되는 성격의 자본조달이다. 병원 고정자산을 취득하기 위해 사용되며 일부는 운전자본으로 사용된다.

참고적으로 일본병원의 자금조달 내용을 보면 <표 11-3>과 같다. 표에서 보듯이, 일본병원은 자기자본이 30.9%, 타인자본이 69.1%이다.

<표 11-3> 일본병원의 자본조달 비율

병원자본조달	비 율(%)
자기자본	30.9
감가 상각비	16.6
내부보유	5.7
할당금	7.5
증 자	1.1
타인자본	69.1

4. 병원자본운용

병원재무관리에서 가장 중요한 것은 앞서 말한 바와 같이 병원자본조달과 그것의 효율적 운용이다. 병원운영에 소요되는 병원자산에 일정한 자본을 투자하는 것을 병원자본운용이라 한다. 대차대조표의 자산과 각 항목에 자본을 적절히 이용함으로써 낭비를 줄이고 병원을 효율적으로 경영할 수 있는 것이 병원자본의 운용방법이다.

병원자본이 효과적으로 운용되고 있는가를 확인하려면 대차대조표의 각 자산액을 분석하고 검토해야 한다. 즉, 병원자본운용은 유동자산과 고정자산의 비율로 병원자본운용의 효과를 분석할 수 있다는 것이다. 이 공식은 유동 자산÷고정 자산×100이다. 이 공식으로 유동자산 대 고정자산의 비율이 가장 적합한가를 검토할 수 있다. 예를 들어 유동자산이 3,000만원이고, 고정자산이 4,500만원이라면 유동자산은 고정자산의 67%에 불과하다는 것을 알 수 있다.

병원자본운용의 투자관리는 병원경영활동 위해 여러 가지 자산을 획득하고 관리하는 것이다. 다시 말해서, 조달된 자본을 투자하여 운용되는 것을 말한다. 유동자산이 비교적 적으면 유동성이 감소되어 병원의 건전성을 위협하게 되고, 고정자산에 과감한 투자를 하면

자본회수율이 낮아져 병원의 건전성을 유지하기 어렵게 된다.

병원자산은 앞에서 말한 바와 같이 유동자산과 고정자산으로 구성된다. 유동자산은 현금·예금·진료미수금·약품 및 재료비 등이고, 고정자산은 토지 및 건물·설비·투자 등이다. 병원자산을 효과적으로 운영하기 위해서는 병원재고자산관리와 미수금관리·현금 및 준비금관리·고정자산관리·그 외에 운전자본관리·외자구매관리·물품재고관리·물자관리 등 일반재무관리의 기법을 효과적으로 응용해야 한다.

5. 병원자본통제

병원자본통제는 병원자본계획에 따라 자본을 조달하고, 그 자본계획이 잘 운영되고 있는가를 분석·검토하여 이를 보다 합리적으로 조정·통제하는 것을 말한다. 한 마디로 말해서, 병원자본통제는 재무통제인 것이다.

앞서 살펴본 바와 같이 병원자본과 자산이 상호 관계하여 효과적으로 잘 적용되고 있는가를 통제하기 위해서는 각종 병원재무비율을 분석하면 된다. 그 결과, 병원자본조달과 병원자본운용에 비합리적인 요소가 발견되면, 조정·통제된다.

병원자본통제는 과학적으로 통제되어야 한다. 즉, 병원경영관리의 개별적인 통제는 물론 병원경영 전반적인 것도 부분적인 활동계획과 결과를 계량적으로 기록하여 통제해야 한다. 이런 계량적인 통제방법을 내부통제라 한다. 병원회계준칙을 통일적으로 적용하여 병원경영계획·병원경영비교·원가계산·회계제도·병원경영통제 등이 체계적으로 이루어져야 효과적인 내부통제가 가능하다.

제3절 병원회계관리 원칙

병원회계는 일률적으로 취급할 수 없다. 환자의 지불능력 여부에 따라 다르고, 의료 기기는 타인자본에 의뢰하는 경우가 많고, 환자의 증상이 각기 다르기 때문이다. 병원회계는 병원조직단위를 기초로 이루어진다. 병원회계조직은 병원조직 단위를 근거로 하고 병원예산은 병원의 부분별 예산에 따라 편성한다.

병원회계원칙은 (1) 병원주체의 원칙 (2) 병원거래의 원칙 (3) 병원 원가가치의 원칙 (4) 병원복식부기의 원칙 (5) 병원발생주의의 원칙 등이 있다.

(1) 병원주체의 원칙 : 병원은 회계처리를 할 수 있는 인격체로서 회계 자료 및 처리는 회계 주체의 판단에 따라 이루어진다.

(2) 병원거래의 원칙 : 회계의 주체인 병원이 모든 거래의 결과를 회계 장부에 기입하고 보고한다.

(3) 병원 원가가치의 원칙 : 거래의 결과를 회계 기록에 기재하는 데 어떠한 가치로 기재할 것인가의 원리이다. 원가가치는 구입가격이 회계기록으로 사용되고 있다.

(4) 병원복식부기의 원칙 : 회계기록을 자본과 부채의 변화를 동일하고 정확하게 반영한다는 원칙이다. 예를 들어, 의료기기(CT)를 구입했을 경우 현금계정의 조정뿐만 아니라 고정자산의 취득도 동시에 계정해야 한다는 것이다.

(5) 병원발생주의 원칙 : 수입과 경비를 정확하게 기록해야 한다는 것이다. 예를 들어, 수입이나 손실이 발생하였을 때 이를 계산하며 경비의 경우는 병원운영에 공헌한 바가 있어야 계산에 포함한다.

제4절 병원회계관리의 방법

병원회계관리 방법에는 출납통칙 · 출납실무 · 수입절차 · 지불절차 · 미수금관리 등이 있다. 이를 기술하면 다음과 같다.

1. 병원출납 통칙(通則)

병원출납은 의료서비스재화의 지출과 수입을 말한다. 병원수입은 병원외부로부터 병원경영에 따라 화폐가 들어오는 것이다. 병원지출은 병원경영을 통해 병원외부로 화폐가 나가는 것이다. 그리고 현금의 출납을 협의의 출납이라 한다.

병원출납을 통해 발생한 병원수익은 병원경영의 활동에서 얻어진 경제적 가치이고, 병원비용은 병원경영의 활동으로 소비된 경제적 가치이다. 그리고 병원경제활동으로 파생되는 병원거래는 병원경영활동의 계정과목을 경제적 가치로 변동시키는 행위이다.

병원출납책임자는 병원장이다. 특이한 사항을 제외하고는 일상적인 출납 권한을 사무장 또는 회계관리자에게 위임한다. 병원출납책임자는 대부분 출납에 관한 업무를 경리과장이나 담당자에게 위임하여 수행하게 하며, 결재형식으로 감독 및 책임을 진다. 회계의 금전출납업무는 원칙적으로 이중 확인을 한다.

2. 병원출납실무

병원현금출납은 실제로 금전의 수지를 기록 계산한 것이다. 그러므로 거래 내용과 거래 금액을 기록하는 입금전표나 출금전표를 필수적으로 사용해야 한다. 전표는 거래가 발생한 경우 책임자가 증거서류를 근거로 계정과목마다 기표하는 것을 원칙으로 한다. 또한 전표는 출납업무를 행하는 데 있어서 가장 중요한 근거가 되며, 전표는 진실성을 담보한 서류를 필요로 한다.

병원회계의 대차대조표 계정과목은 의료수익금·재고품·의료 기기 및 비품·외상매입금·입원관계금 등이며, 손익계산서 계정과목은 의료수입·인건비·재료비·관리비·연구비·부대수입·부대비용·의료사업 외 비용 등이다.

3. 병원수입절차

병원수입은 창구수입·진료행위별 수입·진료과목별 수입·수입금의 이관·시간외 수입 등이다. 창구수입은 원무과에서 의료수익을 계산하고 청구하는 수입이다. 현금을 수취하는 업무를 회계과에서 직접 담당하기도 하며, 또는 원무과 책임으로 출납하여 회계과로 이관하는 경우도 있다.

입원이나 외래에서 환자에게 교부하는 청구서는 검사료·투약료·입원실료·처치료 등 진료행위별로 진료비를 기입하는 전표에서 진료비를 계산하여 주고받는다.

수익금의 이관은 창구수입을 원무과에서 담당할 경우 당일 회계과로 이관하는데, 계정과목마다 금액·전표·증표 등을 첨부하여 원무과장의 결재를 얻어 이관한다. 시간외 수입은 휴일이나 야간 당직자가 의료수익을 취급한 경우이다. 시간이 종료하여 수입금을 교부할 때 창구수입을 담당할 책임자에게 현금과 증거서류를 첨부하여 인계한다.

4. 병원지불절차

병원지불의 세 가지 절차는 다음과 같다. (1) 병원지불은 출납책임자로부터 결재를 받아 지불의 필요성이 명시되어 있는가를 확인하여야 하고 영수증을 수령한다. (2) 급여의 지불은 인사과에서 기한 결재하여 회계과로 이송되고, 회계과는 인사과로부터 이송된 자료를 기초로 지급명세서를 복사하고 결재한 다음 일부는 피지급자에게 교부하고 일부는 수령인장을 받아 보관한다. (3) 구입대금 지불은 주관하는 부서와 주문서나 출납품 등을 조회 및 조사하여 정확하다고 인정될 때 관계자의 확인을 받아 회계과로 이관하며, 구입 계산은 비용을 감액하는 방법에 따라 물품구입을 회계처리하고, 회계는 현금지불로 구입하는 것 이외에는 외상매입금으로 처리한다.

5. 진료미수금

의료 수입과 지출은 대부분 현금으로 결재된다. 그러나 의료보험의 경우 제삼자인 보험자(국민건강보험공단)가 진료비 지불자이기 때문에 진료미수금이 발생한다. 이 경우 병원의 원무과가 진료비 지불기관인 국민건강보험공단에 청구한다. 청구한 진료비를 받기 전까지 집계된 진료비는 진료비 미수금 명세장부에 기록한다.

제5절 사례연구

1. 병원대차대조표 작성

병원재무는 자본과 자산을 구분하여 관리한다. 병원운영 총자산과 부채 및 자본의 합계가 87억6천490만원이라고 가정하고, 이를 대차대조표로 작성해 보자.

2. 유동자산과 고정자산 비율

병원자산은 유동자산과 고정자산으로 구성된다. 유동자산과 고정자산의 차이에 대해 설명해 보자.

3. 병원재무계획

병원재무계획은 자본계획과 손익계획으로 구분된다. 병원재무계획체계와 이들의 항목을 제시해 보자.

4. 병원자본운용

병원자본이 가장 효과적으로 운용되고 있는가를 보려면 대차대조표의 각 자산액을 분석하고 검토해야 한다. 즉, 효과적인 병원자본운용은 유동자산과 고정자산의 비율로서 분석할 수 있다는 것이다.

1) 유동자산 대 고정자산의 비율이 가장 적합한가의 판정 공식은?

2) 병원자산을 효과적으로 운영하는 방법은 ?

5. 병원회계관리 원칙

병원회계조직은 병원조직 단위를 근거로 하고 병원예산은 병원의 부분별 예산에 따라 편성한다. 병원회계원칙은 무엇인가?

6. 병원회계관리방법

1) 병원회계관리 방법을 기술해 보자.
2) 병원회계의 대차대조표 계정과목은?
3) 입원과 외래에서 환자에게 교부하는 청구서는?
4) 병원지불의 세 가지 절차는?
5) 진료미수금 계산은?

제12장

병원경영분석관리

제1절 병원경영분석의 원리

1. 병원경영분석의 개념과 목적

병원경영분석은 병원의 운영상태를 파악하기 위해 환자진료실적과 재무실적, 생산성실적 등을 진단하는 기법이다. 그리고 병원경영분석의 목적은 병원경영활동의 제 지표로 효율성 여부를 측정하여 원인을 발견하고 그것을 상호비교 분석함으로써 병원경영을 개선하는 데 있다.

2. 병원경영분석의 자료와 유형

효율적인 병원경영분석이 이루어지기 위해서는 병원경영분석에 필요한 자료가 충분히 갖추어져야 한다. 그리고 병원경영분석은 병원경영분석방법 · 병원경영의 통계자료의 작성방법 · 병원회계처리기준 등이 통일되어야 한다.

그리고 병원경영분석의 정보는 일상적인 경영활동에서 얻어지는 정보, 병원관리 목적으로 집계 분류한 정보, 병원경영분석 목적으로 특별히 조사한 정보 등을 가지고 수량화하여 이용된다.

병원경영분석의 유형으로는 환자진료실적, 재무실적의 안정성 · 수익성 · 활동성, 생산성의 실적인 노동생산성 등이 있다.

제2절 병원경영분석 지표

병원경영분석은 재무지표, 생산성 지표, 환자진료지표, 인력지표 등으로 살펴볼 수 있다. 그 지표의 분석방법은 다음과 같다.

1. 재무지표(Financial Indicators)

1) 안전성 지표(Liquidity)

① 기본재산(자기자본)비율(Net Worth to Total Assets)

$$\text{기본재산비율}(\%) = \frac{\text{기본재산}}{\text{총자본}} \times 100 \text{ 또는 } \frac{\text{총자본} - \text{부채}}{\text{총자본}} \times 100$$

② 타인자본의존도(Liability to Total Assets)

$$\text{타인자본의존도}(\%) = \frac{\text{부 채}}{\text{총자본}} \times 100$$

③ 유동비율(Current Ratio)

$$\text{유동비율}(\%) = \frac{\text{유동자산}}{\text{유동부채}} \times 100$$

④ 당좌비율(Quick Ratio)

$$\text{당좌비율}(\%) = \frac{\text{현금예금} + \text{유가증권} + \text{의료미수금} + \text{받을어음등의 당좌자산}}{\text{유동부채}} \times 100$$

⑤ 고정비율(Fixed Ratio)

$$\text{고정비율}(\%) = \frac{\text{고정자산}}{\text{기본재산}} \times 100$$

⑥ 고정장기적합율(Fixed Assets to Long Term Capital)

$$\text{고정장기적합율}(\%) = \frac{\text{고정자산}}{\text{기본재산} + \text{고정부채}} \times 100$$

* 고정자산은 유형고정자산만을 말하며 감가상각충당금 차금후의 순가치를 말함.

2) 수익성 지표(Performant Indicators)

① 총자본의료이익률(Return on Assets)

$$\text{총자본의료이익률}(\%) = \frac{\text{의료이익}}{\text{총자본}} \times 100 \text{ 또는 } \frac{\text{의료이익}}{\text{기본재산} + \text{부채}} \times 100$$

* 의료이익은 의료수익에서 의료비용을 차감한 금액임.

② 의료수익의료이익률(Operating Margin)

$$\text{의료수익의료이익률}(\%) = \frac{\text{의료이익}}{\text{의료수익}} \times 100$$

* 국·시립병원의 의료수익은 세입총액에서 관유물대여금, 잡수입, 전기이월금, 전입금, 기타수입을 제외한 병원수입액을 말하며, 의료비용은 세출총액에서 배상금, 자본적지출, 시설비, 시설부대비, 이자, 전출금, 예비비, 차기이월금을 제외한 금액임.

③ 총자본경상이익률(Nomal Profit to Total Assets)

$$\text{총자본경상이익률}(\%) = \frac{\text{경상이익}}{\text{총자본}} \times 100$$

* 경상이익은 의료이익에 의료외이익을 가산하고 의료외비용을 차감한 금액임.

④ 의료수익경상이익률(Normal Profit to Gross Revenues)

$$\text{의료수익경상이익률}(\%) = \frac{\text{경상이익}}{\text{의료수익}} \times 100$$

⑤ 총자본순이익률(Net Profit to Gross Revenues)

$$총자본순이익률(\%) = \frac{당기순이익}{총자본} \times 100 \ 또는 \ \frac{당기순이익}{기본재산 + 부채} \times 100$$

* 당기순이익은 총수익에서 총비용을 차감한 금액임.

⑥ 의료수익순이익률(Net Profit to Gross Revenues)

$$의료수익순이익률(\%) = \frac{당기순이익}{의료수익} \times 100$$

* 국·시립병원의 당기순이익은 세입총액에서 관유물대여금, 잡수입, 전기이월금, 전입금, 기타수입 등을 제외한 병원수입액에서, 세출총액에서 자본적지출, 시설비, 시설부대비, 예비비, 차기이월금을 제외한 금액을 차감한 금액임.

3) 활동성 지표(Turnover Ratios)

① 총자본회전율(Total Assets Turnover)

$$총자본회전율(회) = \frac{의료수익}{총자본}$$

② 총자본회전기간(Tern Period of Total Assets)

$$총자본회전기간(일) = \frac{총자본}{의료수익} \times 365(일)$$

* 분석대상 기간이 1년일 경우에는 365(6)일을 곱해주나 1년이 아닐 경우에는 해당 일수를 곱해줌.

③ 재고자산회전율(Inventory Turnover)

$$재고자산회전율(회) = \frac{의료수익}{평균재고자산} \ 또는 \ \frac{의료수익}{(기초재고 + 기말재고) \div 2}$$

* 평균재고자산은 기간중 매월말 재고자산의 평균치를 말함.

④ 재고자산보유일수(Turn Period of Inventories)

$$재고자산보유일수(일) = \frac{평균재고자산}{재료비 + 소모품비 + 연료비 + 피복침구비} \times 100$$

* 평균재고자산에는 재료재고 외에 일반저장품을 포함시켜야 함.

⑤ 의료미수금회전율(Patient Receivables Turnover)

$$의료미수금회전율(회) = \frac{의료수익}{평균의료미수금} \text{ 또는 } \frac{의료수익}{(기초미수금 + 기말미수금) \div 2}$$

⑥ 의료미수금회전기간(Average Collection Period)

$$의료미수금회전기간(일) = \frac{의료미수금\ 잔액}{의료수익} \times 365(일)$$

4) 성장성 지표(Growth Rate Indicators)

① 입원수익, 외래수익, 의료수익증가율(Growth Rate of Inpatient, Outpatient, & Patient Revenues)

$$수익(입원,외래,의료수익)증가율(\%) = \frac{당기수익 - 전기수익}{전기수익} \times 100$$

② 총자본증가율(Growth Rate of Total Assets)

$$총자본증가율(\%) = \frac{당기총자본 - 전기총자본}{전기총자본} \times 100$$

③ 입원, 외래, 조정환자수 증가율(Growth Rate of Inpatient Days, Outpatient Visits, and Adjusted Inpatient Days)

$$환자(입원,외래,조정)수 및 증가율(\%) = \frac{당기환자수 - 전기환자수}{전기환자수} \times 100$$

* 조정환자수는 모든 환자를 진료비를 근거로 하여 입원환자로 환산한 것으로서 다음 식에 의해 계산됨.

$$조정환자수 = 총재원일수 + 연외래환자수 \times \frac{외래환자 1인 1일당 평균진료비}{입원환자 1인 1일당 평균진료비}$$

5) 100병상당 대차대조표(Balance Sheet per 100 Beds)

$$100병상당 계정과목별금액(천원) = \frac{계정과목별금액}{병상수 \div 100(병상)}$$

6) 100병상당 손익계산서(Income Statement per 100 Beds)

$$100병상당 계정과목별금액(천원) = \frac{계정과목별금액}{병상수 \div 100(병상)}$$

7) 의료원가비율 및 조정환자 1인당 원가(Operating Expenses to Patient Revenue & per Adjusted Inpatient Day)

$$의료원가비율 = \frac{원가구성항목}{의료수익합계} \times 100$$

$$조정환자 1인당 원가 = \frac{원가구성항목}{조정환자수} \times 100$$

■ 원가항목의 구분

가. 민간병원

인건비, 재료비, 관리비 및 기타로 구분하여 백분율과 금액을 산출하되 각 항목별 세부항목 비율도 산출한다.

① 인건비 : 각 직종별 기본급, 상여금, 수당의 합계

- 의사(전문의, 일반의, 전공의 포함)
- 간호사(간호조무사 제외)
- 약사(조제보조 제외)
- 의료기사(기사보조 제외)

- 사무기술직(사무직, 기술직, 의공직, 전산직 등)
- 고용기타(고용직, 간호조무, 조제보조, 기사보조 등 포함)
- 퇴직급여(전직종의 퇴직급여충당금전입액)

② 재료비 : 약품비, 진료재료비, 급식재료비, 의료소모품비 합계
- 약품비
- 진료재료비(검사재료비, 방사선재료비, 기타진료재료비)
- 급식재료비
- 의료소모품비

③ 관리비 : 복리후생비, 동력비, 소모품비, 감가상각비, 수선유지비, 지급임차료, 외주용역비, 기타관리비의 합계
- 복지후생비
- 동력비
- 소모품비
- 감가상각비
- 수선유지비
- 지급임차료
- 외주용역비
- 기타관리비

④ 기타 : 선택진료경비, 의학교육연구비 등 합계

나. 국·시립병원

① 인건비 : 봉급, 상여금, 정액수당, 초과근무 및 기타수당, 비정규직보수, 일용잡급

② 재료비 : 의료비, 구료급량비

③ 관리비 : 구료피복비, 연금지급금, 상용피복비, 급량비, 여비, 수용비 및 수수료, 복리후생비, 재료비기타, 판공비, 공공요금, 제세공과금, 임차료, 용역비, 차량비, 시설장비유지비, 연료비, 관서당경비, 기타수익적 지출, 기타

2. 생산성 지표(Productivity Indicators)

1) 조정환자 1인당 부가가치(Value Added per Adjusted Inpatient Day)

$$\text{조정환자1인당부가가치(천원)} = \frac{\text{부가가치}}{\text{조정환자수}}$$

* 부가가치 = 의료수익 - (재료비, 소모품비, 동력비, 외주용역비)

2) 병상당 월평균 부가가치(Monthly Value Added per Bed)

$$\text{병상당월평균부가가치(천원)} = \frac{\text{부가가치} \div \text{월수}}{\text{병상수}}$$

3) 의료수익 부가가치율(Value Added Ratio to Gross Revenue)

$$\text{의료수익부가가치율(\%)} = \frac{\text{부가가치}}{\text{의료수익}} \times 100$$

4) 총자본 투자효율(Value Added to Total Assets)

$$\text{총자본투자효율(\%)} = \frac{\text{부가가치}}{\text{총자본}} \times 100$$

5) 자본생산성(Value Added to Tangible Fixed Assets)

$$\text{자본생산성(\%)} = \frac{\text{부가가치}}{\text{유형고정자산}} \times 100$$

* 여기에서의 유형고정자산은 토지를 제외한 것임.

6) 인건비 투자효율(Value Added to Personnel Expenses)

$$\text{인건비투자효율(\%)} \frac{\text{부가가치}}{\text{인건비}} \times 100$$

7) 의료기기 투자효율(Value Added to Medical Equipment)

$$\text{의료기기투자효율(\%)} = \frac{\text{부가가치}}{\text{의료기기투자액}} \times 100$$

8) 전문의 1인당 월평균 의료수익, 부가가치, 조정환자수(Monthly Patient Revenues, Value Added, Adjusted Inpatient Days per Specialist)

$$전문의 1인당 월평균 의료수익(천원) = \frac{의료수익 \div 월수}{전문의수}$$

$$전문의 1인당 월평균 부가가치(천원) = \frac{부가가치 \div 월수}{전문의수}$$

$$전문의 1인당 월평균 조정환자수(천원) = \frac{조정환자수 \div 월수}{전문의수}$$

9) 진료과별 전문의 1인당 월평균 환자 진료실적(Monthly Outpatient Visits and Inpatient Days per Specialist by Department)

$$과별전문의 1인당 월평균 외래환자수(명) = \frac{진료과별 연외래환자수 \div 월수}{진료과별 전문의수}$$

$$과별전문의 1인당 월평균 입원환자수(명) = \frac{진료과별 총재원일수 \div 월수}{진료과별 전문의수}$$

* 진료과별 전문의수는 기간중 평균재직인원수로서 연재직 인원수 ÷ 일수 또는 (기초인원수+기말인원수)÷2에 의해 산출함.

10) 진료과별 의사직(전문의+일반의+레지던트)1인당 월평균 환자진료실적 (Monthly Outpatient Visits and Inpatient Days per Physician (Specialist+General Practotioner+Resident) by Department

$$진료과별 의사 1인당 월평균 외래환자수(명) = \frac{진료과별 외래환자연인원수 \div 월수}{진료과별 의사수(전문의 + 일반의 + 레지던트)}$$

$$진료과별 의사 1인당 월평균 입원환자수(명) = \frac{진료과별 총재원일수 \div 월수}{진료과별 의사수(전문의 + 일반의 + 레지던트)}$$

* 진료과별 의사수는 기간중 평균재직인원수로서 전문의, 일반의 및 레지던트 연인원수÷일수 또는 (기초인원수+기말인원수)÷2에 의해 산출함.

11) 직종별 1인당 월평균 환자진료실적(Monthly Outpatient Visits and Inpatient Days per Capita by Occupational Category)

$$\text{직종별1인당월평균외래환자진료실적(명)} = \frac{\text{외래환자연인원수÷월수}}{\text{직종별 인원수}}$$

$$\text{직종별1인당월평균입원환자진료실적(명)} = \frac{\text{총재원일수÷월수}}{\text{직종별 인원수}}$$

$$\text{직종별1인당월평균조정환자진료실적(명)} = \frac{\text{조정환자연인원수÷월수}}{\text{직종별 인원수}}$$

12) 직종별 1인당 월평균 의료수익 및 부가가치(Monthly Revenues and Value Added per Capita by Occupational Category)

$$\text{직종별1인당월평균의료수익(백만원)} = \frac{\text{의료수익÷월수}}{\text{직종별인원수}}$$

$$\text{직종별1인당월평균부가가치(백만원)} = \frac{\text{부가가치÷월수}}{\text{직종별인원수}}$$

13) 직종별 1인당 월평균 진료수익(Monthly Revenue per Capita by Occupational Category)

$$\text{직종별1인당월평균진료수익(천원)} = \frac{\text{직종별진료수익÷월수}}{\text{직종별인원수}}$$

* 직종별 인원수는 평균재적인원수임.

3. 환자진료실적지표(Utilization Indicators)

1) 외래환자초진율(New Outpatient Visits)

$$\text{외래환자초진율(\%)} = \frac{\text{초진환자수}}{\text{연외래환자수}} \times 100$$

2) 외래환자입원율(Admissions of Outpatients)

$$\text{외래환자입원율(\%)} = \frac{\text{실입원환자수}}{\text{연외래환자수}} \times 100$$

3) 병상이용률(단입법)(Bed Occupancy Rate)

$$병상이용률(\%) = \frac{총재원일수}{연병상수(병상수 \times 입원진료일수)} \times 100$$

4) 병원이용률(Hospital Utilization)

$$병원이용률(\%) = \frac{총재원일수 + 연외래환자수 \times \frac{외래환자1인1일당진료비}{입원환자1인1일당진료비}}{연병상수(병상수 \times 입원진료일수)} \times 100$$

5) 병상회전율(Bed Turnover)

$$병상회전율(회) = \frac{퇴원실인원수}{병상수} \quad 또는 \quad \frac{(퇴원실인원수 + 입원실인원수) \div 2}{병상수}$$

6) 병상회전간격(Duration of Idle Bed)

$$병상회전간격(일) = \frac{연병상수 - 퇴원환자총재원일수}{퇴원실인원수}$$

7) 응급환자율(Emergency Cases to Outpatient Visits)

$$응급환자율(\%) = \frac{응급환자연인원수}{외래환자연인원수} \times 100$$

8) 평균재원일수(Average Length of Stay)

$$평균재원일수(일) = \frac{퇴원환자재원일수누계}{연실퇴원환자수} \quad 또는 \quad \frac{총재원일수}{(입원실인원 + 퇴원실인원) \div 2}$$

9) 입원 대 외래환자비율(Outpatient Visits to Inpatient Days)

$$입원대외래환자비율 = \frac{연외래환자수}{총재원일수}$$

10) 100병상당 1일 평균환자수(Daily Patient Census per 100 Beds)

① 100병상당 1일 평균 외래환자수(Outpatient Visits)

$$100병상당\ 1일\ 평균\ 외래환자수(명) = \frac{연외래환자수 \div 외래진료일수}{병상수 \div 100(병상)}$$

② 100병상당 1일 평균 재원환자수(Inpatient Days)

$$100병상당\ 1일\ 평균\ 재원환자수(명) = \frac{총재원일수 \div 입원진료일수}{병상수 \div 100(병상)}$$

11) 진료과별/급여종류별 100병상당 1일 평균 외래환자수(Daily Outpatient Visits per 100 Beds by Department/Payer)

① 진료과별/급여종류별 100병상당 1일 평균 외래환자수(Daily Outpatient Visits per 100 Beds by Department/Payer)

$$진료과별/급여종류별\ 100병상당\ 1일\ 평균\ 외래환자수(명) = \frac{진료과별/급여종류별\ 연외래환자수 \div 외래진료일수}{병상수 \div 100(병상)}$$

② 진료과별/급여종류별 100병상상 1일 평균 초진환자수(Daily New Outpatient Visits per 100 Beds by Department/Payer)

$$진료과별/급여종류별\ 100병상당\ 1일\ 평균\ 초진환자수(명) = \frac{진료과별/급여종류별\ 초진환자수 \div 외래진료일수}{병상수 \div 100(병상)}$$

12) 진료과별/급여종류별 100병상당 1일 평균 재원환자수(Daily Inpatient Days per 100 Beds by Department/Payer)

$$진료과별/급여종류별\ 100병상당\ 1일\ 평균\ 재원환자수(명) = \frac{진료과별/급여종류별\ 총재원일수 \div 입원진료일수}{병상수 \div 100(병상)}$$

13) 진료과별/급여종류별 입원환자 평균재원일수(Average Length of Stay by Department/Payer)

$$\text{진료과별/급여종류별 입원환자 평균재원일수(일)} = \frac{\text{진료과별/급여종류별 입원환자연인원수(재원일수)}}{\text{입원환자 실인원수}}$$

또는

$$= \frac{\text{진료과별/급여종류별 입원환자연인원수(재원일수)}}{(\text{입원환자 실인원수} + \text{퇴원환자실인원수}) \div 2}$$

4. 의료수익지표(Patient Revenue Indicators)

1) 진료과목별/급여종류별/수가종목별 100병상당 월평균 외래수익(Monthly Outpatient Revenue per 100 Beds by Department/Payer/Service Item)

$$\text{진료과별/급여종류별/수가종목별 100병상당 월평균 외래수익(천원)} = \frac{\text{진료과별/급여종류별/수가종목별 외래수익} \div \text{월수}}{\text{병상수} \div 100}$$

2) 진료과별/급여종류별/수가종목별 100병상당 월평균 입원수익(Monthly Inpatient Revenue per 100 Beds by Department/Payer/Service Item)

$$\text{진료과별/급여종류별/수가종목별 100병상당 월평균 입원수익(천원)} = \frac{\text{진료과별/급여종류별/수가종목별 입원수익} \div \text{월수}}{\text{병상수} \div 100}$$

3) 진료과별/급여종류별/수가종목별 100병상당 월평균 총의료수익(Monthly Patient Revenue per100 Beds by Department/Payer/Service Item)

$$\text{진료과별/급여종류별/수가종목별 100병상당 월평균 총의료수익(천원)} = \frac{\text{진료과별/급여종류별/수가종목별 총의료수익} \div \text{월수}}{\text{병상수} \div 100}$$

4) 진료과별/급여종류별/수가종목별 외래환자 1인 1일당 평균진료비(Average Charge per Outpatient Visit by Department/Payer/Service Item)

$$\text{진료과별/급여종류별/수가종목별 외래환자 1인 1일당 평균진료비(원)} = \frac{\text{진료과별/급여종류별/수가종목별 외래수익}}{\text{진료과별/급여종류별/수가종목별 연외래환자수}}$$

5) 진료과별/급여종류별/수가종목별 입원(재원)환자 1인 1일당 평균진료비 (Average Charge per Inpatient Day by Department/Payer/Service Item)

진료과별/급여종류별/수가종목별 입원수익

$$= \frac{\text{진료과별/급여종류별/수가종목별 입원수익}}{\text{진료과별/급여종류별/수가종목별 재원일수(연입원 환자수)}}$$

5. 인력지표(Indicators concerning Employees)

1) 직종별 100병상당 인력(Number of Employees per 100 Beds by Occupational Category)

$$\text{직종별 100병상당 인력(명)} = \frac{\text{직종별 인력}}{\text{병상수} \div 100\text{(병상)}}$$

2) 직종별 조정환자 100명당 인력(Number of Employees per 100 Adjusted Onpatient day by Occupational Category)

$$\text{직종별 조정환자 100명당 인력(명)} = \frac{\text{직종별 평균인력} \times 365\text{(일)}}{\text{조정환자수} \div 100\text{(명)}}$$

3) 100병상당 직종별 신규채용 및 퇴직인력(Number of Newly Employeds and Retired per 100 Beds by Occupational Category)

$$\text{100병상당 직종별 신규채용자수(명)} = \frac{\text{직종별 신규채용인력}}{\text{병상수} \div 100}$$

$$\text{100병상당 직종별 퇴직자수(명)} = \frac{\text{직종별 퇴직인력}}{\text{병상수} \div 100}$$

$$\text{퇴직율(\%)} = \frac{\text{직종별 퇴직인력}}{\text{직종별 재직인력}} \times 100$$

4) 직종별 구성비(Propotion of Employees by Occupational Category)

$$\text{직종별 인력(명)} = \frac{\text{직종별 인력}}{\text{전체인력}} \times 100$$

5) 직종별 보조인력 비율(Ratio of Assistants & Aids to Licensed Persons by Occupational Category)

$$\text{직종별 보조인력비율} = \frac{\text{직종별 보조인력}}{\text{직종별 주인력}}$$

6. 주요 시설이용 및 외주(Utilization of Major Facilities, Outsourcing)

1) 주요 진료시설 이용실적(Utilization of Major Facilities)

$$\text{주요시설별 이용률(\%)} = \frac{\text{연간이용환자(건)수}}{\text{주요진료시설 병상(실)수} \times 365\text{(일)}} \times 100$$

2) 100병상당 월평균 외주용역 인력 및 용역비(Personnel and Monthly Expenses per 100 Beds for Outsourcing)

① 100병상당 월평균 외주용역인력(Number of Personnel per 100 Beds for Outsourcing)

$$\text{100병상당 월평균 외주용역인력(명)} = \frac{\text{일평균 용역인력} \times 31\text{(일)}}{\text{병상수} \div 100\text{(병상)}}$$

② 100병상당 월평균 외주용역비(Expenses per 100 Beds for Outsourcing)

$$\text{100병상당 월평균 외주용역비(천원)} = \frac{\text{연간 외주용역비} \div 12\text{(월)}}{\text{병상수} \div 100\text{(병상)}}$$

③ 외주용역인력 1인당 월평균 외주용역비(Expenses per Capita for Outsourcing)

$$\text{외주용역인력 1인당 월평균 외주용역비(천원)} = \frac{\text{월평균 외주용역비}}{\text{월평균 외주용역인력}}$$

제3절 병원경영수지의 결정요인

1. 병원경영수지의 필요성

병원의 주요 기능은 진료 · 교육 · 연구이다. 특히 진료는 병원의 핵심적인 기능이다. 병원이 이런 기능을 수행하기 위해서는 환자의 진료서비스를 제공하고 최소한 병원경상운영에 필요한 재정수지가 유지되어야 한다. 병원경영수지가 낮아 병원경상운영비도 충당하기 어려운 입장에 있다면, 병원기능은 마비되어 심각한 상황에 도달하게 될 것이다. 반면에, 병원경영수지가 높아 병원기능을 원만히 수행하고 병원기능을 위해 재투자할 수 있다면, 병원은 환자의 의료수요 만족과 지역사회의 중추적인 역할을 수행할 수 있다. 병원경영수지는 병원경영의 아주 중요한 요인이다.

2. 병원경영수지의 결정요인 선정

병원경영수지는 병원의 재정자립도와 경상이익률의 수준으로 측정할 수 있다. 병원재정자립도와 경상이익률에 영향을 미치는 요인은 병원의료환경 · 병원경영실적 · 병원인력의 생산성 등이 있다.

이들 요인을 선정하면 다음과 같다. 병원의료환경요인은 병상 수 · 병원소재지역 등이다. 병원경영실적 요인은 연간외래환자의 의료보험환자비율 · 연간입원환자의 의료보호 환자비율 · 병상이용률 · 평균재원일수 · 입원환자 1인당 1일 평균경상운영비 등이다. 병원인력요인은 100병상당 전체직원 수 · 100병상당 의사 수 · 외래환자 1인당 1일 평균수입 · 의사 1인당 1일 평균입원환자 수 등이다.

3. 병원경영수지 요인의 산출식

이와 같은 요인들이 병원경영수지에 영향을 미칠 것이라는 가정에서 병원경영수지의 결정요인의 방정식을 산출하면 다음과 같다.

$$Y=A+\{ax1+bx2\}+\{cx3+dx4+ex5+fx6+gx7\}+$$
$$\{hx8+ix9+jx10+kx11\} \cdots\cdots\cdots\cdots\cdots lxn \cdots\cdots\cdots\cdots\cdots\cdots\cdots\cdots\cdots\cdots \text{(식 1-1)}$$

병원경영수지(Y)는 재정자립도(Y1)와 경상이익률(Y2)로 정의한다. 병원경영수지에 영향을 미치는 요인들은 병원환경변수로서 병상 수(ax1) · 병원소재지역(bx2) 등이고, 병원경영실적 요인은 연간 외래환자의 의료보험 환자비율(cx3) · 연간 입원환자의 의료보호 환자비율(dx 4) · 병상이용률(ex5) · 평균재원일수(fx6) 입원환자 1인당 1일 평균 경상운영비(gx7) 등이고, 병원인력의 생산성 요인은 100병상당 전체직원 수(hx8) · 100병상당 의사 수(ix9) · 외래환자 1인당 1일 평균수입(jx10) · 의사 1인당 1일 평균입원환자 수(kx11) 등으로 정의한다.

4. 병원경영수지의 결정요인

병원재정자립도와 경상이익률에 영향을 미치는 병원환경요인 · 병원경영실적요인 · 병원인력생산성요인 등을 분석한 결과는 <표 12-1>과 같다.

<표 12-1> 병원재정자립도에 대한 다단계 중 회귀분석

독립변수	Partial Regression Cofficients
병상이용률	.51174 **
외래환자 1인당 1일평균 수입	.07060
평균 재원일수	-1,35818
입원환자 중 의료보호환자 비율	.22709
Constant	(43,68116)
Multiple R	(.52878)
R-Square	(.27960)
F(4, 31)=3,008*	

** 1% 유의수준

(자료) 김종인, 「시 · 도립병원의 경영수지 실태에 대한 조사연구」, 『대한병원협의회지』, Vol.11, No.12, 1982.

(1) 병원경영수지는 병원재정자립도를 종속변수로 다단계 중 회귀분석 결과를 보면, 병원경영실적요인의 독립변수인 병상이용률(ex5)이 1% 수준에서 유의하였고, 평균재원일수(fx6)

는 부(負)의 회귀계수를 가지고 있었다.

이것의 의미는 병상이용률이 증가할수록 병원재정자립도가 증가한 것으로 이해할 수 있다. 왜냐하면 유휴상태에 있는 병상이나 시설 및 의료장비의 이용도가 증가한다는 것은 그만큼 환자수가 증가함으로서 의료서비스 단위당 고정비용이 감소할 뿐만 아니라 환자진료수입이 증대되기 때문이다.

평균재원일수가 부(負)의 회귀계수를 가지고 있는 것은 평균재원일수에서 장기재원기간에 비해 초기재원기간의 환자진료수입이 높기 때문인 것이다. 즉, <그림 12-1>에서 볼 수 있는 바와 같이 평균재원일수가 증가하면서 병상수입도 증가한다. 그러나 어느 시점에서부터 감소하여 일정 수준을 유지한다. 이는 정형외과의 경우 초기에 투약 및 검사, 그리고 수술을 진행하고 그 후에는 투약 및 진료만 하기 때문이다. 따라서 입원해서 7~15일의 시점에서 병상수익이 가장 높기 때문에 가능한 입원대기환자가 있다는 가정에서 병상회전율을 높이는 방법이 병원경상수지를 제고할 수 있는 기법이라고 할 수 있다. 예를 들어 의료윤리보다는 병원경영수지만을 고려한다면, 대기환자가 있는 종합병원 정형외과의 경우, 주요 시술이 끝난 2~3개월의 장기입원이 필요한 환자는 지역사회의 정형외과의원으로 후송하여 장기입원진료를 받도록 하는 것이 바람직하다는 것이다.

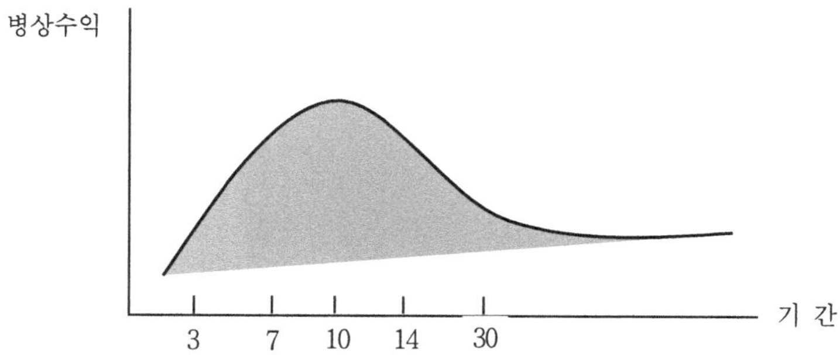

<그림 12-1> 평균재원일수와 병상수익과의 관계

(2) 병원경영수지는 경상이익률을 종속변수로 다단계 중 회귀분석 결과를 보면, 병원경영실적 요인의 독립변수인 입원환자의 의료보호 환자비율·평균재원일수·병상 이용률이 통계적으로 유의하였다.

입원환자의 의료보호환자비율이 증가하면 경상이익률이 증가된다는 것이다. 이는 병상이

유휴상태에 있는 것보다는 의료수가가 낮은 의료보호환자라도 입원진료함으로서 병상이용률이 높아지면 병원경영수지에도 도움이 된다는 것을 의미한다.

평균재원일수의 효과는 초기의 재원기간에 진료수입이 많다는 사실과 병상이용률이 증가하면 경상수익에 정(正)의 상관관계 효과가 있다는 것을 고려하면 쉽게 이해를 할 수 있을 것이다.

따라서 병원경영수지는 병상이용률이 증가할수록 병원재정자립도가 증가되고, 경상이익률은 병상이용률의 증가와 대기환자가 있을 경우 평균재원일수를 줄이고, 유휴병상보다는 입원환자의 의료보호환자 비율이라도 증가시키는 것이 병원경영수지를 제고하는 기법이라고 할 수 있다.

제4절 사례연구

1. 사례연구(1)

<표 12-2>는 공공병원의 일반외과 환자진료실적 및 의료수익에 대한 연도별 병원경영분석 결과이다. 이러한 공공병원의 병원경영분석지표 결과를 보고 다음 물음에 답해 보자.

<표 12-2> 공공병원의 일반외과 입원지료 및 수익현황(단위 : 명 / % / 원)

	2000	2001
월 평균 환자 수	3,379	1,567
월 평균 퇴원환자 수	360	172
평균재원일수	9.7	10.1
병상이용률	92	83
1인당 1일 평균 수익	83,700	65,456

1) 공공병원 정형외과의 입원진료실적 및 의료수익 현황을 비교 검토해 보자.
2) 2000년도에 비해 2001년의 환자진료실적 및 의료수익에 대한 감소 원인 및 대응전략을 수립해 보자.
3) 병원경영수지의 결정요인을 제시해 보자.
4) 병원경영수지를 제고할 수 있는 대안을 논의해 보자.

2. 사례연구(2)

다음 <표 12-3>은 중소도시에 있는 사립대학교 병원의 재무실적과 진료실적을 중소도시, 민간부문, 공공부문의 종합병원과 비교한 지표이다. 다음 물음에 답해 보자.

<표 12-3> KW, 중소도시, 민간, 공공부문의 종합병원 지표 현황

지표	KW의료원 2001	KW의료원 2002	KW의료원 2003	중소도시 종합병원	민간부문 종합병원	공공부문 종합병원
1. 안전성 (유동비율)	125.6	104.3	92.2	113.1	94.7	135.7
2. 수익성 (의료수익이익율) ##	9.6	2.9	2.6	4.0	17.5	-3.3
3.수익성 (100병상월평균의료수익)	6억9천 2백만원	6억7천 3백만원	7억3천 6백만원	7억9천 2백만원	8억2천 6백만원	9억1천 만원
4. 활동성** (총자본회전율)##	2.0	2.0	2.1	1.5	1.5	1.0
5. 성장성 (의료수익증가율)	9.5	-2.7	8.3	6.1	7.3	5.0
6. 성장성 (조정환자증가율)	2.1	-4.0	-0.7	3.8	-0.4	7.0
7. 생산성 (조정환자1인당부가가치)	11만6천원	11만3천원	12만5천원	12만5천원	18만4천원	15만8천원
8. 생산성 (인건비투자효율)	164.2	140.0	141.8	157.5	166.4	153.3
9. 생산성** (전문의 1인당월평균의료수익)##	6천8백46만원	6천1백33만원	6천4백87만원	4천5백84만원	7천8백85만원	5천7백16만원
10.진료실적 (병원 이용율)	111.8	107.4	107.3	114.4	120.9	125.5

(자료 : KW대학교 의과대학병원, 2004, 병원경영분석, 한국보건산업진흥원, 2002)

1) 사립대학교 병원, 중소도시, 민간부문, 공공부문의 지표 공식을 설명해보자.
2) 사립대학교 병원의 재무실적과 진료실적 중 우수한 지표를 밝혀 보자.
3) 민간부문과 공공부문 종합병원간의 차이를 비교하여 향후 병원경영관리정책을 도출해 보자.
4) 사립대학교 병원이 우수한 지표로 평가된 부문과 6년간 위탁운영, 양 한방협진체계, 후송의 접근성 등으로 다시 공공부문의 의료기관을 위탁경영할 수 있는가. 있다면 이에 대한 대응전략을 세워보자.

제13장

병원정보관리

제1절 병원정보관리의 본질

1. 병원정보관리의 필요성

병원도 정보관리가 필요하다. (1) 병원업무 자체가 정보를 요구하고 있고 (2) 병원규모가 크고 (3) 전문화되어 가고 있으며 (4) 정보의 내용이 다양해지고 (5) 병원전산시스템을 도입함으로서 병원의 의료정보 유통속도·비용·정확성·안정성 등을 개선할 수 있기 때문에 그렇다. 병원정보관리의 목적은 의료정보의 유통을 원활히 하여 환자 진료와 병원경영관리를 개선하는 데 있다.

2. 병원정보관리의 구성

병원정보관리에는 보건정보시스템·병원정보시스템·의료정보시스템 등이 있다. 보건정보시스템은 보건의료서비스 조직의 운영과 연구 및 교육 등에 필요한 정보를 수집하고 처리하여 분석 및 전달하는 것이다. 병원정보시스템은 병원내의 정보관리시스템으로서 전산화된 정보관리시스템이다. 의료정보시스템은 의료 공급자나 의료종사자에게 필요로 하는 정보를 필요로 할 때 효과적으로 제공하는 것이다.

3. 병원정보시스템의 방식

병원정보시스템의 방식에는 (1) 여러 개의 병원 또는 어느 한 지역내의 모든 병원의 정보를 컴퓨터센터가 처리하는 방식 (2) 한 병원내의 모든 정보를 대형 컴퓨터나 여러 개의 소형 컴퓨터로 취급하는 방식 (3) 병원의 운영업무 정리만을 전문용역 단체가 개발하여 여러 병원의 용역을 서비스하는 방식 (4) 여러 정보체계의 특성 및 하부 체계만을 소형 컴퓨터로 처리하는 방식 등이 있다.

제2절 병원정보관리 내용

1. 병원정보시스템의 체계

병원정보시스템의 체계는 병원관리체계와 진료관리체계로 구분된다. 병원관리체계의 병원정보관리는 의료보험청구・진료비청구서 발행・입퇴원 관리・외래환자 등록관리・회계처리・급여관리・미수금관리・구매관리・재고관리 등을 대상으로 한다. 진료관리체계의 병원정보관리는 환자이송관리・간호관리・수술관리・환자급식관리・진료예약관리 등을 포함한다.

검사처리의 정보관리는 심전도분석・임상검사분석・검사결과 보고 등이다. 특수사항 등록관리의 병원정보관리는 특수환자등록관리・약품정보관리 등이다. 의무기록관리의 병원정보관리는 의무기록관리・간호일지보관・의사 지시사항 보관・환자병력관리 등이다.

2. 병원관리업무의 전산화 추진

한편, 병원운영업무에 대한 전산화 추진은 <그림 13-1>에서 볼 수 있는 바와 같이 병원관리업무・진료행정・검사처리 및 특수관리・의무기록 등이 개발대상이다.

병원관리업무의 전산개발은 약품재고관리・급여 및 인사관리・의료보험 청구관리・환자등록・입원 및 외래요금 계산・입 퇴원 등록・미수금 관리・구매관리 및 물품관리 등을 추진한다.

특히, 환자등록은 정확한 개인정보를 중복되지 않도록 개인 식별을 위한 환자 번호를 부여하여 등록하고, 환자 번호의 검색을 신속히 할 수 있도록 병원 전산 시스템화한다.

그리고 입원・외래 요금계산은 환자의 대기시간을 단축하기 위해 계산차이를 최소화하

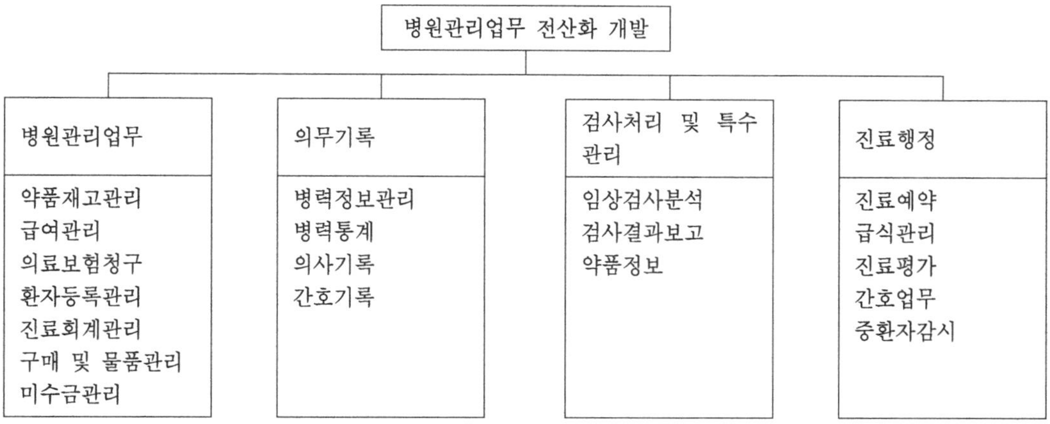

<그림 13-1> 병원관리업무의 전산화 개발

고, 신뢰도를 향상시킬 수 있도록 설계함은 물론 진료비를 매일 집계하여 재원기간의 청원업무와 퇴원할 때 회계처리 및 청구서 작성을 신속히 할 수 있도록 전산 시스템화한다.

미수금관리 업무의 전산화는 정확한 수익 금액의 파악이 가능하도록 설계하고, 퇴원환자 미수금 등록·미수금 조회·입금 등록 등은 즉시처리 방식으로 하며, 미수금 상황보고서의 작성은 대치형태로 처리한다. 또한 약품재고관리 업무와 급여계산 업무는 모두 대치형태로 처리한다.

진료행정의 전산화는 급식관리·진료예약·진료평가·간호업무·중환자 감시 등을 개발한다. 검사처리 및 특수관리는 임상검사분석·검사결과 보고·약품정보 등을 병원전산화를 추진한다. 의무기록 전산화는 병력정보·병력통계·의사기록·간호기록 등을 개발한다.

3. 병원진료행정체계 전산화

병원에서 의사의 처방전이 발부되면 간호사는 즉시 진료처방전을 전산화한다. 전산 처방전은 약사에게 보내 처방전에 의거 조제가 이루어지고, 필요한 임상병리검사 또는 방사선실로 전송된다. 수술이 필요한 경우 수술실로 보내지고, 환자급식관계는 급식과로 보내져 환자에 맞는 식사를 제공하거나 또는 금식이 통보된다. 이런 내용은 원무과에도 전송되어 환자의 병실 제공과 입퇴원 등에 필요한 진행이 되고, 현재까지의 병원진료비가 합산된다. 또한 이런 내용은 병원장 사무실로도 보내져 병원장이 수시로 환자 진료상황과 병원관리과정을 보고 지시나 협조 및 통제를 할 수 있도록 한다.

4. 병원정보시스템 도입의 기대효과

(1) 진료측면

- 환자들의 데이터베이스 구축을 통하여 임상연구자료를 제공
- 통신 및 인터넷을 활용한 선진화된 의술 습득이 용이
- 의사의 직접입력에 따른 정확한 처방 및 신속한 정보전달
- 처방에 관련된 용어를 미리 데이터베이스화하여 의료진의 편리성을 극대화
- 진료업무의 표준화로 환자 데이터의 일원화 및 데이터의 질적 향상
- 진료 데이터의 효율적 전달 및 획득 이용으로 진료의 질적 향상

(2) 환자서비스 측면

- 처방전달시스템(OCS) 도입에 따라 환자 대기시간 감소
- 진료절차를 간소화하고 동선을 단축하여 환자의 편리성 도모
- 불필요한 병원 내원횟수를 감소시켜 의료비용을 간접적으로 줄임
- 원무행정의 정확성 및 간편성으로 환자의 편리성 증가
- 병력검사의 신속화

(3) 병원관리 및 경영 측면

- 각종 수가관련 Cord의 불필요
- 행정업무들의 통합운영관리에 따른 업무 중복 감소
- 정보입력 및 통계자료의 정확성 향상
- 인적 물적 재정적 자원 흐름의 정확한 파악
- 의료소모품 재고관리의 정확성
- 의료행정인력 조정의 용이성
- 병원경영정보시스템 구축으로 정확한 원가분석 및 신속한 의사결정
- 자원관리의 효율성 및 합리적 의사결정으로 수익성 개선

5. 병원정보시스템의 구축시 고려사항

① 철저한 사전 조사

구축시 가능한 한 많은 자료를 조사 수집하는 것이 바람직하다. 국내에 이미 병원정보시스템을 도입한 병원은 물론 외국 병원의 전산화의 수준 및 발전 방향도를 조사하여 병원정보시스템을 도입하는데 발생하는 어려움과 문제점을 충분히 이해하여 자기 병원의 실정에 맞는 병원정보시스템을 개발 운영하는 기법이 중요하다.

② 병원정보시스템 도입 장기 계획수립

사전에 충분한 조사와 검토를 통하여 병원의 발전계획과 목표가 투영된 장기적인 병원정보시스템의 계획을 수립하도록 한다. 병원정보시스템을 도입 구축하기 위해서는 분명한 목표를 수립하고 이에 따라 합리적인 계획이 작성되어야 한다. 목표와 계획없이 병원정보시스템을 추진하는 것은 경제적인 낭비는 물론 오히려 병원행정관리에 비능률을 초래하게 된다.

③ 병원정보 시스템 요원의 조기확보

병원업무를 잘 알면서 정보기술을 보유한 인력이 필요하므로 병원전산실 책임자 및 근무요원을 미리 확보하여 놓는 것이 중요하다.

④ 병원정보시스템의 이해를 위한 교육실시

병원정보시스템이 성공적으로 발전하기 위해서는 조직 구성원 모두가 동참하야 병원정보시스템에 대한 이해를 넓히고 스스로 참여할 수 있게 하여야 한다. 이를 위해서는 병원정보시스템 도입의 전후에 반드시 사용자들에 대한 교육이 실시되어야 한다.

⑤ 병원정보시스템 위원회 구성

초기 병원정보시스템을 도입할 때에는 업무표준화, Slip 개선 등 많은 준비가 있어야 하며, 병원의 제도도 개선되어져야 한다. 이러한 업무를 분장 수행하고 변화에 대한 의사결정을 위하여 부문별로 병원정보시스템 추진조직을 만들어 역할을 부여하는 것이 바람직하다.

⑥ 병원정보시스템의 정확성 신뢰성 보안성

병원정보시스템의 정확성은 정보가 원하는 장소로부터 다른 원하는 장소로 오차없이 전달되어져야함을 의미한다. 의료진에 의한 처방된 약 또는 검사 등이 잘못 전달되며 환자에게 치명적인 결과를 초래할 수 있다.

⑦ 병원정보시스템의 경제성

병원정보시스템을 도입하는데 소요되는 비용에 대한 것으로 구축 당시 사용자 수를 회대한 고려하여야 한다. 전산망 장비는 처리속도를 크게 좌우하기 때문에 전송하고자 하는 의료정보의 성격과 전산망장비에 연결되는 PC수를 고려한 전산망 장비를 도입하여야 한다.

⑧ 병원정보시스템 구축후 변화에 대한 대처

병원정보시스템 구축 후에는 많은 변화가 생기는데 특히 부서간 업무분장이 달라지고 업무에 숙달된 인력의 활용도 달라진다. 또한 병원운영 정보의 보고채널도 달라진다. 이러한 변화를 감안하여 혼란없이 병원을 효율적으로 운영할 수 있는 방안을 강구해 두는 것이 바람직하다.

제3절 병원정보시스템의 종류와 전망

1. 병원정보시스템의 종류

1) 처방전달시스템(OCS)

처방전달시스템(OCS : Order Communication System)은 처방의 원활한 전달을 위하여 구성된 시스템이다. 진료의사에 의하여 발생된 처방은 신속, 정확하게 필요한 부서로 전달되어 처리, 수행하게 된다.

원무부서로 이동된 처방은 정확한 수납계산과 건강보험 청구를 시행할 수 있으며, 약국, 검사부서 등 지원부서로 이동된 처방은 투약과 검사를 시행할 수 있다. 특히 지원부서에서 시행된 처방은 검사결과, 투약력 등의 자료로 Feedback되어 진료에 도움을 줄 수 있다.

이렇듯 처방전달시스템은 병원의 자료흐름 중 가장 중요한 처방을 전산화 함으로써 병원의 생산성을 극대화 할 수 있게 되었다.

2) 의료영상저장전송시스템(PACS)

의료영상저장전송시스템(PACS : Picture Archiving and Communication System)란 의료영상, 특히 방사선과 진단영상들을 디지털 상태로 획득한 후 고속의 전산망을 이용하여 전송하고 디지털 데이터로 의료영상을 저장하며 의료진들이 기존의 필름과 뷰박스 대신에 컴퓨터를 이용하여 의료영상을 조회 검색하는 것으로 영상을 이용하여 환자를 진료하는 포괄적인 디지털 영상관리 및 전송시스템을 말한다. 즉 PACS는 방사선 진단에 관계된 각종 영상진단장치들과 컴퓨터통신망, 영상저장장치, 영상표시용 Workstation 및 Database 등을 포함한 의료 영상 Total System이다.

3) 전자의무기록(EMR)

전자의무기록(EMR : Electronic Medical Record)에 대한 개념은 근래 정보산업의 급속한 발전으로 인한 방법론적 시각 차이로 한 마디로 요약하여 정의하기가 상당히 어려운 실정이다. 전자의무기록은 기존의 의무기록을 디지털화하는 것과 함께 각종 비정형 데이터를 정형화하여서 기존의 서면 형식에서 구현하여 오던 각종 진료정보와 아울러 음성, 영상 등의 보다 다양한 데이터를 포함하는 포괄적인 의미의 의무기록 데이터센터를 구축하는 일이하고 할 수 있다.

미국의 IOM(Institute of Medicine)은 전자의무기록이란 “완전하고 정확한 자료, 환자 개인의 의학적 이상반응에 대한 경고기능, 다양한 의학 지식에 기초한 기억보조와 의사결정 지원도구 등을 이용한 전문가 시스템을 통해 사용자를 지원하는 체계 위에 세워진 전자형식의 의무기록”이라고 정의하고 있고, 미국의 MRI(Medical Record Institute)는 전자의무기록을 “환자의 진료과정에서 발생한 자료나 진료 및 수술, 검사 내용을 활용 가능한 형태로 전산시스템에 입력, 정리, 보관하고 처리된 자료를 통하여 의사소통을 하는 시스템”이라고 정의하고 있다.

4) 임상병리정보시스템(LIS)

임상병리과는 주로 환자로부터 채취한 검체를 가지고 각종 검사를 시행하여 그 결과를 전달하는 진료지원부서로서 임상병리 검사결과는 환자의 진단 및 치료에 중요한 척도가 된다. 따라서 임상병리과는 검사결과를 신속하게 검사 의뢰처에 보고할 수 있어야 하며, 동시에 검사결과의 정확도와 정밀도를 높여 신뢰도를 극대화하여야 한다. 또한 검사실에서는 다량의 검사결과를 수개월 내지 수년 동안 통합 관리할 수 있어야 하며 건강보험 청구업무 및 각종 연구지원 등에 의한 다양한 자료검색 요구에 적절히 대응할 수 있어야 한다. 이러한 이유에서 임상병리정보시스템은 반드시 필요하다.

5) 간호정보시스템(NIS)

병원에서 간호사는 가장 많은 인력자원을 형성하고 있으므로 간호사들이 시간을 효율적으로 활용하여 환자 간호에 많은 시간을 투여할 수 있도록 하는 것은 대단히 중요하다. 이러한 의미에서 간호정보시스템은 간호사들의 서류작업 시간을 줄이고 환자를 위한 직접 간호시간을 늘려 환자의 만족도를 높이고 간호의 질을 향상시키고자 하는 것이다. 즉 정보시스템을 이용하여 정확, 신속, 간편하게 부서간의 의사소통을 이룩하고 현재 사무업무에 치중되어 있는 잡무비율을 간호에 집중하여 “양질의 간호”를 제공하고자 한다.

2. 병원정보시스템의 전망

제2절에서 설명한 바와 같이 병원정보시스템은 처방입력시스템(order enter system)을 중심으로 한 원내 처방전달시스템(order communication system, OCS)이 표준 시스템화하고 있다. 그러나 현재 처방전달시스템(OCS)을 구축한 병원은 처방입력시스템이 주요 부분에 적용되고 있지만 환자에 대한 완전한 서비스를 제공하기에는 부족하다. 그러므로 병원정보시스템을 도입할 때 고려해야 다음과 같은 정보기술의 전망을 참고하는 편이 바람직하다.

1) 지식베이스(knowledge base) 기술 : 의료상담시스템인 의료전문가시스템 연구는 인공지능의 응용분야로서 의사의 지식을 그대로 표현하여 이를 이용한 진단, 치료계획을 수행하는 시스템이다. 이 지식베이스 기술을 진단목적으로 사용하기보다 병원경영관리에 전문가시스템을 확장하여 이용하도록 한다.

2) 사용자 인터페이스(user interface) : 병원컴퓨터는 조작의 편리성이 시스템 도입에 주요 성공요소이다. 처방전달시스템은 컴퓨터의 조작 용이성에 따라 임상부문에서 진료정보환경으로 확장 여부가 결정된다. 그러므로 컴퓨터 조작을 보다 쉽게 하기 위한 사용자에게 편리한 인터페이스 툴 제공은 지속적으로 개발될 것이다. 특히 하이퍼미디어(hyper media, 그래픽, 음성, 촉감 등) 개념을 도입한 고도의 사용자 인터페이스 기술개발이 지속될 전망이다.

3) 프로세스 리엔지니어링(process re-engineering) : 병원관리업무는 기존의 업무를 그대로 유지하면서 업무처리의 신속성을 위해 컴퓨터를 이용하고 있다. 특히, 병원 컴퓨터는 보험청구를 중심으로 도입되었고, 기존업무의 혁신 없이 정보기술을 적용하여 병원업무과정에 비합리적인 요소가 많다. 따라서 병원업무처리는 작업보다 결과를 중심으로 업무절차의 재구성이 요구되고, 이에 정보기술 활용을 통한 프로세스 리엔지니어링은 계속될 전망이다.

제4절 병원정보시대의 병원환경변화

병원정보시대에서 의료인이 의료정보에 뒤져서는 환자의 신뢰를 얻기 힘들 것이다. 특히, 사이버 병원(cyber hospital)이 등장하여 병원서비스의 차별화가 심화되고 환자들에게 새로운 의료서비스를 제공할 전망이기 때문에 더욱 그렇다.

병원정보시대에서 병원을 둘러싼 환경의 가장 큰 변화는 원격진료시스템 시대의 도래라 할 수 있다. 원격진료시스템이 도입되면, 퇴원 후 상태경과를 보기 위한 진료, 거리가 멀어서 한 번 찾아오기 힘든 환자, 거동이 불편한 환자 등의 진료는 화상을 통한 원격진료의료서비스로 대체될 전망이다. 원격진료시스템은 국가의 장벽을 초월하여 외국 출장자나 해외교포가 고국의 병원과 연결하여 진료를 받을 수 있게 만들 것으로 예상된다.

또한 인터넷 시대의 환자진료기록은 전자의무기록으로 데이터베이스화될 것이다. 다른 병원의 기록도 인터넷을 통해 조회가 가능해질 것이다. 병원에서의 진료기록뿐만 아니라 환자의 건강과 관련된 제반 기록들이 인터넷에서 조회가 가능해 보다 포괄적인 진료와 정밀한 진료가 가능해질 것이다.

그리고 병원정보시스템의 인터넷과 접속이 되는 곳이면 병원정보시스템의 활용이 가능해질 것이다. 즉, 인터넷접속만으로 환자기록의 조회·임상검사 및 방사선 검사결과의 조회·처방전 입력 등 진료와 관련된 업무가 가능해지고, 보험청구·환자의 입/퇴원·병실관리·간호사 근무시간 조정·병원 근무자의 인사관리 등 제반 행정 업무도 가능하게 될 것이다.

제5절 사례연구

1. 간호사와 병원전산화

임산부 S씨는 H종합병원을 방문하여 산부인과 의사의 진료를 받았다. 의사는 1주일간 입원이 필요하다는 소견서와 함께 처방전을 E간호사에게 전달하였다. 그러나 E간호사는 평소보다 2배 정도 많은 환자가 방문한 관계로 입원환자의 전산화 작업에서 S씨를 그만 누락시키고 말았다. 그리고 E간호사는 S임산부를 외래환자로 잘못 알고 시내약국에 가서 조제하도록 처방전을 S임산부에게 주었다. 그 후 S임산부의 임상병리검사와 초음파검사 등의 병원전산화작업이 이루어지지 않았다. S임산부는 처방전을 가지고 간 약국의 약사에게서 입원처방전이라는 사실을 통보받았다.

1) 간호사는 위의 상황을 어떻게 처리해야 하는가?
2) S임산부는 H종합병원에 병원진료정보로 착오로 발생한 시간비용에 대한 손해배상을 청구할 수 있는가?
3) 종합병원 진료행정체계의 전산화 과정을 설명해 보자.

2. 사이버 병원과 원격진료시스템

H종합병원 이사회에서는 진료행정의 착오를 사전에 방지하기 위해 진료정보체계를 재검토하기로 하였다. 즉, 병원정보의 '프로세스 리엔지니어링'과 향후 '사이버 병원'으로 육성한다는 취지에서 원격진료시스템을 도입하기로 하였다.

1) 병원정보의 프로세스 리엔지니어링(process re-engineering)에 대해 토의해 보자.
2) 사이버 병원(cyber hospital)의 출현과 원격진료시스템을 설명해 보자.

제14장

병원건축과 물자관리

제1절 병원건축관리의 추세

병원건축은 병원계획·병원조직·병원인력충원·병원인력의 지휘·병원통제 등의 병원관리과정에서 병원계획분야에 속하는데, 병원건립계획 중에서 아주 중요한 부분을 차지한다.

병원건립계획과정 중에서 의료계획을 수립하고 의료계획에 따라 장기계획과 기능계획을 세우는데, 이 계획에 따라 의료기기 계획과 사전에 조정하여 건축계획을 수립한다. 이렇게 하는 이유는 도입될 의료장비의 크기와 운영시스템을 고려하지 않고 병원건축이 이루진 경우 이로 인해 재건축을 해야 할 상황이 발생될 수도 있기 때문이다. 그러므로 반드시 의료기기 계획을 완성한 후에 병원건축계획이 수립되어야 한다.

그리고 병원건축시 대지선정은 환자의 접근 이용도·제반시설의 이용도·주변환경·대지의 가격 수준·건물 배치의 면적·심리적으로 쾌감을 주는 자연환경·건축법상 제한 등 제반 요소들을 충분히 고려해야 한다.

병원건축형식에는 분동건축·집중건축·절충건축 등이 있다. 분동건축은 평면분산으로 외래·병동·부속진료 등을 각각 별개의 동으로 분산시키고 복도로 연결시키는 방법으로서 3층 이하의 낮은 층이 특징이다. 집중건축은 외래·병동·부속진료 등을 하나의 동으로 통합하여 대규모의 건물로 하고, 병동은 고층화하여 엘리베이터를 설치하는 형식이다. 절충건축은 분동건축과 집중건축을 절충하여 양자의 장점만을 선택하여 건립하는 형식으로 대학병원 등에서 많이 활용되고 있다.

병원건축양식이 분동건축에서 집중건축으로 전환됨에 따라 병원건물형태가 집약적인 대규모로 변하고 있다. 이러한 병원건축양식을 적용했을 때는 다수의 암실이 발생하기 때문에 천창(sky light)을 고려해서 설계하여야 한다. 또한 지역사회의 의료수요의 증가·병원역할의 변경·의료 장비의 발전·진료 기술의 발전 등에 따라 예상되는 병원건축의 확장까지도 대비하는 것이 좋다.

최근 병원건축의 추세는 기계화와 자동화이다. 그리고 인간성의 회복이란 측면에서 소비자 편익을 중심으로 병원건축이 이루어지고 있기도 하다. 그러므로 병원확장과 자동화 및 인간중심의 병원건축에 충분히 대비하여 병원건축계획을 수립하는 것이 바람직할 것이다.

제2절 병원건축의 부분별 계획

진료부분과 병동부분·중앙진료부분·관리부분 등으로 나누어 병원건축을 살펴보면 다음과 같다.

1. 내과 진료실

내과 진료실은 외래 환자가 많은 곳이다. 그러므로 출입구에서 가까워야 한다. 다른 진료과와 검사실과의 상호연락을 쉽게 할 수 있는 위치에 배치하는 것이 좋다. 그리고 탈의실과 난방설비를 갖추어야 한다.

2. 외과 진료실

외과 진료실은 외과 수술을 할 수 있는 작은 수술실을 설치한다. 진찰실과 처치실을 나누어 진찰과 처치를 행하는 데 상호 편리하도록 한다. 결핵이나 전염병환자를 취급하기 위해 별실을 설치할 필요도 있다.

3. 소아과 진료실

소아과의 진료실은 임상병리 검사실에 근접해야 한다. 이비인후과·피부비뇨기과·안과 등과의 상호 연락이 편리하도록 한다. 진찰을 원활히 하기 위해 장난감을 비치하고, 유아용 침대설치가 필요하다.

4. 정형외과 진료실

정형외과에는 보행이 불편한 환자가 많다. 그러므로 진료실을 1층에 설치한다. 진찰실의 바닥은 미끄러운 바닥장판인 모노륨 등의 재료를 피한다.

5. 산부인과 진료실

산부인과 진료실은 하복부 진찰을 위한 내진실을 설치한다. 간단한 피임수술을 위해 환자가 마취에서 깨어나는 동안 누어 있을 수 있는 회복실을 설치한다.

6. 피부비뇨기과 진료실

피부비뇨기과 진료실은 검사비뇨기실과 인접하여 채뇨가 용이하도록 화장실에 근접하게 설치한다. 방광경실은 별도로 설치하거나 작은 수술부를 둔다.

7. 이비인후과 진료실

이비인후과 진료실은 직사광선이 차단되는 북쪽에 설치하는 것이 바람직하다.

8. 안과 진료실

안과 진료실은 진료실의 벽면에는 시력표용 콘세트를 설비한다. 시력표와 환자의 거리 관계상 진료실의 길이는 5미터 거리의 공간을 확보하는 것이 바람직하다.

9. 병동부

병동부는 입원환자의 진료 및 간호의 업무를 수행하는 장소이다. 24시간 환자가 거주하고 있기 때문에 다른 부분에 비해 생활 환경에 세심한 주의와 관리가 요구된다.

특히, 수간호사의 관리 책임 아래 몇 명의 간호사와 다른 병원인력의 참여와 활동으로 환자에 대한 업무를 수행해 나갈 수 있는 적당한 환자 수와 이에 따른 적절한 시설의 범위를 정한다. 이를 간호단위라 한다. 이 간호단위에 따라 결핵·정신·전염 등의 환자를 수용하는 특수병동은 종합병원 건물에서 제외시켜 특수병동으로 운영한다. 종합병동도 성인병동과 소아병동을 분류하고, 성인병동은 내과병동·외과병동·산부인과 병동으로 나누어 배치한다.

10. 중앙진료부

중앙진료부는 외래 진료부와 병동부의 상호연계가 필요하다. 세균에 의한 오염의 방지 및 방사선 방호시설 등에 세심한 주의가 요구된다. 중앙진료부는 수술부·방사선부·검사부·응급부·약국 등으로 나누어서 설계한다.

11. 관리부

관리부는 급식부와 세탁부·관리부 등으로 구분된다. 급식부는 환자의 회복에 중요한 요소가 되므로 급식 시설의 합리화 및 질적 향상에 배려가 있어야하고 관리상의 효율적인 시설이 필요하다.

세탁부는 병원 입원환자에 대한 환자복·침구·수건 등을 세탁하여 공급하기 위해 병원 지하실이나 병원 별개의 동에 대규모 세탁실의 설비가 필요하다.

관리부는 환자에 대한 진찰권의 발부와 입퇴원 수속·증명서 발급 등의 병원 전반에 관한 업무를 수행하므로 입퇴원 출입구에 위치한다. 그리고 출입문이나 검사실·방사선 실 등에서 바로 통할 수 있는 곳이 바람직하다. 병원 관리부의 원무사무실은 1층에 설치하고, 그 밖에 환자와 보호자를 위한 대합실 및 공중전화, 그리고 주차장이 필요하다.

관리부는 병원원장실·부원장실·병원관리사무실(각종 위원회실·각종 운영위원회 실·기획실·감사실·전산실·제1진료부원장실·제2진료부원장실·관리부원장실)·간호부장실·의무기록실·총무과·원무과·경리과·시설과·보험과·사회사업과·도서실 및 회의실 등이 필요하다. 대학병원의 경우 인턴이나 간호사·의사의 숙소와 연구실 등도 갖추고 있어야 한다.

제3절 병원물자관리의 의미

1. 병원물자관리의 대상

병원물자관리는 병원 조직의 목적 달성을 위해 업무수행에 소요되는 물자의 원활한 자원과 효율적인 활용을 위한 관리이다. 즉, 물자의 소요량 산정·취득·저장·분배·사용·정비·처분 등의 기능을 수행하는 과학적인 관리기법을 말한다. 병원물자관리의 대상은 약품 · 위생재료 · 비품 · 소모품 · 식료품 · 유류 · 시설자재 등이다.

2. 병원물자관리의 내용

병원물자관리의 주요한 내용은 물자의 정확한 분류 · 정확한 기록계정 · 구매단가의 절감 · 적정재고 수준의 유지 · 합리적인 저장 · 효과적인 분배제도의 확립 · 경제적인 주문량 및 적기의 처분 · 물자관리 요원의 양성 등이다.

병원의 효율적인 관리활동은 물자관리 기능을 어떻게 효율적으로 수행하는가에 좌우된다고 본다.

제4절 병원물자관리의 방법

병원물자관리의 방법은 구매관리 · 재고관리 · 분배관리 등으로 구분된다. 이들의 내용을 살펴보면 다음과 같다.

1. 병원물자의 구매관리

병원물자의 구매관리는 소모품 · 설비 · 시설 재료 등을 적기(適期)에 적소(適所)에서 적량(適量)을 적가(適價)로 구입하고 조달하는 행위이다.

병원물자의 구매관리 기준량 설정은 각 부서나 환자에 따라 병원물자의 양은 각기 다르다. 그러나 일반적으로 환자 1인당 린넨의 요구량은 홑이불 8개 · 이불 8개 · 베갯잇 6개 · 담요 ½개 · 침상덮개 1 ½개 · 작은 물수건 4개 · 세수 수건 4개 · 목욕수건 5개 · 목욕담요 1 ½개 · 자리옷 3개 등이다.

병원물자는 장기적인 물자 · 이동 적인 물자 · 고정화된 물자 등으로 분류된다. 이것은 병상 수에 따라 기준량을 달리한다. 공급 물품(탈지면 · 거즈 · 붕대 · 비누 · 화장지 · 사무용품 · 용지)은 사용 후에 폐기하는 소모품이므로 환자 수를 기준으로 하되 얼마간 사용해 본 후 기준량을 정하는 것이 좋다.

병원물자의 구매관리의 절차는 구매 기준량이 설정되면 수요판단 · 구매계약 · 조사와 수납 · 인도 및 보관 · 대금지급 등의 과정 등을 통하여 이루어진다.

2. 병원물자의 재고관리

병원은 구매한 물자를 각 부서나 병동에 공급할 때까지 일정한 기간 보존할 수 있는 합리적인 방법을 갖추고 있어야 한다. 병원물자를 장래 수요에 충당하기 위하여 일정한 수준으로 보존·관리하는 것을 재고관리라고 한다.

재고조사는 정기 또는 부정기적으로 한다. 정기적인 재고조사는 상·하반기의 결산 마감기간에 병원물품의 전 품목에 대하여 실시한다. 정기적인 재고조사는 보관 중인 물품의 품목별 또는 수량·금액·위치 등의 상태를 파악하기 위하여 실시한다. 부정기적인 재고조사는 필요하다고 인정될 때 일부 또는 전체를 실시한다.

3. 병원물자의 분배관리

병원물자 분배관리의 목적은 필요한 물자를 필요한 양 만큼 요구되는 장소와 요구되는 시간에 필요로 하는 사람에게 배분하는 데 있다. 병원물자를 적기·적소에 적량을 어떻게 분배할 것인가 하는 것이 분배관리의 관건이다.

병원물자의 분배관리는 수요 부서의 필요성에 부합되도록 이루어져야 한다. 그리고 병원물자의 분배관리 절차는 청구행위·불출행위·수령행위·반납행위·보고행위 등의 과정을 통해 이루어진다.

제5절 사례연구

H종합병원은 환자수의 증가와 새로운 의료치료법의 개발로 인해 병원건물을 신축 및 증축하기로 결정한 바 있다. 이에 따라 기존의 5층 건물이 7층으로 증축되었으며, 입원병상수가 200병상에서 300병상으로 늘어났다. 그리고 신축병원은 준공된 지 1년여만에 완공되었다. 신축병원에는 원격진료 치료병동을 위한 첨단의료장비가 설치될 예정이었다. 그러나 원격진료 치료병동을 위한 최첨단의료장비는 건물의 출입구가 너무 좁아 들어갈 수 없게 되었다. 병원의 신축 및 증축 개원식을 앞두고 병원이사회 및 의료진들은 난감해졌다.

1) 왜 이런 일이 발생했을까?
2) H종합병원은 현 위기 상황은 어떻게 해결해야 할까?
3) 병원신축과정에 고려해야 할 사항을 제시해 보자.
4) 진료부분을 건축할 때 고려할 사항을 살펴보자.
5) 병원건축관리의 추세를 알아보자.

제15장

병원진료비 청구관리

제1절 국민건강보험제도의 의의

국민건강보험제도란, 일상생활의 우연한 질병이나 부상으로 인하여 일시에 고액의 진료비를 소비해 가계가 파탄되는 것을 방지하기 위하여, 보험원리에 의거 국민들이 평소에 보험료를 내어 기금화하였다가 보험사고가 발생할 경우 보험급여를 해 줌으로써 국민 상호간에 위험을 분담하고 의료서비스를 제공하는 사회보장제도이다.

제2절 국민건강보험급여

보험급여는 피보험자나 피부양자가 질병, 부상, 분만 또는 사망 등과 같은 보험사고가 발생했을 때 보험자가 지급하는 급여이다. 보험급여는 현물급여와 현금급여로 구분된다.

현물급여는 질병, 부상 또는 분만시에 지정된 요양기관에서 직접 의료서비스를 제공받는 것이다. 이에는 요양급여, 분만급여, 자격상실 후 계속요양급여, 자격상실 후 분만급여, 건강진단이 있다. 현금급여는 긴급, 기타 부득이한 사유로 인하여 지정된 요양기관 이외의 의료기관이나 약국에서 진료를 받았거나 분만하였을 경우 등에 대하여 소속된 의료보험조합에서 현금으로 진료비를 지급받는 것이다. 요양비, 분만비, 장제비, 분만수당, 본인부담금 보상금 등이 여기에 포함된다.

의료보험 급여를 시행 근거별로 보면 법정급여와 부가급여로 구분된다. 법정급여는 법에 의해 당연히 공급해 주어야 하는 급여이다. 요양급여, 분만급여, 자격상실 후 계속요양급여, 자격상실 후 분만급여, 요양비, 분만비, 건강진단 등이 여기에 포함된다. 부가급여는 법에 의하여 강제로 지급되는 급여가 아니고 조합정관이 정하는 바에 따라 임의로 지급하는 급여이다. 장제비, 분만수당, 본인부담금 보상금 등이 그것이다.

<표 15-1> 현행 건강보험의 급여유형

구분	급여	내용
형태별	현물급여	① 요양급여 ② 분만급여 ③ 자격상실 후 계속요양급여 ④ 자격상실 후 분만급여 ⑤ 건강진단
	현금급여	① 요양비 ② 분만비 ③ 장제비 ④ 분만수당 ⑤ 본인부담금 보상금
시행별	법정급여	① 요양급여 ② 분만급여 ③ 자격상실 후 계속요양급여 ④ 자격상실 후 분만급여 ⑤ 요양비 ⑥ 분만비 ⑦ 건강진단
	부가급여	① 장제비 ② 분만수당 ③본인부담금 보상금

제3절 비급여대상

피보험자나 피부양자의 질병 또는 부상에 대하여 요양급여를 함에 있어 치료목적이 아니거나 업무 또는 일상생활에 지장이 없는 질환, 기타 보험급여의 원리에 부합되지 아니하는 진료는 급여대상에서 제외된다. 이를 비급여 대상이라고 하며, 진료비용은 본인이 전액 부담해야 한다.

다음에 해당하는 질환으로서 업무 또는 일상생활에 지장이 없는 경우에 실시 또는 사용되는 행위·약제 및 치료재료는 비급여대상에 해당한다.

1) 단순한 피로 또는 권태
2) 주근깨 · 다모(多毛) · 무모(無毛) · 백모증(白毛症) · 딸기코(主事鼻) · 점(謀反) · 사마귀 · 여드름 · 노화현상으로 인한 탈모 등 피부질환
3) 발기부전(impotence) · 불감증 또는 생식기 선천성기형 등의 비뇨생식기 질환
4) 단순 코골음
5) 질병을 동반하지 아니한 단순포경(phimosis)

6) 검열반 등 안과질환

7) 기타 1)~6)에 상당하는 질환으로서 보건복지여성부장관이 정하여 고시하는 질환

다음에 해당하는 진료로서 신체의 필수 기능개선 목적이 아닌 경우에 실시 또는 사용되는 행위·약제 및 치료재료는 비급여대상에 해당한다.

1) 쌍꺼풀수술(이중검수술), 코성형수술(융비술), 유방확대·축소술, 지방흡인술, 주름살제거술등 미용목적의 성형수술과 그로 인한 후유증치료
2) 사시교정, 안와격리증의 교정 등 시각계 수술로써 시력개선의 목적이 아닌 외모개선 목적의 수술
3) 무이증·소이증에 대한 외이재건술 등 청력개선의 목적이 아닌 외모개선 목적의 수술
4) 저작 또는 발음 기능개선의 목적이 아닌 외모개선 목적의 악안면 교정술 및 교정치료
5) 관절운동 제한이 없는 반흔구축성형술 등 외모개선 목적의 반흔제거술
6) 안경, 콘텍트렌즈 등을 대체하기 위한 시력교정술
7) 기타 1)~6)에 상당하는 외모개선 목적의 진료로서 보건복지부장관이 정하여 고시하는 진료

제4절 건강보험 진료수가

건강보험 수진자가 진료 과정에서 발생된 진료비 즉 진료 행위와 진료 재료에 대하여 건강보험 진료 수가 산정 기준을 적용시키는 업무이며, 수진자가 요양 기관에 도착하여 접수한 시점부터 귀가 전까지 의료기관에서 행한 진료에 관련된 전 과정에 대하여 건강보험 진료수가를 적용한 명세서를 작성한 후, 가입자에게 본인부담금을 징구(徵求)하고, 보험자부담금에 대하여 청구(請求)하는 업무를 말한다. 이는 진료행위별수가제(Fee-for service)를 적용한 진료비를 산정하기 때문에 병원 행정 업무 중 가장 큰 비중을 차지하고 있다.

<표 15-2> 건강보험 수가 산정 기준 내역

산 정 기 준	항 목	관 련 내 역
1. 국민건강 보험법	제1조 ~ 제100조	국민건강보험법, 시행령, 시행규칙
2. 요양급여 규칙	제1조 ~ 제14조	보건복지부령
3. 진료수가 기준	28,192 항목	요양급여행위 및 상대가치 점수
4. 약가 기준약표	60,000여 품목(59,401)	의약품 실거래가 2000. 2. 1일 시행
5. 진료 재료대	40,000여 품목 이상	진료재료대 구입증빙자료 목록표 제출(소명자료)
6. 수 입 약 품	500 품목 이상	수입의약품 구입증빙자료 목록표 제출(소명자료)
7. 유 권 해 석	40,000여건 이상	분과위원회 지침, 진료비심사 지침, 운영위원회 지침, 심사사례 등
합 계	약 100,000 ~ 200,000여 항목	

[출처] 국민건강보험공단, 내부자료, 2008.

1) 건강보험 수가체계

의료수가 구성

- 기술료 (28,920종)
  - 순수 의료행위 수가(Technic fee) (예 : 방사선필름 판독료)
  - 의료행위와 시설, 장비, 재료가 포함된 수가 (예 : 기본진료료, 처치 및 수술료 등)
- 약제료(40,000여종)
- 진료재료 수가(40,000여)
- 수입 의약품(500여종)

2) 건강보험의 기술료에 대한 수가분류

분 류	기 술 료	약제 및 재료대	주요 가산 내역
제1장 기본진료료	· 통합진찰료 = (초 · 재진)진찰료+외래병원관리료 + 처방료		· 기본진찰료(야간 · 공휴일) : 30%가산 · 소아가산 : 6세 미만
	· 입원료(종합전문,종합,병원,의원) 입원병원관리료 + 환자관리료(의학관리료+간호관리료) · 응급관리료(응급의료센터, 지정병원) · 무균치료관리료 · 회송료		· 환자관리료 : 16~30일 90% : 31일이상 85% · 내과, 소아과(8세↓), 정신과 : 50% 가산
제2장 검사료	검사료	· 검사료에 포함 (단, 인체주입약제, 동위원소, 부하 시험약제, 필름 등 예외)	· 내시경, 생검 소아(8세↓), 정신과 : 20%가산
제3장 방사선진단 및 치료료	영상진단료 치료료	조영제, 필름, 카테타, 가이드와이어, 방사성 입자	· 필름현상료 포함 · 소아(8세↓)단순영상진단, 핵의학 영상진단10%, 특수영상진단 15%, 치료료 20% 가산
제4장 투약 및 조제료	처방 · 조제료 복약지도료	약 제	· 소아(6세↓)촬영료 20%가산 · 용기대 포함 · 제제료는 약사법에 의거 50%가산
제5장 주사료 및 혈액 제제 수가	주사료	주사 약제	· 주사 재료대 포함 · 소아(8세↓)점적주사료 30%가산 기타 20%가산 (근육, 생물학제제 주사 제외)
	채혈, 검사료는 혈액(성분)제대금에 포함		수혈시 소요재료대 포함
제6장 마취료	마취료	약 제	· 소아(8세↓), 70세이상 : 30% · 신생아 : 60% · 야간 : 50%
제7장 이학요법료			
제8장 정신요법료			
제9장 처치 및 수술료	· 처치 및 수술료 · 캐스트료	· 약제 및 진료 재료대 * 석고붕대, 외고정용 소모성 치료용구, 고정용 신축성 붕대	· 야간 : 50% 가산 · 특정 재료대외의 재료대 포함 · 소아(8세↓) : 20%가산
제10장 치과	처치료 수술료		제9장에 준용
제11장 조산료	조산료		입원, 조산, 처치료, 재료대, 주사, 투약 비용포함
제12장 보건기관의 진료수가	· 보건소, 지소(외래진료비, 입원진료비, 조산료) · 보건진료소(일반진료비, 조산료) · 보건의료원(의료기관 의원과 동일)		· 가산율 적용 안함 · 보건의료원(의원 가산율 적용)

제5절 진료비의 청구 및 심사 지불

1. 진료비 청구

국민건강보험법시행규칙 제12조 제6항에 의한 요양급여비용의 청구방법, 요양급여비용심사청구서·요양급여비용명세서 및 검체검사공급내역통보서의 서식과 작성요령에 관한 사항은 "건강보험 요양급여비용 청구방법, 심사청구서·명세서 서식 및 작성 요령"에서 규정하고 있다.

요양급여비용 청구시 요양급여비용청구인 또는 검체검사공급내역통보인은 당해 요양기관의 대표자(개설자)가 된다. 요양기관이 요양급여비용을 전자문서교환방식(EDI)으로 청구하거나, "검체검사위탁에 관한 기준"에 의한 수탁기관이 검체검사 공급내역을 EDI로 통보하는 경우 전자문서, 전자서명, 전자문서의 효력, 전자문서의 도달시기, 전자문서 내용의 추정 등은 "정보통신망 이용촉진 등에 관한 법률"의 관련규정을 준용한다. EDI로 요양급여비용을 청구하거나 검체검사공급내역을 통보하는 경우에는 "전자문서 작성요령"에, 전산매체(디스켓)로 청구하는 경우에는 "전산매체 작성요령"에, 서면으로 청구하는 경우에는 "서면 작성요령"에 각각 의하여 청구서를 작성해야 하며, 이 요령에서 정하지 않은 세부 작성요령은 건강보험심사평가원장이 정할 수 있다.

2. 요양급여비용의 청구방법

1) 요양급여비용 청구 및 자료제출 매체의 선택

요양기관은 EDI, 디스켓 또는 서면 중 한 가지의 방법을 선택하여 요양급여비용을 청구한다. 다만, 디스켓은 의원 또는 치과의원에서만 선택 가능하며, 수탁기관의 검체검사공급내역은 EDI로 한다. 요양기관이 EDI로 요양급여비용을 청구하거나 수탁기관이 EDI로 검체검사공급내역을 통보하고자 하는 경우에는 보건복지부 장관이 지정한 전산망관리자에게 전산망 이용에 관한 승인을 받은 후 "전자문서청구신청서" 1부와 관련자료(1개월 진료분에 해당하는 시험용 자료 등)를 심사평가원에 제출하여야 하며, 디스켓으로 요양급여비용을 청구하고자 하는 경우에는 사전에 "전산매체청구신청서" 1부와 관련자료(1개월 진료분에 해당하는 시험용 자료 등)를 심사평가원에 제출한다. 심사평가원은 신청이 접수되면 기술적 문제점이 없는지를 점검한 후 그 결과를 당해 요양기관 또는 수탁기관에 통보한다. 이 경우 심사평가원은 신청 요양기관 또는 수탁기관에 대하여 수정·보완을 요구할 수 있다.

2) 요양급여비용심사청구서 등의 제출

요양기관은 요양급여비용을 청구하고자 하는 때에는 심사청구서에 명세서와 기타 필요한 서류를 첨부하여 심사평가원에 제출한다. 또한 요양기관은 의약품의 실구입가격을 확인할 수 있는 목록표를 심사평가원에 제출해야 한다. 이 때 종합전문요양기관, 종합병원, 치과대학부속치과병원, 한방병원은 심사평가원의 본원에 제출하며, 병원, 치과병원, 요양병원, 의원, 치과의원, 한의원, 보건의료원 및 보건소, 보건지소, 보건진료소, 조산원, 약국은 요양기관 소재지별로 해당되는 심사평가원의 지원에 제출한다.

3) 자료의 전송

EDI로 요양급여비용을 청구할 때 전자문서 묶음의 크기가 한 교환정보의 크기를 초과하는 경우에는 여러 개의 교환 정보로 나누어서 전송할 수 있으며, 이때 전송한 전자문서가 심사평가원에 접수되었는지 여부를 확인하여야 하고, 접수일은 마지막 교환 정보가 심사평가원에 도달한 날로 한다. EDI로 요양급여비용을 청구하는 요양기관이 청구내역을 소명하기 위한 진료기록부 등 기타 필요한 자료를 제출하고자 할 때에는 화상자료(Image Data) 또는 모사전송(FAX) 등을 이용할 수 있으며, 모사전송을 이용할 때에는 해당 자료가 요양급여비용 청구전에 도달될 수 있도록 한다.

4) 요양급여비용 청구 및 자료제출 시기

EDI로 요양급여비용을 청구할 경우에 청구시기는 입원진료의 경우 퇴원일이 속한 날의 다음 주 월요일부터 주1회 청구할 수 있다. 다만, 월의 말일과 초일이 모두 포함된 주의 요양급여비용을 청구하는 경우에는 이를 월별로 구분하여 청구한다. 외래 진료(약국의 경우를 포함한다)는 내원일이 속한 날의 다음 달 초일부터 월별로 청구한다. 서면 또는 디스켓으로 요양급여비용을 청구하는 경우에는 내원일(입원진료의 경우는 퇴원일)이 속한 다음 달 초일부터 월별로 청구한다. 30일을 초과하여 입원진료를 하는 경우에는 월단위로 분할 청구할 수 있다. 이때 연계 심사가 가능하도록 EDI와 디스켓의 경우 청구 구분란에 분리청구건임을 표기하고 기청구 명세서의 접수번호, 명세서일련번호를 기재하고, 서면의 경우 명세서 상단에 요양개시일자, 입원일자, 수술명 및 주요진료내용 등을 기재하고 퇴원후 일시에 청구할 때에는 명세서에 월별로 요양급여비용 총액을 구분 기재한다.

요양기관은 매분기 첫째달 14일가지 전 분기에 구입한 의약품의 구입내역을 목록표로 제출한다. 다만, 요양기관에서 처음 구입한 의약품이거나 반품후 다시 구입한 의약품의 경우에는 해당 의약품을 처음 사용한 진료분의 요양급여비용명세서 접수 7일전까지 목록표를 제출한다. 또한 치료재료, 조제·제제약 등에 대한 구입내역도 요양급여비용명세서 접수전에 제출하여야 한다. 수탁기관은 위탁기관에 검사결과를 통보하는 시점에 EDI로 검체검사 공급내역을 통보할 수 있다.

5) 검체검사 위탁 요양급여비용 청구

요양급여비용을 서면으로 청구하는 위탁기관중 검체검사를 위탁한 건은 반드시 검체검사 위탁분에 대하여 입원, 외래로 분철하여야 하며 동일 수진자의 정률 및 정액건 중 어느 한쪽에 위탁검사가 있을 경우에는 함께 앞뒤로 편철하여 청구한다. 다만, 종합병원의 경우 검체검사 위탁건을 포함하여 진료분야, 입원, 외래로 각각 구분하여 검체검사위탁건목록표를 심사청구서에 첨부하여 청구한다.

6) 가정간호 요양급여비용 청구

가정간호를 실시하는 요양기관은 가정간로요양급여에 소요된 비용을 "건강보험요양급여행위및그상대가치점수 제2부행위급여목록·상대가치점수표및산정지침 제1장기본진료료 제4호가정간호기본방문료 산정지침"에 의하여 청구한다.

7) 심사청구서와 명세서의 구분

심사청구서와 명세서는 진료분야, 입원과 외래로 각각 구분한다. 다만, 외래의 경우 본인일부부담금 산정방법(정률, 정액)에 따라 요양급여비용명세서만 구분한다. 진료분야의 구분은 종합전문요양기관과 종합병원은 내과분야, 외과분야, 산·소아과분야, 안·이비인후과분야, 피부·비뇨기과분야, 치과로 구분하며, 병원, 의원, 보건의료원 등은 의과와 치과, 입원과 외래로 구분한다. 디스켓으로 요양급여(의료보호)비용을 청구할 때에는 건강보험분, 의료보호분별로 각각 별도의 디스켓에 수록하여 제출한다. 또한 수탁기관의 검체검사공급내역통보서는 위탁기관별로 구분한다.

8) 통합청구

동일인에 대한 동일월의 요양급여비용은 진료분야(내과분야, 외과분야, 산・소아과분야, 안・이비인후과분야, 피부・비뇨기과분야, 치과)의 구분이 같은 진료과인 경우에는 동일한 명세서에 통합청구한다.

9) 심사청구서와 명세서의 보관

청구인은 심사청구서와 명세서의 사본을 국민건강보험법시행규칙 제46조에서 정한 바에 따라 보관한다.

• 국민건강보험법시행규칙 제46조(서류의 보존)

① 요양기관은 가입자 또는 피부양자에게 요양급여를 한 때에는 다음 각호의 서류를 당해 급여가 종료된 날부터 5년간 보존하여야 한다. 다만, 제3호의 서류 중 처방전은 요양급여비용을 청구한 날부터 3년간 보존하여야 한다.

1. 요양급여비용심사청구서 및 요양급여비용명세서
2. 약제 및 치료재료 기타 요양급여의 구성요소의 구입에 관한 서류
3. 개인별 투약기록 및 처방전(약국 및 한국희귀의약품센터의 경우에 한한다)

3의2. 그밖에 간호관리등급료의 산정자료 등 요양급여비용의 산정에 필요한 서류 및 이를 증명하는 서류

4. 제1호 내지 제3호 및 제3호의2의 서류 등을 디스켓・마그네틱테이프 등 전산기록장치에 의한 자기매체에 의하여 저장하고 있는 경우에는 동 자료

② 사용자는 건강보험에 관한 서류를 3년간 보존하여야 한다. 다만, 가입자의 건강검진에 관한 서류는 「산업안전보건법 시행규칙」 제107조의 규정에 의한 기간동안 보존하여야 한다.

10) 접수

심사평가원은 심사청구서 등이 접수된 경우 지체없이 접수증을 발급한다. 심사청구서 등을 EDI로 접수한 경우에는 심사평가원은 전송된 자료가 전자문서의 형식에 적합한지 여부를 확인하여 접수하고 그 결과를 EDI로 해당 요양기관에 통보한다.

3. 진료비 심사원칙과 기준

1) 심사의 원칙

진료비 심사지불기관은 요양기관이 관계법령, 요양급여기준이나 진료수가기준, 약국의료보험, 한방의료보험, 약가 기준액표 등의 보건복지부 고시 및 유권해석 등에 의거 청구하였는지를 확인해야 한다.

진료비 심사지불기관은 진료비 청구명세서 내용의 심사를 함에 있어서 진료비 심사위원 또는 관계 전문가 등의 자문을 받아 과잉진료, 기타 부당한 비용 지출을 방지해야 한다.

진료비 심사지불기관은 진료비 심사결과, 조정사항이 있을 경우에 당해 요양기관이 납득할 수 있도록 그 내역을 통보해야 한다.

2) 일반심사기준

- 진료수가기준

진료수가 기준액표의 진료수가 산정방법과 각 진료행위의 산정원칙 및 행위별 수가와 약가 기준수가에 의해 청구되었는지 심사한다.

- 요양급여기준

요양급여기준은 보험환자의 진료를 담당하는 요양기관이 피보험대상자의 진찰, 투약, 주사, 검사 및 처치, 수술 등을 행할 때 지켜야 할 기준으로서 요양급여의 방법 및 절차, 수급지역, 수급자격 등과 함께 급여의 범위 및 비용부담, 진료기준 등이다. 진료비 심사지불기관은 요양기관이 이 요양급여기준에 따라 진료하였는지를 심사한다.

• 진료 재료대 협약가

진료수가 기준액표상의 진료수가 산정방법 8항에 의거, 보험자 또는 보험자단체는 심사업무의 원활을 기하기 위하여 필요한 경우에는 의약관계단체와 협의하여 원료의약품, 수입의약품 및 진료재료의 협약가격을 정하여 동 가격을 기준으로 수가를 산정하고 심사를 하고 있다. 이 경우 요양기관이 구입시 협약가보다 초과 산정할 수 없다. 현재 협약가가 이루어진 적용대상품목은 다음과 같다.

-다빈도 사용 진료재료로 각종 방사선 필름, 1회용 주사기, 붕대류 등 13개 품목

-마취약제로 4품목

-방사성 동위원소 151종

-치과용 재료 및 약제

• 특정재료대 의약품 구입자료

-수입의약품

건강보험환자 진료에 투약 또는 주사하는 의약품은 약가기준에 고시된 의약품이어야 하며, 동일 효능의 수입의약품은 사용할 수 없음을 원칙으로 하고 있다. 따라서 부득이한 경우에 한하여 사용한 수입의약품의 약가는 수입승인가 한도 내에서 요양기관이 구입한 실구입가에 의해 산정토록 하고 있다.

-원내 조제약 및 제제약

병원 원내 조제약 및 제제약품은 실구입가에 의해 산정해야 한다. 이 경우 약사법 제33조 및 동 시행규칙 제9조 내지 제11조의 2의 규정에 의한 제제시설을 갖춘 종합병원에서 자체 제제약을 투약한 경우에는 외래환자에 한하여 조제료 총액의 50%에 상당하는 금액을 제제료로 가산 산정하고 있다.

-특정 치료재료대(협약품목 제외)

의약품을 제외한 특수봉합사 등의 특정 치료재료대는 진료수가기준의 각 항목별 산정지침 및 행정지시 등에 의해서 별도 산정을 인정하는 치료재료에 한하여 실구입가에 의하여

산정하고 있다.

• 기타 보건복지부의 유권해석 및 행정지시

명확하게 의료보험 관계법령이나 요양급여기준에 규정되지 않은 새로운 사항에 대한 보험급여 여부를 보건복지부가 유권해석 및 행정지시를 내리고 있다. 이 유권해석 및 행정지시는 보건복지부가 진료비 공동심사위원회 전문가의 자문은 받아 내리게 되는 것으로 보충적이고도 최종적인 진료비 심사기준이 된다.

3) 진료비 심사의 유의사항

청구된 진료비를 진료비 심사요원들이 심사할 때 유의하고 검토하도록 요양급여기준에 명문화된 사항은 아래와 같다.

- 동일상병의 진료일수가 종래와 비교하여 현저히 증가되지 않았는가 여부
- 재진횟수가 종래의 진료횟수에 비하여 현저히 증가되지 않았는가 여부
- 검사, 방사선 촬영 및 진료 등이 그 필요성이 인정되는 것인가의 여부, 특히 연구 목적을 검사, 진단 및 진료 등인가의 여부
- 급여제한대상 또는 비급여대상에 대하여 진료비를 청구하지 않았는가의 여부
- 상병명, 진료일수 등에 비하여 필요 이상으로 과다한 투약 및 주사 행위가 있지 않았는가의 여부
- 처치 및 수술은 진단명과 일치되는 행위인지의 여부
- 마취는 진단명으로 보아 적정한 분류항목의 마취를 하였는가의 여부
- 처치 및 수술에 적정한 진료재료를 사용하였는가의 여부 등이다.

4) 진료비 심사지불에 대한 재심 및 정산

요양기관으로부터의 재심청구에 있어 이의신청내용은 피보험자 자격, 보험료, 보험급여 및 구상권 행사에 관한 것 등으로 구성되어 있다. 이를 유형적으로 분류해 보면 다음과 같다.

- 진료비 심사조정결과에 대한 이의제기
- 진료비 심사내역에 대한 구체적 사유설명 요구
- 요양기관의 청구착오분에 대한 정정 요구

第6절 심사청구서 및 명세서 작성요령

심사청구서 및 명세서 작성요령은 다음과 같다.

1) 국민건강보험법 제91조 및 국고금단수계산법 제1조 제1항의 규정에 따라 심사청구서와 명세서에 기재하는 금액중 요양급여비용총액, 본인일부부담금, 청구액은 10원 미만의 단수가 있을 때에는 그 단수는 계산하지 아니한다. 앞에서 정한 금액 이외의 금액은 원 미만을 사사오입한다. 다만, EDI 또는 디스켓으로 청구하는 기관은 코드단위 금액을 기재한다.

2) 심사청구서, 명세서 및 요양급여비용 청구에 필요한 서류의 기재사항은 한글과 아라비아 숫자로 정확하게 기재한다. 다만, 의학용어 등 특수한 용어가 필요한 경우에는 영문 또는 한문으로 표기할 수 있다.

3) 사업장기호, 증번호는 국민건강보험공단에서 발생한 증을 소지한 자의 경우 사업장기호와 증번호를 기재하되, 지역가입자는 "증번호", 공무원및사립학교교직원 가입자는 "사업장기호", 근로자가입자는 "사업장기호"와 "증번호"를 기재한다. 종전 국민의료보험관리공단에서 발급한 증을 소지한 자의 경우 지역가입자는 증번호를 "증번호"란에, 공무원및사립학교교직원 가입자 또는 피부양자는 소속기관기호를 "사업장기호"란에 기재한다. 또한 종전 직장의료보험조합 또는 지역의료보험조합에서 발급한 증을 소지한자는 의료보험증의 조합기호를 "사업장기호"란에, 증번호를 "증번호"란에 기재하며, 공무원및사립학교교직원의료보험관리공단에서 발급한 증을 소지한자는 소속기관기호를 "사업장기호"란에 기재한다.

4) 수신자 성명, 주민등록번호 등은 건강보험증과 주민등록상의 주민등록번호가 서로 틀리는 경우에는 건강보험증에 기재되어 있는 주민등록번호를 기재하되, EDI는 참조란(서면은 명세서 여백, 디스켓은 메모란)에 그 사실을 표기한다. 신생아로서 건강보험증에 등재확인을 받지 못한 경우에는 "수신자 성명"란에 산모이름과 신생아임을 구분할 수 있도록 "아기"를 함께 쓰거나 "이름"을 쓰고, "주민등록번호"란에는 앞 부분에 생년월일과 뒷부분은 남아는 "3", 여아는 "4"로 기재한다. 다만 쌍태아의 경우에는 "주민등록번호"란의 끝자리에

첫째 아이는 “1”, 둘째 아이는 “2”를 기재한다.

5) 요양급여비용 청구시 사용하는 상병명 및 상병분류기호는 “한국표준질병사인분류”에 따라 기재하되, 5단위로 분류되어 있는 동 분류 제13장 “근골격계 및 결합조직의 질환”과 제19장 “손상 · 중독 및 외인에 의한 특정 기타 결과”의 경우는 상병부위 도는 폐쇄성, 개방성여부를 나타내는 아분류기호(Subclassification)까지 기재하고, 분류기호 3단위 또는 4단위까지만 분류된 경우는 3단 또는 4단 분류기호를 기재하되 분류기호란의 앞자리에서부터 기재한다. 다만, 보건복지부장관이 별도의 기재요령을 정하는 경우는 그에 의한다. 치과진료의 경우에는 상병의 부위(치식)를 상병명과 함께 기재하되 치식의 구분은 “치식구분 기재요령”에 의하며, 한방진료의 경우는 “한국표준질병사인분류(한의)”에 따라 기재한다. 또한 약국 직접 조제 · 투약의 경우에는 “약국 직접 조제 · 투약시 증상분류기호”에 따라 기재하며, 처방전조제의 경우에는 처방전에 기재된 “상병분류기호”를 기재한다.

6) 상해외인란에는 “한국표준질병사인분류” 제20장에 의거 상병의 원인에 해당되는 분류기호 중 영문 첫 자리(V, W, X 또는 Y)만 기재한다.

7) 특정기호란에는 만성신부전증환자, 고셔질환자, 조혈모세포이식대상질환자, 혈우병환자 중 “특정기호코드”의 사항에 해당되는 경우에 해당 기호를 기재한다.

8) 진료결과란은 명세서상의 최종 진료일의 환자 상태를 다음과 같이 구분하여 해당코드를 기재(서면서식의 경우 해당 항목에 “○”표기)한다.

- 명세서상 최종진료일 당시 입원중이거나 계속 내원이 예정된 경우 : 계속(1)
- 다른 요양기관으로 진료를 의뢰한 경우 : 이송(2)
- 당초 의뢰한 요양기관으로 보낸 경우 : 회송(3)
- 요양기관내에서 사망이 확인된 경우 : 사망(4)
- 제1호 내지 제4호에 해당하지 않는 경우 : 기타(5)

9) 진료과목 코드는 실제 진료를 받은 진료과목(병원급이상 요양기관) 또는 상병명에 해

당되는 진료과목(의원급 요양기관)을 "진료과목별 코드"에 따라 기재하되, 진료과목이 2개 이상에 해당되는 경우에는 이를 모두 기재한다.

10) 요양급여비용 청구시 사용하는 진료코드는 "진료코드"에 의한다.

11) 의약분업 예외사항 발생으로 의료기관 또는 보건기관인 요양기관에서 자체 조제·투약하는 경우에는 "의약분업 예외구분코드"에 해당되는 코드를 기재한다.

제7절 진료수가 산정 방법

1. 진료수가 산정원칙

1) 요양기관이 국민건강보험법령의 규정에 의한 요양급여를 실시하고 행위에 대한 비용을 산정할 때에는 제2부 각 장에 분류된 분류항목의 상대가치점수에 국민건강보험법 제42조 제3항과 같은 법 시행령 제24조 제1항에 따라 정하여진 점수 당 단가를 곱하여 10원 미만은 4사5입한 금액으로 산정한다. 다만, 요양기관종별 가산율에 의하여 산출된 금액에 대하여는 원 미만을 4사5입 한다.

2) 각종 가감률에 의하여 산출된 금액에 대하여는 위와 동일한 방법으로 산정하되 상대가치점수에 가감률을 곱하여 총 점수(소수점 이하 셋째 자리에서 4사5입)를 산출하고, 각종 가감율이 복합 적용될 경우에는 가감률을 모두 합한 총 가감률(소수점 이하 셋째 자리에서 4사5입)을 상대 가치 점수에 곱하여 총점수를 산출한다. 이 경우 가감률이 중복 적용될 경우에는 중복 가산하지 아니한다.

3) 제2부 각 장에 분류되지 아니한 진찰·처치·수술 및 기타의 치료에 대한 요양급여를 실시한 경우에 우선적으로 행위의 내용·성격과 상대가치 점수가 가장 유사한 분류 항목에 준용하여 산정 하여야 한다.

4) 종합전문요양기관, 종합병원, 병원, 요양병원, 의원, 보건의료원(한방과 제외)인 요양기관은 제2부 제1장(기본진료) 내지 제9장(처치 및 수술료)에 분류된 분류항목과 제10장(치과처치 및 제16장에 분류된 분류항목 중 고정장치의 제거, 악간고정술, 치간고정술, 순열수술후 보호장치, 상고정장치술, 구강내소염수술, 구강외소염수술, 구강내열상봉합술, 구강외열상봉합술, 협순소대성형술, 악골수염수술, 악골내고정용 금속제거술에 한하여 산정한다.

5) 치과병원, 치과의원, 치과진료과목이 있는 종합전문요양기관, 종합병원, 병원, 보건의료원은 제2부 제1장 내지 제10장과 16장에 분류된 분류항목에 한하여 산정 한다.

6) 국립병원 한방진료부, 한방병원, 요양병원 한방과, 한의원, 보건의료원 한방과는 제2부 제1장, 제4장, 제13장 및 제14장에 분류된 분류항목에 한하여 산정 한다.

7) 약국 및 한국회귀의약품센터인 요양기관은 제2부 제15장에 분류된 분류항목에 한하여 산정 한다.

8) 조산원인 요양기관은 다음 분류항목에 한하여 산정 한다.
가. 제2부 제11장에 분류된 분류항목
나. 제2부 제9장에 분류된 분류항목 중 자궁내장치삽입술 및 자궁내장치제거료
다. 기타 보건복지여성부장관(이하 "장관"이라 한다)이 불가피하다고 인정하는 경우

9) 보건소, 보건지소, 보건진료소인 요양기관은 다음 분류항목에 한하여 산정 한다.
가. 제2부 제12장에 분류된 분류항목
나. 제2부 제9장에 분류된 정관수술, 난관결찰술, 자궁내장치삽입술, 자궁내장치제거료
다. 기타 장관이 불가피하다고 인정하는 경우

10) 의료법 제31조에 의한 사업장부속 요양기관은 다음 분류항목에 한하여 산정 한다.
가. 제2부 제1장 재진진찰료, 의약품관리료
나. 제2부 제4장 처방·조제료, 퇴장방지의약품 사용 장려비

다. 제2부 제5장, 제9장, 제10장, 제13장 및 제14장에 분류된 분류항목

2. 요양기관 종별 가산율

1) 제2부 제2장 내지 제10장, 제13장 및 제14장에 분류된 분류항목에 대하여는 소정점수에 점수당 단가를 곱한 금액을 모두 합산한 금액에 요양기관의 종별에 따라 다음의 비율의 점수를 가산 산정 한다.

가. 다음의 요양기관(이하 “종합전문요양기관”이라 한다)은 30%
  (1) 종합전문요양기관으로 인정받은 종합병원
  (2) 종합전문요양기관에 설치된 치과대학 부속 치과병원
  (3) 종합전문요양기관에 설치된 특수전문병원

나. 다음의 요양기관(이하 “종합병원”이라 한다)은 25%
  (1) 종합전문요양기관을 제외한 종합병원
  (2) 종합전문요양기관에 설치된 경우를 제외한 치과대학 부속 치과병원
  (3) 허가 병상수가 30병상 이상이고, 한방 6개과가 설치되어 있는 한의과대학 부속한방병원
  (4) 국립병원 한방진료부

다. 다음의 요양기관(이하 “병원”이라 한다)은 20%
  (1) 병원
  (2) 위 “가-(2)” 또는 “나-(2)”에 해당되지 아니하는 치과병원
  (3) 위 “나-(3)”에 해당되지 아니하는 한방병원
  (4) 요양병원

라. 다음의 요양기관(이하 “의원”이라 한다)은 15%
  (1) 의원

(2) 치과의원

(3) 한의원

(4) 보건의료원

마. 다음의 요양기관은 종별 가산율을 적용하지 아니한다.

(1) 약국 및 한국 희귀의약품센터

(2) 조사원, 보건소, 보건지소, 보건진료소

(3) 정신보건법에 의한 정신요양병원

(3) 의료법 제31조에 의한 사업장부속 요양기관

〔해설〕 요양기관 종별 가산율 비교표

요양기관 종별	진료행위료 가 산 율 (%)				비 고
	건 강 보 험	산 재 보 험	의 료 보 호	자동차 보 험	
종합전문 진료기관	30	45(15)	22	66	※ 의료급여종합전문기관 : 종합병원급과 특수진료 종합전문기관으로 건강보험과는 차이가 있음. ※ 산재보험은 건강보험 가산율에 추가로 가산하는 가산율임.
종합병원, 치과대학부속병원	25	37(12)	18	50	
병 원, 치과 병원	20	21(1)	15	23	
의 원, 치과 의원	15	15	11	17	

〔출처〕 국민건강보험법, 산재의료보험법 등 각 해당 법률에 의거 재구성. 2008.

2) 위의 규정에도 불구하고 아래 항목에 대해서는 요양기관 종별 가산율을 적용하지 아니한다.

가. 바이러스 혈청 검사 (나-476, C4760)

나. 각 장의 산정지침 또는 분류항목의 "주"에서 별도로 산정할 수 있도록 규정한 약제비, 치료재료재 등

다. 컴퓨터영상처리장치(CR)G0011-G0015, HA001), 영상저장 및 전송시스템(Full PACS)(GB011 내지 GB045, HB011 내지 HB041)을 이용한 처리비용, C-Arm형 영상증폭장치 이용료(다-101, G0400)

라. 전혈(마-101, X1001, X1002), 혈액성분제제(마-102, X2011 내지 X2508), 생혈(마

-103, X3010), 교환(마-104, X4000), 자가수혈 채혈료(마-106-가, X6001 내지 X6008)

마. 퇴장방지의약품 사용장려비

바. 가정간호 기본방문료(가-13, AN100, 13100)

사. 검체검사위탁에관한 기준에서 정한 수탁기관으로 위탁하는 경우의 검사료 및 위탁검사 관리료

아. Infusion Pump 사용료(KK058, KK158)

자. 마취과 전문의 초빙료(L7990)

3) "종합병원"의 종별 가산율을 적용받은 종합병원이 의료법 제3조 제3항의 기준에 부적합한 경우에는 3월 이내의 범위 내에서 기간을 정하여 시정하도록 하고 동 시정기간 내에 시정하지 아니한 때에는 시정기간 종료 익일부터는 "병원"의 종별 가산율을 적용한다.

4) 의료법 제31조에 의한 사업장부속 요양기관은 해당 산정항목에 대하여 공휴·야간 가산등 각종 가산을 산정하지 아니한다.

5) 공무원 및 교직원의 공무상 질병 또는 부상에 대한 요양급여에 소요된 비용의 산정은 산업재해보상법 제40조 제4항의 규정에 의한 기준에 의한다.

3. 차등수가

의과의원, 치과의원, 한의원, 보건의료원, 약국의 경우에는 의사, 치과의사, 한의사, 약사 1인당 1일 진찰 횟수, 약국의 경우에는 조제건수(처방전 매수를 말한다. 이하 같다)에 따라서 요양기관에 진찰료와 조제료 등(조제료, 약국관리료, 기본조제기술료, 복약지도료를 말한다. 이하 같다.)을 아래와 같이 차등지급한다. 다만, 의료급여 환자 또는 기타 보건복지여성부장관이 별도로 정하는 경우에는 차등수가 적용대상에서 제외할 수 있다.

1) 의과의원, 치과의원, 한의원, 보건의료원의 의사, 치과의사, 한의사 1인당 1일 진찰횟수

를 기준으로 진찰료에 대하여 다음과 같이 차등 지급한다.

(1) 75건 이하 : 100%

(2) 75건을 초과하여 100건까지 : 90%

(3) 100건을 초과하여 150건까지 : 75%

(4) 150건을 초과한 건 : 50%

[사례] 의원 1인이 하루 160명의 환자 진료시 진료비 지급

→ 75인 × 100% + 25인 × 90% + 50인 × 75% + 10인 × 50%

2) 약국의 약사 1인당 1일 조제건수(의약분업 예외지역에서는 직접조제건수 포함)를 기준으로 조제료 등에 대하여 다음과 같이 차등지급한다.

(1) 75건 이하 : 100%

(2) 75건을 초과하여 100건까지 : 90%

(3) 100건을 초과하여 150건까지 : 75%

(4) 150건을 초과한 건 : 50%

3) 차등 지급되는 진찰료(약국의 경우에는 조제료 등을 말한다.)는 차등지수에 1개월간 총진찰료를 승하여 산출하되 10원 미만은 4사5입한 금액으로 산출하며 차등지수는 의사, 치과의사, 한의사, 약사 1인당 1일 평균 진찰횟수(약사의 경우에는 조제건수)를 n으로 할 때 다음과 같이 산정하되 소수점 여덟째 자리에서 4사5입 한다.

(1) n이 75이하일 경우에는 차등지수를 1로 한다.

(2) n이 75를 초과하여 100 이하일 경우에는

$\{75 \times 1.00 + (n - 75) \times 0.90\}/n$

(3) n이 100을 초과하여 150이하일 경우에는

$\{75 \times 1.00 + 25 \times 0.90 + (n - 100) \times 0.75\}/n$

(4) n이 150을 초과하는 경우에는

$\{75 \times 1.00 + 25 \times 0.90 + 50 \times 0.75 + (n - 150) \times 0.50\}/n$

4) 의사, 치과의사, 한의사, 약사 1인당 1일 평균 진찰횟수(약사의 경우에는 조제건수)는 내원환자의 순서 및 초·재진을 구분하지 아니하고 1개월(또는 1주일)간 총 진찰횟수의 합을 구하고 이를 해당 요양기관이 국민건강보험법 시행규칙 별지 제10호 요양기관 현황 통보서에 의해서 통보한 의사, 치과의사, 한의사, 약사의 수와 진료일수(약국 및 한국의약품센터의 경우에는 조제일수)를 승한 값으로 나누어서 계산하되 소수점 첫째자리에서 절사하여 산정한다.

5) 진료(조제)일수는 1개월(또는 1주일) 동안 요양기관이 실제 진료(조제)한 일수를 말한다.

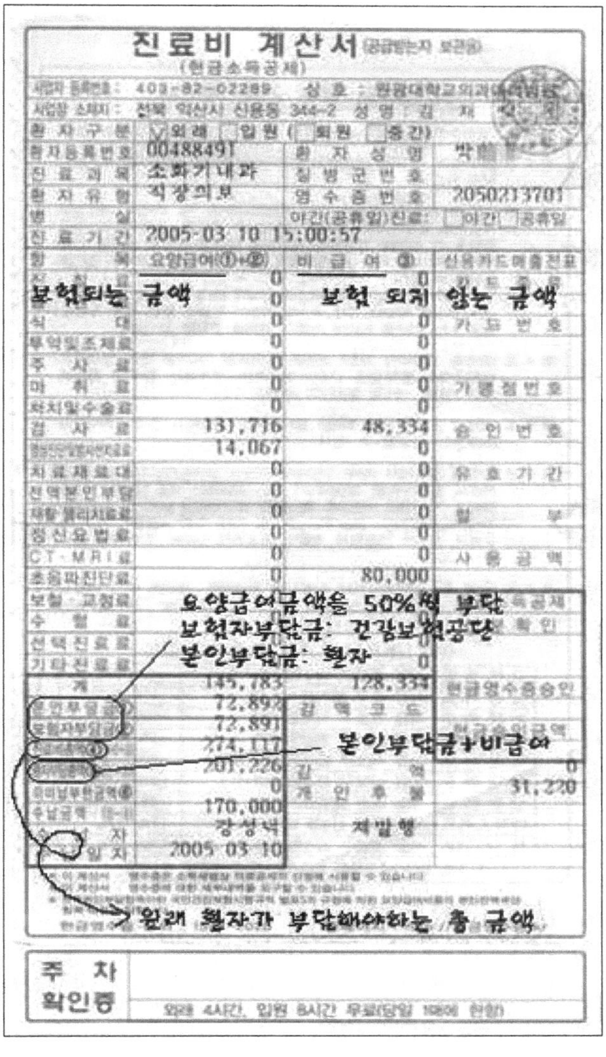

제8절 사례연구

의원급 의료기관을 방문한 A환자는 생식기 선천기형으로 일상생활에 지장이 없는 비뇨기과 환자이다. 종합병원을 방문한 B환자는 미용을 위해 부정교합 치아의 교정과 치아 질환이 없지만 치석제거(scaling)를 하기로 하였다. 전문병원을 방문한 C환자는 성형수술을 받아 그로 인한 후유증으로 진료를 받았다. 3차 진료기관을 공휴일에 찾은 D환자는 과도한 여드름으로 일상생활에 지장이 있는 피부질환 환자였다. D환자의 내원일수는 1주일이었고 투약일수는 5일이었다.

1) 비급여대상 환자는 누구인가?
2) 건강보험의 비급여대상을 제시해 보자.
3) 각 A, B, C, D 환자들에 대한 의료기관의 차등 가산율은 몇 % 적용되는가?
4) D의 진료코드는? 그리고 진료를 받은 실 일수는?
5) 국민건강보험의 급여유형을 알아보자.

제16장

병원의무기록 관리

제1절 병원의무기록관리의 개념

병원의무기록이란, 입원 및 외래환자와 응급실 환자의 질병과 치료에 관련된 모든 정보를 기록하는 것을 말한다. 부연하면, 의무기록은 의료직 종사자가 환자의 진료에 관한 모든 정보를 소정의 양식에 의거 기록한 문서라고 할 수 있다.

병원의무기록의 기능은 각종 의료정보를 신속 정확하게 수집하여 유용하게 사용될 수 있도록 분석하고, 효율적인 방법으로 보관 및 관리하여 자료를 필요로 하는 모든 사람들에게 정보센터로서 의료정보를 제공하는 것이다. 또한 계속적인 의료 제공과 의료인에 대한 의사전달의 도구가 되고, 의학 연구의 임상적 자료가 된다. 나아가 보건정책을 수립하기 위한 보건 통계와 적정 진료를 검토하고 평가하는 기본자료로 활용되기도 한다.

병원의무기록의 업무 목표는 (1) 신속한 차트이용 (2) 완전한 의무기록 지원 (3) 의료정보센터로서 수준 높은 자료의 신속한 제공 (4) 새로운 의무기록 관련 업무를 도입할 때 신속한 지원 등이다.

제2절 병원의무기록관리의 업무

병원의무기록관리 업무는 국가의 보건의료제도와 병원의 특성에 따라 차이가 있지만 기본적인 업무는 다음과 같다.

(1) 의무기록을 적시에 내용상으로 완전한 기록이 되게 하는 업무

(2) 완전하고 충실하게 작성된 기록을 효율적으로 관리하여 진료, 심사, 연구 등의 용도에 신속하게 이용되도록 하는 업무
(3) 의무기록의 내용을 분석하여 유용한 많은 정보로 다양한 진료통계자료를 작성하여 병원 및 보건행정용, 연구용 등에 가치 있는 자료로 신속하게 이용되도록 하는 업무.
(4) 특정환자의 등록업무 : 예를 들어, 암환자 등록 업무
(5) 양질의 의료관리(QA)와 의료이용도 조사(UR)에 필요한 자료산출, 그 활동을 위한 프로그램 개발 및 실무
(6) 포괄수가제(DRG)제도가 시범적으로 시행됨에 따라 의무기록사가 부여해 준 진단과 수술코드에 의해 확정된 DRG코드로 보험자에게 진료비를 청구하는 업무

제3절 병원의무기록관리의 방법

병원 의무기록관리 방법의 단계는 다음과 같다(그림 16-1).
(1) 먼저, 등록 환자를 색인하는데, 환자가 기재한 내용을 환자명 색인 카드를 작성하여 가나다순으로 배열한다.
(2) 두번째는 등록 대장을 작성한다.
(3) 입원환자 처리단계로서 입원환자 명단을 이용하여 입원환자들의 이름 카드를 뽑아내어 입원 일자를 기록하고 입원 기간 동안 별도로 보관한다.
(4) 퇴원 후 24시간 이내에 퇴원 차트를 의무기록실로 가져와 수집한다.
(5) 일정한 순서로 정리하여, 퇴원 차트를 순서대로 정한다.
(6) 퇴원환자 명단을 이용하여 퇴원환자들의 이름 카드를 찾아 퇴원일정, 퇴원과 주치의명을 기록하여 제자리에 다시 배열하는 퇴원처리를 한다.
(7) 통계처리 단계로서 병원에서 요구하는 단계와 외부기관의 보고용 통계자료를 추출하여 일보, 월보, 연보 등을 작성한다.
(8) 정량분석 및 질병을 분류하는 단계이다. 정량분석은 차트 내용을 처음부터 끝까지 전부 검토하여 누락된 부분과 미비한 항목을 체크하여 해당 의사로 하여금 쉽게 완성시킬 수 있도록 한다. 질병 분류는 국제질병분류 등록을 실시한다.
(9) 완성된 기록은 질병 및 수술 색인을 하는데 미비된 기록은 의사의 정리 및 전산업무

로 재검토하여 질병 및 수술 색인을 한다.

(10) 배열 단계이다. 배열장에 배열하고 보관한다.

(11) 마지막 단계로서, 10년이 경과된 기록은 마이크로 필림으로 만들어 이용한다. 이용은 개인적이나 비 개인적인 용도로 사용하고자 할 때 일정한 절차를 거쳐 대출해 준다. 의학연구를 보조와 의료 평가에 필요한 자료를 제공한다.

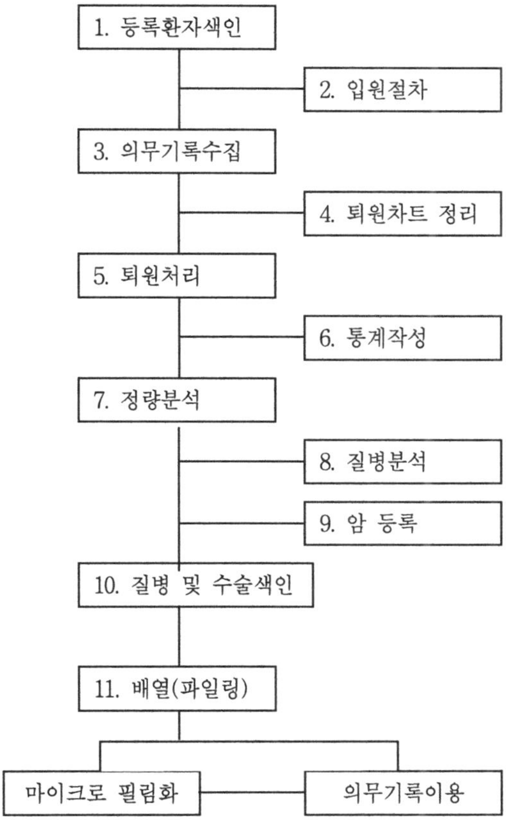

<그림 16-1> 의무기록 차트 관리 절차

제4절 병원의무기록실의 조직운영

병원의무기록 위원회는 임상 각과 대표와 간호과장 및 의무기록 과장으로 구성된다. 의무기록 위원회에서는 의무기록관리 기준을 작성한다. 이 규정은 의무기록 서식과 내용 및 작성 기준, 보관 및 대충 등에 관한 제반 사항을 규정함으로서 통일된 의무기록 관리를 한다.

의무기록 보관은 의료법 제21조에 진료 기록부를 최소한 5년간 보관하도록 되어있으나 현재 많은 병원들이 그 이상 보관하고 있으며, 장기간 보관을 위해서 오래된 것은 마이크로 필름화를 하고 있다. 환자등록 및 통계, 질병 및 수술 분류 등의 업무는 컴퓨터를 이용하여 전산처리 한다.

의무기록의 작성은 입퇴원 기록지, 퇴원 요약지, 병력 기록지, 신체조사 기록지, 경과 기록지, 각종 검사보고서 원본, 신청서, 수술기록지, 마취 및 회복지, 진단 및 치료를 위한 지시 기록지, 간호에 관한 기록지, 부검소견지, 응급실 기록지 등의 정보를 정확하게 기록하여 날짜와 기록자의 서명을 한다.

의무기록의 관리는 의무기록실에서만 보관 관리한다. 의무기록실 직원 및 병원장이 권한을 인정한 관계 직원만이 의무기록 배열장에 접근한다. 환자의 기록 번호는 단일번호 제도를 사용한다.

의무기록은 정확하고 안전하게 연속적으로 빠른 시간 내에 작성을 해야 한다. 의무기록 위원회를 활성화할 수 있는 병원 당국의 조치가 필요하다.

의무기록실장은 의무기록 전반에 관한 운영을 효율적으로 하기 위해 자료를 수집하고 분석, 보관, 관리하여 의료 정보의 이용에 효율적인 기법을 응용하여 양질의료의 제공과 의학의 연구 및 평가에 기여할 수 있도록 해야 한다.

제5절 병원의무기록실의 발전방안

병원의무기록실의 발전방안은 다양한 운영방법을 소개하면 다음과 같다.

(1) 신속한 차트 이용방안이다. 장래의 전자차트화에 대비하면서 종이차트를 최대한 효율적으로 관리하는 방안을 강구하여야 한다.

(2) 바코드를 이용한 차트 소재 추적시스템이다. 바코드는 초진기록지나 입퇴원기록지의 환자 인적 사항 출력시 바코드도 함께 출력하여 투명비닐 홀더를 씌움으로써 바코드 손상방지, 업무절차 간소화 및 투자비용 절감을 실현할 수 있다.

SMC
SAMSUNG MEDICAL CENTER

퇴 원 요 약

등록번호 : 성명 : 나이 : 성별 :

입원일 : 퇴원일 :

주진단 :

기타진단 :
(복합진단, 합병증)

입원기록요약 : 키 : 체중 : 혈압 :

알레르기 (+,–) :

수술 및 처치 (수술적, 진단적, 치료적) :

치료 및 경과 :

퇴원시 약처방 및 식이 :

퇴원 후 진료계획 :

전공의 서명 : 주치의 서명 :

삼성의료원 퇴원요약 + 541303390

(3) 네트웍환경에서 광파일차트 검색시스템이다. 법적으로 마이크로필름 차트나 광파일차트 둘 다 원본차트로 간주되나 최근에는 대부분 광파일차트 시스템이 도입되는 추세이다.

(4) 차트 자동송부장치 및 자동색출장치이다. 최근 신설병원이 이 방법을 설치하고 있다. 이의 장점은 신청 즉시 차트를 찾아 빈번하게 해당 장소로 송부할 수 있다.

(5) 타 기관과의 차트 공유체계 구축이다. 병원간에 진료용차트 송부계약을 체결하여 필요 시 팩스로 신속하게 차트송부함으로써 환자의 편이율을 도모한다.

제6절 사례연구

의무기록사 자격을 취득한 병원관리전공자 A씨는 공공종합병원 의무기록실에 신규 공개채용시험에 응시하였다. 그는 채용 면접시험에서 의무기록실장의 의무기록실의 목표와 기능을 질문받았고, 원무과장과 총무과장으로부터는 의무기록관리의 업무를 질문받아 모두 답변하였다. 그러나 병원행정관리부장은 병원의무기록관리의 단계를 환자의 접수부터 시작하여 퇴원한 후 마이크로 필름 단계까지의 과정을 요구하였고, 최종적으로 병원장의 면접에서는 병원의무기록실의 발전방안을 제시하라는 질문을 받아 당황하였다.

1) 의무기록실장의 질문을 답해 보자.

2) 원무과장과 총무과장의 질문을 답해 보자.

3) 병원의무기록관리의 여러 단계를 과정을 설명해 보자.

4) 병원의무기록실의 발전방안을 제시해 보자.

제4편 병원사업관리 사례연구

제17장

공공병원의 사업평가

제1절 공공병원의 사업평가 필요성

병원관리사업은 공급자가 보건의료자원을 투입하여 수요자에게 포괄적인 보건의료서비스를 제공함으로써 건강 수준을 향상시키는 것을 말한다. 병원관리사업은 보건의료제도에서 예방·치료·재활 등의 의료 서비스를 제공하는 중추적인 역할을 수행하고 있기 때문에 보건의료사업에서 가장 중요한 부문을 차지한다. 사회적 견지에서 볼 때 병원관리사업의 목표는 가능한 많은 인구에게 저렴한 의료수가로 양질의 의료서비스를 제공하는 데 있다.

그런데, 우리나라의 경우 병원관리사업은 공공부문보다 민간부문 주도로 전개됨으로써 의료의 상품화를 심화시키고 의료자원의 지역간 불균형이라는 결과를 초래하였다. 그리하여 공공부문의 강화가 하나의 과제로 제기되어 있다.

그러나 이런 상황에서 기존의 공공병원들 중 일부가 운영에 난맥상을 보이고 있어 공공부문 강화론을 무색하게 만들고 있다. 즉, 지방자치 정부에서 운영하는 일부 "지방공사 의료원"은 심각한 운영난에 처해 있으며, 지방 정부가 매각·민영화·위탁 경영 등 다양한 방법을 모색하고 있는 실정인 것이다.

그리고 민간의료기관의 인력 및 시설 기능이 계속 보강되어 정신병이나 결핵 등 특수 진료 기능을 제외한 일반적인 진료 기능은 민간부문의 인력으로 충실히 수행할 수 있으므로 상대적으로 경직된 공공부문은 이러한 일반 진료 기능에서 손을 떼어야 한다는 주장도 있다.

그러나 단순히 공공병원의 낮은 수익성과 정부 재정에 대한 부담, 그리고 경직된 예산체계로 인한 시설의 노후화를 근거로 공공병원의 민영화를 주장하는 것은 공공병원의 사회적 역할을 도외시한 단견이 될 수 있고, 더욱이 의료공급체계가 민간부문에 지나치게 의존해서 전혀 의료공급의 정책 수단을 가지고 있지 못하고 필수적인 공공의료의 제공에 제약을 받고 있는 우리나라의 현실에 비추어 볼 때 뚜렷한 대안 없는 공공병원의 역할 축소는 일부 가능하였던 공공병원의 사회적 역할을 놓칠 위험성이 있다.

최근에는 현대의 서울중앙병원(2,200병상)과 삼성의 삼성의료원(1,100병상)과 같은 재벌병원까지 등장했다. 재벌병원은 권위주의적인 병원조직 구조를 개선하는 데는 긍정적인 영향력을 발휘하겠지만 의료 체계를 상업화하고 그로 인하여 의료수혜의 불평등 구조를 심화시키고 의료비를 상승시킬 가능성이 있어 우려된다. 의료부문은 기본적으로 공공복지의 영역으로 공공성이 강조되어야 하며, 재벌병원의 확대 발전은 의료의 사회적 성격에 배치된다(조병희, 1997).

이와 같이 민간부문의 대규모 재벌병원이 등장하고 의료의 탈 상품화와 의료의 공공성을 강화할 수 있는 공공병원을 민영화로 전환하자는 주장은 공공부문의 병원관리사업이 비효율적이기 때문이다. 사실 그간 공공부문병원이 민간부문병원에 비하여 운영 성과가 낮다는 주장이 제기되어 왔다. 즉, 공공병원이 환자 진료 실적을 중심으로 한 생산 효율성에 있어서 우위를 보이고 있다는 것이다(정형선 등, 1996). 그러나 이러한 주장은 과학적이고 정밀한 분석에 근거했다고 보기 어렵다.

그렇다면 공공부문의 병원관리사업이 민간부문에 비하여 환자 진료 실적을 중심으로 한 단기적인 비용-효과 분석에서도 우위를 보일 것인가? 병원관리사업의 효율성 제고는 투입에 대한 산출의 지표로서 투입 자원, 운영 구조, 산출 정도, 의료 환경 등에 의해서 변화를 가져 올 수 있다. 특히 운영 구조의 변화를 통하여 효율성의 증감이 가능하다. 이에 대한 대안으로 공공과 민간병원 중에서 어느 부문이 비용-효과적인 병원 관리 사업을 전개하고 있는가를, 단기적인 비용-효과 분석을 활용하여 그 결과를 분석함으로써 향후 공공병원 사업에 대한 정책 방향을 설정할 필요성이 있다.

여기서는 이런 문제의식을 가지고 한정된 보건의료자원에 대한 투입 대 산출의 효율성을 제고할 수 있는 병원관리사업의 운영 주체를 파악함으로써 향후 공공부문의 병원관리사업에 대한 정책 방향을 설정하고자 한다.

제2절 공공병원의 사업평가방법

1. 비용-효과 분석의 이론적 모형

비용-효과 분석은 포괄적이고 널리 적용될 수 있는 보건사업을 대상으로 보건사업들간의 관련된 비용과 달성된 목표의 효과를 화폐단위로 표시하지 않고, 보건학적 지표를 가지고 동일한 목표의 각 보건사업들을 체계적으로 비교하여 최소한의 비용으로 주어진 목표를 달성하고자 하는 데 사용되는 분석 기법이다. 비용(cost)은 상품이나 서비스의 화폐 가치로서의 비용이지만, 실제로는 동일한 자원을 다른 부분의 사업에 투자했을 때 기대되는 가치, 또는 한 사업에 사용된 자원을 차선의 다른 사업에 투자하지 못함으로써 놓쳐 버린 기회에서 비롯되는 편익을 의미하는 경제학적 비용 개념인 기회비용(opportunity costs)에 그 기초를 두고 있다. 또한 효과(effectiveness)는 산출(outcome)과 관련된 것, 바람직한 결과로서 생산(produce)된 것을 의미하며 비용-효과(cost-effectiveness)는 최소한의 비용으로 주어진 목표를 달성한 효율성(efficiency)을 의미한다고 할 수 있다. 이와 같이 비용-효과 분석(CEA)의 중요한 의의는 효과의 자료를 가지고 비용의 자료와 단순히 결합해서 비용-효과를 비교할 수 있다는 것과 달성된 사업 목표 자체를 평가할 수 있다는 장점이 있다. 그러나 목표가 전혀 다른 사업들간에는 비용-효과 비(E/C ratio)를 가지고 비교할 수 없다(김종인, 1992 ; 1996 ; 1997).

Weinstein and Stason(1977)의 비용-효과분석의 이론적 모형을 적용한다. 즉, 비용-효과분석의 기준은 평균수명, 삶의 질의 향상 등 보건학적 지표로 표시된 효과에 대한 지출된 보건의료 비용의 비(ratio)이며, 분자는 보건사업의 예산에 규정된 자원 비용만을 포함하고 분모는 보건사업의 효과로서 표시된다. 비용-효과 분석의 보건의료비용과 보건 사업 효과의 이론적 모형(Weinstein and Stason, 1977)을 도출하면 다음과 같다.

1) 보건의료비용 : 보건사업의 보건의료비(ΔC)는 다음과 같은 모형으로 추정한다.

$$\Delta C = \Delta Crx + \Delta Cse - \Delta Cmorb + \Delta Crx\Delta le \quad \cdots\cdots \text{(식 17-1)}$$

단, (A) ΔCrx : 직접적인 보건의료서비스 비용(입원비, 진료비, 검사비 등)

(B) ΔCse : 치료의 부작용과 관련된 보건의료비용

(C) ΔCmorb : 질병감소 및 예방을 위해서 적립한 저축금

(D) ΔCrxΔle : 질병을 치료한 결과 수명을 연장함으로써 또 다른 질병을 치료하는 데 소요되는 진료비용

2) 보건사업 효과 : 보건사업의 효과(ΔE)는 총 보건사업의 성과를 보편적인 단위로 나타내기 위해 삶의 질(quality-adjusted life years′)과 같은 측정지표를 보건사업의 효과로 방정식을 도출한다.

$$\Delta E = \Delta Y + \Delta Ymorb - \Delta YSE \qquad \text{(식 17-2)}$$

단, (A) ΔY : 삶의 질의 기대수치(QALYS)

(B) ΔYmorb : 질병상태의 완화나 예방으로 삶의 질이 향상된 방향으로 조정된 지표(예 : 수명연장)

(C) ΔYse : 치료의 부작용 지표(예 : 지체부자유율)

이와 같이 추정된 비용과 효과는 각 사업의 비교 대안을 선정하기 위해서 비교평가방법이 활용되고 있는데, 비용-효과분석(CEA)에서는 효과와 비용을 나누어서 각 사업 대안을 비교평가한다. 그 결과는 정책결정자가 장래 보건사업의 활동과정을 선택 및 결정하는 데 기여하고자 수행되며, 국가 및 지역의 수준에 맞는 효율적인 사업을 선택하는 데 활용한다. 즉, 비용-효과분석(CEA)은 1960년대에 만성질환의 치료에 비용-효과분석을 적용한 사례(Klarman, 1968)를 비롯하여 보건의료사업과 가족계획사업에서 활용하였고(Grosse, 1978 ; Gillespie, 1981 ; Shepard, 1989 ; Schulman, 1991), 계량적인 운영연구에서는 명확히 규명되지 않는 사업 대안들의 비교에도 활용하고 있다(Reynolds and Gaspari, 1984). 최근에는 ‘비용-효과분석과 보건정책의 선택’에서 보건부문의 자원배분을 위해 광범위한 비용-효과 분석의 활용성을 요구하고 있다(Murray, 1994). 특히, 고정예산의 분배, 투자자원의 분배, 자원의 정책적인 분배 등은 비용-효과분석 자료를 활용함으로서 해결할 수 있다고 제시하고 있다(김종인, 1996 ; 1997).

2. 연구대상 및 분석자료

연구의 대상은 전국 병원급 의료기관의 총 480개 의료기관 중에서 설립형태별로 민간병원(학교법인, 사단법인, 재단법인, 사회복지, 의료법인, 개인, 회사법인, 기타) 418개 병원과 공공병원(국립, 공립, 지방공사, 특수법인 등) 62개 병원으로 한다. 분석 자료는 1995년도 병원경영 실적 자료를 중심으로 한국의료관리연구원(1996)의 '95 병원경영분석 자료에서 재무분석(대차대조표, 손익계산서, 세입 세출 결산서)과 환자진료실적(진료과별 1일 평균 외래 및 재원 환자 수) 자료를 활용한다.

3. 비용 추계식 설정

선행된 이론적 기초 모형(Weinstein and Stason, 1977 ; 김종인, 1995 ; 1996 ; 1997)에 따라 직접적인 보건의료서비스 비용 추계는 자본비용과 경상비용으로 분류하여 설정한다. 자본비용은 토지, 건물, 의료기기, 건설가계정, 기타 유형자산, 무형 고정자산 등의 각 합계액에서 감가상각 충당금을 차감한 잔액의 고정자산으로 한다. 경상비용은 의료사업비용(인건비, 재료비, 관리비, 지정진료경비, 의학교육연구비), 의료외비용, 법인세 등으로 한다. 그리고 치료의 부작용과 관련된 보건의료비용, 질병을 치료한 결과 수명을 연장함으로써 또 다른 질병을 치료하는 데 소요되는 진료비용은 자료 불충분으로 제외한다. 따라서 본 연구의 비용 추계는 1995년도 100병상당 자본비용과 경상비용으로 한다. 비용의 추계식을 설정하면 다음과 같다(식 17-3).

$$TC = FC + VC$$
$$FC = (Ca + Cb + Cc) + (Cd + Ce)$$
$$VC = Ct + CX + CL$$
$$Cp = TC / beds / 100 \quad \cdots\cdots \text{(식 17-3)}$$

단, TC : 병원관리사업에 투입된 연간 총비용

FC : 자본비용

VC : 경상비용

Ca : 토지 및 건물

Cb : 의료기기

Cc : 건물가계정

Cd : 기타유형자산

Ce : 무형고정자산

Ct : 의료사업비용(인건비, 재료비, 관리비, 지정진료경비, 의학교육연구비)

CX : 의료외 비용

CL : 법인세 등

Cp : 100병상당 병원관리사업에 투입된 연간 총비용

4. 효과의 추계식 설정

효과는 삶의 질이 향상된 기대 수치와 질병 상태의 완화나 예방으로 삶의 질이 향상된 지표 모형에서 치료의 부작용 지표를 뺀 모형이다(Weinstein and Stason, 1977). 그런데 이러한 효과의 모형을 계량화하기 위해서는 기준과 측정 방법을 개발해야 한다. 효과의 기준은 단기적인 측면에서 의료서비스의 산출(output)과 이로 인한 행태의 변화인 결과(effect)와 장기적인 측면에서는 건강 수준의 척도인 영향(impact)까지를 연속적인 것으로 분류한다. 즉, "투입(인력, 시설, 재원 등) → 관리과정 → 산출(의료서비스 제공) → 결과(행태의 변화) → 영향(건강수준 향상)" 등의 연속적인 과정으로 설명된다(김종인, 1992)

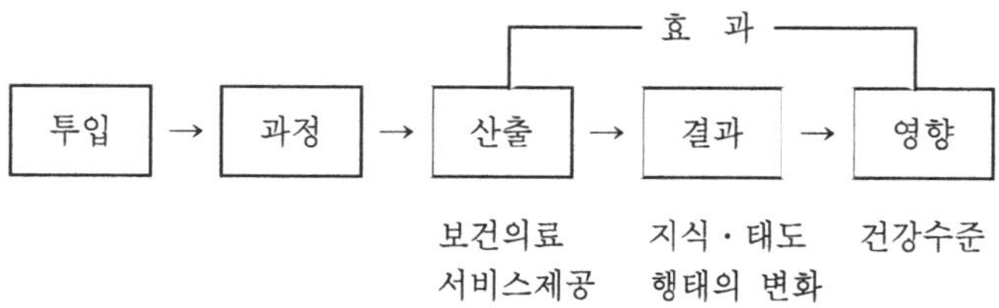

<그림 17-1> 원인과 결과의 연속적인 과정에서의 효과의 분류

그러므로 병원관리사업의 효과는 의료서비스를 제공(산출)하여 질병을 예방하고 치료(결과)함으로써 평균수명을 연장(영향)시키는 연쇄 과정을 도출할 수 있다. 그러나 장기적인 영향(수명 연장의 효과)은 시간적인 제한으로 측정이 곤란하다. 오히려 효과는 보건의료의 특수성으로 인하여 장기적인 영향보다는 단기적인 산출[1]이나 결과를 쉽게 활용할 수 있는 장점이 있다(Reynolds and Gaspari, 1984 ; 김종인, 1996 ; 1997).

따라서 본 연구에서는 병원관리사업에 대한 효과(E)의 기준은 의료서비스를 제공(산출)하여 질병을 예방하고 치료(결과)함으로써 평균수명을 연장(영향)시키는 연쇄 과정 중에서 단기적인 측면의 「산출」만을 설정하고 그 보건 지표로서 환자 진료 실적을 활용한다. 이는 병원관리사업 실시로 질병 상태의 완화나 예방으로 삶의 질이 향상된 기대 수치로 이해할 수 있기 때문이다. 그러므로 산출(out)의 보건지표는 병원관리사업의 진료 실적인 100병상 1일 평균 외래환자수와 재원환자수를 추계하고, 환자의 특성을 고려하여 100병상당 수술장 이용자수와 분만실 이용자수를 추계한다. 그러나 이는 동일한 비중의 효과로 볼 수 없기 때문에 선행 연구의 가중치식(김종인, 1992 ; 1994 ; 1995 ; 1996 ; 1997)을 보완하여 적용한다. 즉, 산출의 가중치 추계식(Wi)은 진료시간 (Ti), 인력수(Mi), 교육년수(Ei) 등을 곱한 수치로 가중치의 비(Ratio)를 구한다(식 17-4).[2] 병원관리사업의 효과(Ep) 추계식은 다음과 같이 설정한다(식 17-5).

---

1) 만약 비용-효과 분석에서 단기적인 산출만을 효과로 측정하게 되면 비용-효과 분석과 비용-효율 분석은 실질적인 차이를 갖지 않는다(양봉민, 1989).

2) 병원관리사업에 대한 가중치 추계식의 기준은 다음과 같다. (1) 외래환자의 진료시간은 진찰(10분), 검사 및 요법(10분), 방사선(5분), 투약처방(10분), 주사(5분) 등 총 40분으로 추정한다. 인력수는 의사(1명), 간호사(1명), 약사(1명), 간호조무사(1명), 임상병리사(1명), 방사선사(1명) 등의 총 6명으로 가정한다. (2) 입원환자의 진료시간은 진찰(10분), 검사 및 요법(15분), 방사선(5분), 투약처방(10분), 주사(5분), 입원결정(5분), 회진(5분) 등 총 55분으로 추정한다. 인력수는 의사(1명), 간호사(2명), 약사(1명), 간호조무사(1명), 임상병리사(1명), 방사선사(1명) 등 총 7명으로 가정한다. (3) 수술환자의 진료시간은 입원환자 진료시간 55분에서 마취(10분), 평균 처치수술(150분)을 합한 총 210분으로 가정한다. 인력수는 의사 2, 간호사 2, 약사 1, 간호조무사 1, 임상병리사 1, 방사선사 1 등 8명으로 추정한다. (4) 분만의 진료시간은 시진 및 복부촉진 진찰(10분), 청진(5분), 임부의 체중 측정 및 체중 관리(5분), 임부의 질 및 골반, X-Ray. 질 분비물 검사(10분), 분만(660분), 히트램를 쬐거나 자궁 정상 회복을 위한 진료 및 상처 소득, 출혈 예방, 수면, 체온 및 혈압, 영양 지도, 자궁 복구 관찰 등의 분만 직후 간호(30분), 영아 예방 접종 및 건강관리(10분) 730분으로 추정한다. 인력수는 의사 1, 간호사 2, 약사 1, 간호조무사 1, 임상병리사 1, 방사선사 1 등 7명으로 추정한다. (3) 이들의 교육년수는 의사 11년, 간호사 4년, 약사 4년, 임상병리사 3년, 방사선사 3년, 간호조무사 1년 등을 기준으로 한다. 이와 같은 기준으로 산출된 가중치 추계는 다음과 같다. 「외래 : 40분 × 6명 × 26년／10,000＝0.6」, 「입원 : 55분 × 7명 × 30년／10,000＝1.2」, 「수술 : 205분 × 8명 × 41년／10,000＝6.7」, 「분만 : 730분 × 7명 × 30년／10,000＝15.3」.

$$E=(Ot1+Ot2)+(Ot3+Ot4)/beds/100$$

$$Wi=Ti \cdot Mi \cdot Ei/10{,}000 \quad \cdots\cdots (식\ 17\text{-}4)$$

$$Ep=(Ot1 \cdot Wi)+(Ot2 \cdot Wi)+(Ot3 \cdot Wi)+(Ot4 \cdot Wi) \quad \cdots\cdots (식\ 17\text{-}5)$$

단, E : 100병상당 1일 평균 병원관리사업의 산출 효과

Ot1 : 질병상태의 완화나 예방으로 삶의 질이 향상된 방향으로 조정된 지표로서 100병상당 1일 평균 왜래환자수

Ot2 : 질병상태의 완화나 예방으로 삶의 질이 향상된 방향으로 조정된 지표로서 100병상당 1일 평균 재원환자수

Ot3 : 질병상태의 완화나 예방으로 삶의 질이 향상된 방향으로 조정된 지표로서 100병상당 1일 평균 수술장 이용자수

Ot4 : 질병상태의 완화나 예방으로 삶의 질이 향상된 방향으로 조정된 지표로서 100병상당 1일 평균 분만실 이용자수

Wi : 가중치식, Ti : 진료시간, Mi : 인력수, Ei : 교육년수

Ep : 100병상당 가중치를 적용한 병원관리사업의 산출 효과

5. 비교사업 대안의 설정

앞에서 언급한 바와 같이 연구의 목적이 효율성을 제고할 수 있는 병원관리사업의 운영주체 구조를 파악함으로써 향후 공공부문의 병원관리사업에 대한 정책 방향을 설정하고자 시도되었기 때문에, 비교 대안은 당연히 공공부문과 민간부문으로 설정한다. 특히 운영구조의 변화나 설립 형태의 구조가 효율성의 증감에 영향을 준다면 공공부문 병원과 민간부문 병원 중에서 어느 부문이 효율적인 병원관리사업을 전개하는가를 비교할 필요성이 있다. 그리고 세부적인 운영 구조를 파악하고자 한국보건의료관리연구원(1996)의 '95 병원 경영실적 분석에서 설정한 종합병원급 병상규모 분류(3차 종합병원, 300병상 이상, 299~160병상, 160병상 미만, 병원급)를 비교 대안의 기준으로 활용하여 분석한다.

제3절 공공병원의 사업평가결과 및 토의

1. 운영 주체별 병원관리사업

특수병원을 제외한 종합병원 이상의 일반병원에 대한 운영 주체별 병원관리사업의 비용-효과 분석 결과는 <표 17-11>과 같다. 공공부문 병원이 민간병원보다 1.2배 정도 비용-효과 비(E/C)가 적은 것으로 나타났다. 이는 주인 의식을 가진 비용 절감과 환자들의 병원 선택의 차이에서 기인한다고 본다. 가령 환자가 병원을 선택할 때 현대적인 건축물 시설, 최신 의료기술과 장비, 인지도, 대기시간, 편의시설, 입원의 편리성, 새로운 서비스, 직원 친절성 등과 관련된 요인들이 우월한 민간병원을 선호한다(이인경 등, 1997)는 연구결과로 설명할 수 있다.

한편, 산출의 효과를 환자 특성인 질적인 것을 고려하지 않고 단순히 환자의 양적인 것만을 강조한다면(E=Ot1+Ot2일 때), 공공부문의 효과가 높은 것을 볼 수 있다(표 17-1). 이는 공공병원 기능의 하나인 생활보호 대상자 등 저소득층을 많이 진료하는데서 비롯된 것이라고 사료된다. 즉, 일반환자보다 최고 30%까지 진료비를 적게 내는 저소득층이 많으면 많을수록 공공병원의 경영난은 심화될 수밖에 없다는 의미이다. 따라서 민간부문의 병원관리 사업과는 달리 공공부문의 병원관리 사업은 저소득층 지역 주민들의 치료에 기여하는 사회적 역할이 크기 때문에 근본적으로 복합적인 만성적자요인을 개선하고 의료수준, 의료시설, 첨단의료장비 등에 대한 과감한 투자로 공공부문의 의료 서비스의 질을 향상시켜야 한다.

<표 17-1> 운영 주체별 병원 관리 사업에 대한 비용-효과 분석

비교 대안	투입비용(백만원)	산출효과	E/C	순위
E=(Ot1+Ot2)일 때				
공공병원(n=62)	8,494	244.3	0.02876	2
민간병원(n=418)	7,175	230.1	0.03206	1(1.1)
E=(Ot1+Ot2)+(Ot3+Ot4)일 때				
공공병원(n=62)	8,494	269.6	0.03174	2
민간병원(n=418)	7,175	280.6	0.03910	1(1.2)

2. 3차 종합병원의 병원관리사업

운영 주체별 병원관리사업에서는 민간병원이 우수한 것으로 평가되었다. 그러나 3차 종합병원의 병원관리사업에 대한 비용-효과 분석 결과는 <표 17-2>와 같이 공공병원이 우수한 것으로 나타났다. 즉, 공공부문의 국공립대학에서 운영하는 3차 종합병원 형태가 민간부문의 학교법인에서 운영하는 3차 종합병원보다 효율적인 병원관리사업을 하고 있는 것으로 이해할 수 있다. 이는 국공립 대학병원과 사립 대학병원간의 의료 인력 수준, 시설 및 의료장비, 환자의 회복 정도와 신뢰성 등의 차이에서 기인한다고 본다. 최근 보건의료 전문 월간지 <보사저널 M>이 최근 의료 담당 기자 33명을 대상으로 서면조사를 실시한 결과 국내 유명병원 가운데 의료진의 수준은 서울대병원이 가장 뛰어나고 시설과 장비는 삼성의료원, 친절하기로는 서울중앙병원이 가장 우수한 것으로 평가된 점에서도 유추해 볼 수 있다. 따라서 공공병원의 병원관리사업에 대한 효율화는 특성화된 운영구조에 의해서도 좌우된다는 사실을 이해할 수 있다.

<표 17-2> 3차 종합병원간 병원관리사업에 대한 비용-효과 분석

비교 대안	투입비용(백만원)	산출효과	E/C	순위
공공병원(n=62)	11,048	262.7	0.02377 *	1(1.3)
민간병원(n=418)	13,900	261.9	0.01884	2

3. 병원 규모별 병원관리사업

병원규모별 병원 관리사업에 대한 비용-효과 분석결과는 <표 17-3>과 같다. 병원규모별로 공공병원의 비용-효과 비(E/C)를 비교하면 160병상 미만이 가장 우수한 반면에 300병상 이상 종합병원이 가장 낮았다. 민간병원도 병원급이 가장 우수한 반면에 300병상 이상 종합병원이 가장 낮은 수치를 보였다. 이는 단편적인 연구결과이지만 규모의 효율성 측면에서 볼 때 병상 규모가 큰 병원이 규모의 효율성이 떨어진다는 사실(박창제, 1996)을 확인할 수 있는 결과라고 볼 수 있다.

공공부문의 160병상 미만을 제외하고 민간부문이 공공부문에 비하여 효율적인 병원관리사업을 전개하고 있는 것으로 나타났다. 즉, 민간병원의 300병상 이상과 160~299병상 종합병원급의 비용-효과 비(E/C)가 공공병원에 비해 1.1배 정도 거의 동일한 수준에서 높게 나타났고, 병원급에서는 민간병원이 공공병원보다 1.4배 정도 더 높은 것으로 분석되었다. 그러나 160병상 미만 종합병원급에서는 민간병원보다는 오히려 공공병원이 1.1배 정도 우수한 것으로 나타났다. 이는 160병상 미만의 지방공사 의료원이 가장 효율성이 높다는 것으로, 평균비용이 가장 적은 병상 규모가 150~200 병상(전기홍 외, 1994)이라는 연구결과와 일치하였다. 따라서 공공병원의 병상규모는 병원 경영의 합리화와 규모 경제를 위해 160병상을 기준으로 병원급은 확대와 종합병원급은 축소의 노력이 필요하다.

<표 17-3> 병원 규모별 병원관리사업에 대한 비용-효과 분석

비교 대안	투입비용(백만원)	산출효과	E/C	순위
300병상 이상				
공공병원(n=11)	7,462	230.4	0.03087	2
민간병원(n=58)	7,424	244.1	0.03287	1(1.1)
160~299병상				
공공병원(n=15)	7,717	252.7	0.03274	2
민간병원(n=61)	7,135	244.6	0.03426	1(1.1)
160병상 미만				
공공병원(n= 7)	7,791	309.5	0.03972 *	1(1.1)
민간병원(n=25)	7,354	271.6	0.03693	2
병원급				
공공병원(n= 19)	8,796	300.1	0.03411	2
민간병원(n=252)	6,483	317.2	0.04892	1(1.4)

4. 공공부문의 병원관리사업에 대한 보건정책 방향

최근 정부가 한국보건의료관리연구원(1996)에 의뢰하여 조사한 "95 병원경영 실적 분석"을 보면, 국내 병원들은 94년부터 2년 연속 적자를 기록한 것으로 보고되고 있다. 또한 지방정부가 운영하는 지방공사 의료원은 심각한 운영난을 해결하기 위한 방안으로 매각·민영화·위탁 경영 등을 강구하고 있다.[3] 민간부문의 종합병원도 농촌지역에 일부 운영되고 있지만 적자를 이유로 문을 닫고 있다.[4] 그렇지만 벽·오지 주민들에게 양질의 의료 혜택을 주기 위한 것인만큼 병원 운영은 계속돼야 한다며 지역 주민들이 크게 반발하고 있다.

이와 같이 공공병원의 민영화나 민간병원이 영리성만을 추구하는 것은 보건의료 서비스가 갖는 고유한 특성 중의 하나인 공공재(public goods)로서의 역할을 약화시키는 요인이 된다. 뿐만 아니라, 최근에는 재벌병원의 등장은 병원 조직의 개방화라는 긍정적인 영향력보다는 의료의 고급화 및 상품화로 소비자의 의료비 부담을 가중시킬 부정적인 영향력을 강하게 우려하고 있고(조병희, 1997), 민간부문의 급속한 성장은 의료비 상승, 높은 본인부담금, 계급간 격차, 의료의 상업화, 고가장비의 보급 확대, 1차 보건의료의 미비라는 문제점들이 초래되었다(양봉민, 1996)는 것이다. 이제는 공공부문의 병원관리사업의 민영화 주장이나 정부와 지방정부의 공공부문의 기능과 역할에 대한 회의적인 반응은 재론해야 할 입장이다. 특히 공공병원이 환자 진료 실적을 중심으로 한 생산 효율성에 있어서 우위를 보인 것과(정형선 등, 1996) 본 연구의 결과에서도 단기적이지만 3차 종합병원과 160병상 미만에서 민간병원보다 효율성이 높은 것은 공공병원의 사회적 역할에 대한 중요성을 인식할 수 있다. 따라서 공공부문의 병원관리사업에 대한 정책방향은 다음과 같이 제안할 수 있다.

연구결과를 유추한다면 민간병원에 비해 공공병원의 효율성이 높은 3차 종합병원의 병원관리사업 구조는 비영리 특수법인 형태의 독립채산제 방식으로 운영되고 있었다. 차후 다른 공공병원도 효율성을 제고한다면 그와 같은 운영구조로 개선하여 특성화할 필요성이 있다. 뿐만 아니라 주인 의식을 가질 수 있는 전문 경영인에게 위탁시키는 비영리 특수법인

3) 지난해 마산의료원이 휴업에 들어가자 경남도는 이를 매각해 노인 치매 센터로의 전환·위탁 경영 등 다양한 방법을 검토했으나, 마산 시의회 등에서 매각 방침에 강하게 반발하는 바람에 지난해 11월 경상대 병원에 위탁경영하기로 결정했다. 이와 달리 만성적자에 시달리는 청주의료원의 경우 지난해 말 충북도의회에서 의료원 정리를 추진한 바 있다. 경영 개선이 어렵다는 판단 아래 의료원의 민영화나 위탁 관리를 염두에 둔 것이다. 그러나 충북도의 반대로 의료원은 '정리 해고'의 위기를 넘겼다.

4) 강원도 인제군 지역의 유일한 종합병원인 현대그룹 아산재단 인제병원이 적자를 이유로 개원 18년만에 문을 닫는다. 1978년 개원 후 지금까지 누적된 적자가 68억여원에 달해 더 이상 병원을 운영할 수 없다며 재단이 병원운영 포기를 통보해 왔다고 밝혔다. 인제병원 폐쇄계획이 알려지자 병원직원 62명은 긴급 대책회의를 열고 아산재단이 인제지역에 병원을 설립한 것은 벽·오지 주민들에게 양질의 의료혜택을 주기 위한 것인만큼 병원운영은 계속돼야 한다고 크게 반발하고 있다. 아산재단 인제병원은 1978년 11월 지하 1층, 지상 3층(연건평 1천2백평), 1백2병상에 내과·외과·산부인과 등 7개 진료과목을 갖추고 인제지역 4만여 주민에게 진료활동을 펴 왔다.

형태로의 운영구조도 고려할 수 있다. 그리고 단편적인 연구결과이지만 공공병원의 병상규모를 소규모의 병원급은 의료 수요의 욕구에 따라 160병상 규모로 확대하거나 대규모의 종합병원급은 160병상 수준으로 축소하여 평균비용이 가장 적은 규모의 경제원리를 적용하는 방안도 필요하다고 본다.[5)]

또한, 민간병원에 비해 효율성이 높은 3차 종합병원인 국공립 대학병원과 연계하여 진료의 신뢰성을 높이는 것이다. 즉, 생활 진료권내에 국립대학교 병원이 있다면 진료권 내의 지방공사 의료원은 제2국립대학 병원으로 명칭을 변경하고 모든 인력과 시설 등을 지원 및 협력하는 체제로 개편하는 방향을 설정할 수도 있다. 이와 같은 운영구조는 공공부문에 대한 진료의 신뢰성 향상으로 병원 이용률이 제고될 것으로 판단된다. 마지막으로 민간병원에 비해 1.2배 정도 과다하게 지출되고 있는 공공병원의 투자비용에 대한 정책방향은 비용절감을 위한 병원 경영관리기법을 도입[6)]하여 효율성을 제고하는 방안도 고려할 수 있다.

제4절 공공병원의 사업평가에 대한 결론

이 장은, 사례연구는 효율성을 제고할 수 있는 병원관리사업의 운영 주체의 구조를 파악함으로써 향후 공공부문의 병원관리사업에 대한 정책 방향을 설정하고자 시도되었다. 병원관리사업에서 지금까지 연구결과는 민간병원이 공공병원보다 효율성이 높다는 것이 일반적

5) 공공부문의 소규모 병원급 의료기관은 최근 정부에서 추진해 나갈 계획인 개방형 병원제도(보건복지부, 1995)를 도입하는 방안을 고려할 수 있다. 즉, 전문의들이 단독으로 의원을 개설 운영하는 경우 자신의 전문 진료능력을 발휘하기 위한 모든 여건을 갖추기는 사실상 매우 어려운 실정으로 시설, 장비 및 지원인력 등의 미비로 충실한 진료가 어려운 반면 대부분의 중소규모 병원은 이용환자 수가 적어 입원실, 수술실, 장비 및 진료 지원인력 등이 유휴화되고 있는 실정이다. 그러므로 공공부문의 중소규모 병원의 일부를 개방하여 인근 개업의로 하여금 활용하게 하는 것을 제도화함으로써 의료자원의 효율적 활용과 협력진료를 통한 국민의료 이용의 편익증진을 도모할 수 있기 때문이다.

6) 공공병원의 운영난은 공익사업의 특성상 사회재로서의 효과가 크기 때문에 일부는 정부가 부담할 수밖에 없는 결과이며, 효율성이 낮은 공공병원은 중앙정부의 과감한 투자정책이 선행되어야 한다. 특히 공공병원의 의료의 수준, 낙후된 의료시설, 의료장비 관리소홀, 병원 인력의 불친절과 주인정신 결여 등이 다양하게 얽혀 적자의 발생요인으로 대두되고 있기 때문에 의료서비스 질의 향상을 위해 조직구조의 통폐합, 복지시설 개선, 공개경쟁입찰, 진료예약제도, 오토트렉 운영, 광카드 발급, 병원 시스템의 전산화 등의 병원 비용을 절감할 수 있는 병원 경영관리 기법을 도입하여 효율성을 제고해야 할 것이다.

이었다. 본 연구에서도 전체적인 분석에서는 민간병원의 효율성이 높게 나타났다. 그러나 병원의 역할 기능과 병상 규모에 따른 분석에서는 공공부문 병원과 민간병원간의 차이가 있었다. 특히 3차 종합병원과 160병상 미만의 공공부문 병원이 민간병원에 비해 비용-효과적이었다. 또한 공공부문 병원과 민간병원간의 병원관리사업에 대한 비용-효과 비를 비교하면 병상규모가 큰 병원일수록 효율성이 떨어진다는 사실을 확인할 수 있었다. 이와 같은 연구결과를 유추하여 볼 때 3차 종합병원과 160병상 미만의 공공병원에 대한 계속적인 육성과 향후 공공병원의 효율적인 운영구조에 대한 정책연구가 진행되어야 할 것이다.

사회적 견지에서 볼 때 현대 병원의 경영 목표는 한정된 자원을 가지고 가능한 많은 인구에게 저렴한 의료수가로 양질의 의료서비스를 제공하는 데 있다. 그리고 우리나라 헌법 36조 3항은 "모든 국민은 보건에 관하여 국가의 보호받는다"는 국민 건강권을 명시하고 있다. 전자는 경제적인 효율성을 표방하고 후자는 사회적인 형평성을 규정하고 있다. 따라서 공공병원에 대한 중요성을 강조하는 것은 의료의 형평성을 고려하기 때문이다. 향후 공공병원이 효율적인 병원 관리 사업을 전개하여 공공병원의 사회적 역할에 대한 밝은 전망을 기대해 본다.

참 고 문 헌

김승희 등, 『건강보험기초이론』, 현문사, 2008.

김재수, 남은우, 『병원관리학』, 신광출판사, 1996.

김종인 등, 「1차 보건의료사업의 비용-효과 분석을 통한 보건소 기능의 확대 방안 연구」, 『보건행정학회지』 5(2), 1995.

김종인 등, 『공공부문에의 한의사 배치 방안과 비용-효과 분석』, 대한한의사협회, 1994.

김종인, 「간호사의 적정 임금결정에 관한 조사연구」, 대한간호협회, 학술연구 지원 보고서, 1982.

김종인, 「고령사회를 대비한 65세 이상 노인의 거주지역에 대한 사회환경요인」, 한국보건복지학회, 『보건과 복지』, 제7집, 2004.

김종인, 「고령사회를 대비한 노인의 건강보험사업에 대한 비용-효과분석」, 『한국노년학』, 24권 3호, 2004.

김종인, 「공공과 민간부문의 정신의료관리사업에 대한 비용-효과분석을 통한 정책방향모색」, 『한국보건사회학회』, 제16집, 2004.

김종인, 「공공부문의 모자보건사업에 대한 비용-효과 분석」, 서울대학교 대학원 박사학위논문, 1992.

김종인, 「공공부문의 병원관리사업에 대한 비용-효과분석」, 『보건과 사회』, 한국보건사회학회, 제2권 제1호, 1997.

김종인, 「노인의 사망원인에 대한 거주지역간 사회환경요인 분석」, 『한국노년학』, 25권 2호, 2005.

김종인, 「백세인의 지역별 장수지표와 사회환경요인의 영향력」, 『한국노년학』, 26권 3호, 2007.

김종인, 『병원관리학강의』, 원광대 사회과학대학 강의교재, 1989-2000.

김종인, 「보건예방사업에 대한 비용-효과 분석」. 『보건과 사회과학』, 제1집, 1997.

김종인, 「보건행정과정의 이론적 모형개발」, 『보건과 복지』, 한국보건복지학회, 제3집, 2000.

김종인,「새천년 보건복지정책」,『보건과 복지』, 한국보건복지학회, 제2집, 1999.
김종인,「시·도립병원의 경영수지 실태에 대한 조사연구」,『대한병원협회지』, Vol. 11, No. 12, 1982.
김종인,「의료보험사업에 대한 비용-효과 분석」,『사회복지정책』, 제3집, 1996.
대한병원협회,『병원경영에 정보기술을 어떻게 활용할 것인가』, 2000.
대한병원협회,『인터넷 기술발전이 병원에 미치는 영향』, 메디다스, 2000.
대한의무기록협회,『의무기록관리학』, 대한의무기록협회 출판부, 1993.
문옥륜 등,『한국의료보험론』, 1997.
박동서,『한국행정론』, 1998.
박우성,『병원경영정보관리』, 고려의학, 2005.
박운성,『현대인사관리』, 형설출판사, 1998.
박창제 등,「공공병원의 효율성 평가」,『보건경제연구』, 제3집, 1997.
박창제,「자료포락분석(DEA)을 이용한 효율성 측정」,『보건행정학회지』, 6(2), 1996.
보건복지부,『보건복지 주요행정통계』, 2000.
보건복지부,『보건복지백서』, 1995.
서울대학교병원 부설 병원연구소,「병원최고경영자 연수과정 A코스」, 1981.
서울대학교병원 부설 병원연구소,「병원최고경영자 연수과정 B코스」, 1981.
서울대학교병원 부설 병원연구소,「중간관리자 연수과정 교재」, 1986.
서진숙,『의무기록실 운영의 발전방안』, 대한의무기록협회, 2000. 12.
신영수, 김용익,『의료관리학』, 서울대학교 의과대학 의료관리학교실, 1982.
양봉민,『보건경제학원론』, 수문사, 1989.
양봉민,「의료전달체계와 의료제도의 성과」,『사회복지정책』, 제3집, 1996.
유승흠,『병원관리』, 수문사, 1984.
윤재홍 등,『현대경영학원론』, 박영사, 2000.
이경인 등,「기업병원과 대학병원의 병원선택 및 환자만족도 요인 비교」,『보건행정학회지』, 7(1), 1997.
이순철,『비지니스 리엔지니어링(Ⅰ, Ⅱ)』, 명진출판사, 1993.
이정호 등,『회계학원론』, 법문사, 2000.

이종익, 『병원행정론』, 법문사, 1982.

임익순 등, 『현대경영학원론』, 박영사, 1982

전기홍 등, 「우리나라 병원의 규모의 경제에 관한 연구」, 『보건행정학회지』, 4(1), 1994.

정기선, 『병원재무관리』, 서울출판사, 1988.

정기선, 「병원최고경영자 연수과정 교재」, 서울대학교병원 부설 병원연구소, 1982.

정두채, 「병원최고경영자 연수과정 교재」, 서울대학교병원 부설 병원연구소, 1982.

정영일, 김종인 등, 『지역사회보건과 1차 보건의료』, 지구문화사, 1995.

정형선 등, 「공공병원의 효율성과 사회적 역할」, 『보건행정학회지』, 6(2), 1996.

조 현, 『보건의료정보관리학』, 계축문화사, 2006.

조동성, 「통합적 경영전략기법」, 『서강하버드비지니스』, 제70호, 한국경제신문사, 1996.

조병희, 「재벌병원과 의료체계의 변화」, 『보건과 사회과학』, 1(1), 1997.

한국과학기술원, 『경영혁신연구실-Business Innovation Theory』, 1996.

한국보건의료관리연구원, 『'95 병원경영실적분석』, 한국보건의료관리연구원, 1996.

한국보건의료관리연구원, 『'95 병원경영실적분석』, 1996.

한국보건의료관리연구원, 『뉴스레터』, 1995-1996.

한국의료관리연구원, 『최고경영자과정교재』, 1993.

홍준현, 『의무기록관리학』, 1989.

山元昌之, 『現代病院經營概說』, 篠原出版, 昭和 55년(1980).

厚生省 病院管理硏究所, 『病院管理講義要綱』, 1980.

Austin, C. J., "What is Health Administration?" *Hospital Administration*, Vol. 19, No. 27, Summer, 1974.

Berman, H. J. & L. E. Weeks, *The Financial Management of Hospital*, Health Administration Press, 1976.

Bong-min, Yang & Kim Jong-in, Cost-Effectiveness *Analysis of MCH Programs in Korea*, Paper Prepared for Asia Pacific Academic Consortium of Public Health, 1991.

Carpenter, P. G., *The Electronic Medical Record: Perspective from Mayo Clinic*, Bio Medical Computing, 1994.

Creese, A. & D. Parker, *Cost Analysis in Primary Health Care*, 55-74. Geneva : World Health Organization, 1994.

Donabedian, A., *Aspects of Medical Care Administration*, A Common Wealth Fund Book, Cambridge : Harvard University Press, 1974.

Feldstein, P. J, *Health Care Economics*, 2nd ed., New York : A Wiley Medical Publication, 1983.

Garber, A. M. & C. E. Phelps, "Economic foundation of cost-effectiveness analysis," *Journal of Health Economics*, 16, 1997.

Gillespie, D. G. et *al.* "Cost-Effectiveness of Family Planning : Overview of the Literature," *Paper Prepared at the International Workshop on Cost-Effectiveness and Cost-Benefit Analysis in Family Planning Programs*, St. Michaers, Md. Aug. 1981.

Grosse, R. N. *et al. A Health Development Model Application to Rural Java*, Report to AID/otr-G-1651, October, 1978.

Haimann, T., *Supervisory Management For Health Care Institutions*, St. Louis, Missouri, 1973.

Hammer, M & J. Champy, *Re-engineering the Corporation*, 1993.

Huffman, E. K., *Medical Record Management*, 9th ed., Physicians' Record Co, 1990.

Klarman, H. E. *et al.*, "Cost-Effectiveness Analysis Applied to the Treatment of Chronic Renal Disease," *Medical Care*, 6, 1968.

Koontz, H. *et al., Management*, 7th ed., New York : McGraw-Hill, 1980.

Martinsons, M. G., *International Journal of Information Management*, Vol. 15, No. 4, 1995.

Meltzer, D., "Accounting for future costs in medical cost-effectiveness analysis," *Journal of Health Economics*, 16, 1997.

Murray, C. J. L. *et al., Cost-Effectiveness Analysis and Policy Choices : Investing in Health Systems*, Reprinted from Bulletin of the World Health Organization, 72(4), 1994.

Nackel, J. G., *Cost Management for Hospitals*, An Aspen Publication, 1987.

Newbrander, W. *et al., Hospital Economics and Financing in Developing Countries*, Geneva : World Health Organization, 1992.

Phillips, M. *et al., Guidelines for cost-effectiveness analysis of vector control*, Geneva, (PEEM Guidelines Series 3) Doc. WHO/CWS/93. 4, unpublished, 1993.

Rakich, L. *et al.*, *Managing Health Care Organizations*, W. B. Saunders, 1977.

Reynolds, J. & K. G. Gaspri, *Basic Principles of Cost-Effectiveness analysis. Operations Research Methods : Cost-Effectiveness Analysis*, Center for Human Resources, USA, 1984.

Schulman, K. A. *et al.*, "Cost-Effectiveness of Low-dose Zidovudine Therapy for Asymptomatic Patients with Human Immunodeficiency Virus(HIV) Infection," *Annals of Internal Medicine*, 114, 1991.

Shepard, D. *et al.*, "Cost-effectiveness of routine and campaign vaccination strategies," *Bulletin of the World Health Organization*, 67(6), 1989.

Shortell, "Information Systems and Strategic Management," *Health Care Management Review*, Vol. 20 No. 3, Summer, 1995.

Sorkin, A. C., *Health Economics*, London : Lexington Books, 1980.

Tressell, M., "Re-engineering the future," *Credit Union Management*, Vol. 28, May, 1995.

Weinstein, M. C. & W. B. Stason, "Foundations of Cost-Effectiveness Analysis for Health and Medical Practices," *The New England Journal of Medicine*, 31, March, 1997.

Weinstein, M. C. & W. G. Manning, "Theoretical issues in cost-effectiveness analysis," *Journal of Health Economics*, 16, 1997.

찾 아 보 기

(ㅇ)

(ㅊ)

병원관리학 원론 〈제3판〉 값 21,000원

2001년 8월 25일 초판 발행
2008년 3월 10일 2판1쇄 발행
2016년 8월 25일 3판1쇄 발행

저 자 : 김 종 인
발 행 인 : 주 영 일
발 행 처 : 계 축 문 화 사

서울시 종로구 통일로12길 16-17
우편번호 : 03029
TEL : 735-2257 · 738-9746
FAX : 723-9025
E-mail : gyechuk@hanmail.net
홈페이지 : http://gyechuk.co.kr
1973. 10. 31 등록번호 제300-1973-8호
ISBN 978-89-5629-435-3 93510